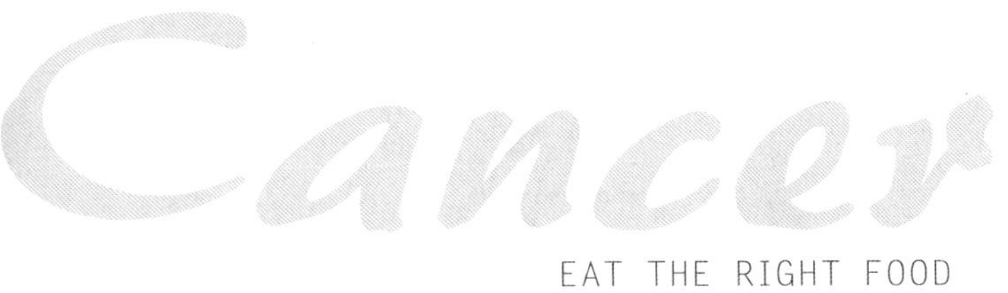

EAT THE RIGHT FOOD

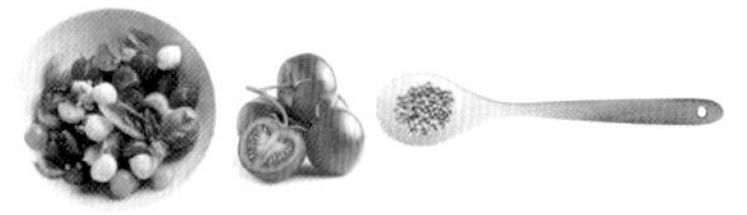

吃对食物，防癌抗癌

陈治锟　李珈贤 / 主编

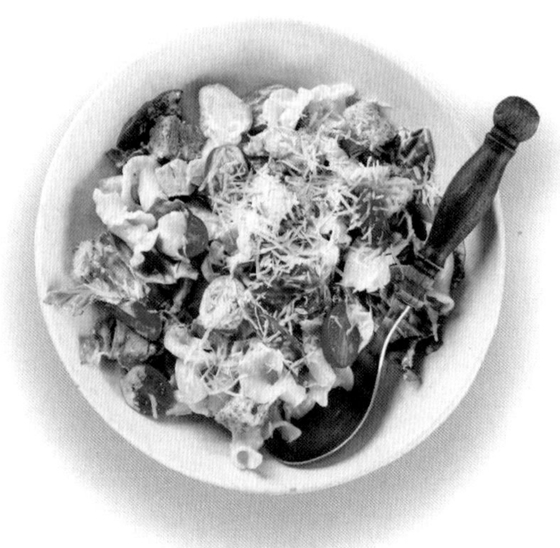

黑龙江科学技术出版社
HEILONGJIANG SCIENCE AND TECHNOLOGY PRESS

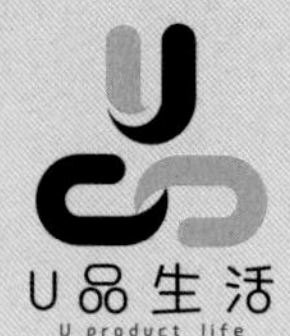

图书在版编目（CIP）数据

吃对食物，防癌抗癌 / 陈治锟，李珈贤主编 . -- 哈尔滨：黑龙江科学技术出版社，2021.1

ISBN 978-7-5719-0785-3

Ⅰ . ①吃… Ⅱ . ①陈… ②李… Ⅲ . ①癌 - 食物疗法 Ⅳ . ① R730.59

中国版本图书馆 CIP 数据核字 (2020) 第 242601 号

吃对食物，防癌抗癌

CHI DUI SHIWU, FANG'AI KANG'AI

主　　编　陈治锟　李珈贤

策划编辑
封面设计　深圳·弘艺文化 HONGYI CULTURE

责任编辑　马远洋

出　　版　黑龙江科学技术出版社

地　　址　哈尔滨市南岗区公安街 70-2 号

邮　　编　150007

电　　话　（0451）53642106

传　　真　（0451）53642143

网　　址　www.lkcbs.cn

发　　行　全国新华书店

印　　刷　雅迪云印（天津）科技有限公司

开　　本　710 mm × 1000 mm　1/16

印　　张　13

字　　数　200 千字

版　　次　2021 年 1 月第 1 版

印　　次　2021 年 1 月第 1 次印刷

书　　号　ISBN 978-7-5719-0785-3

定　　价　39.80 元

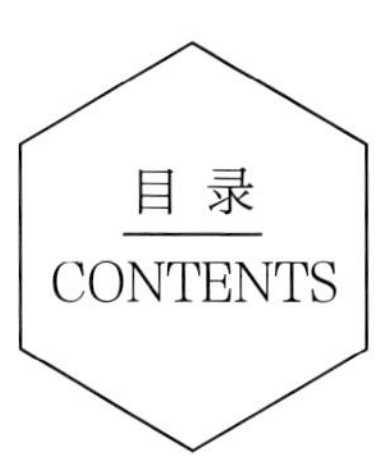

目录
CONTENTS

PART 01 认识癌症，了解癌症

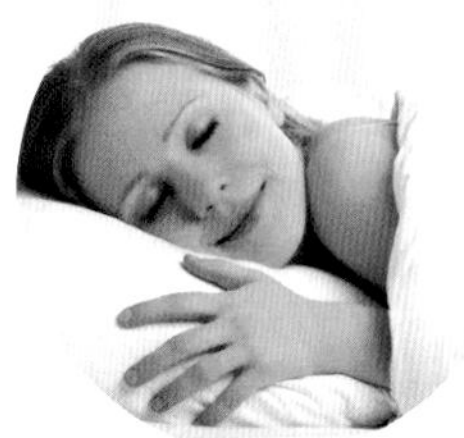

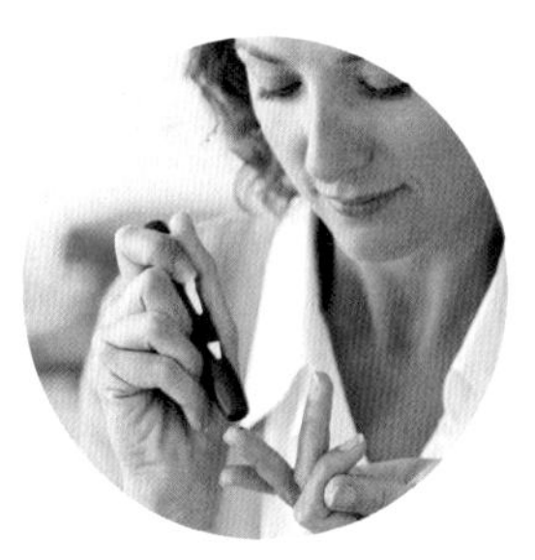

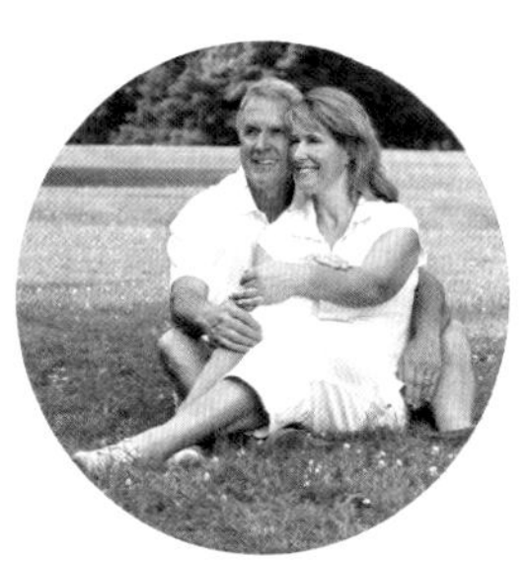

PART 02 科学膳食，为防癌打好基础

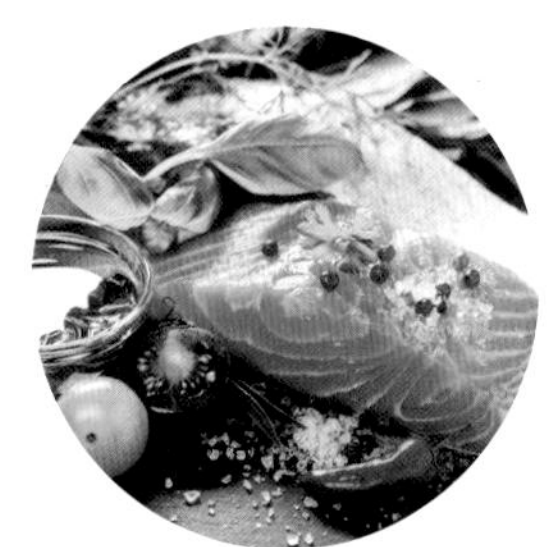

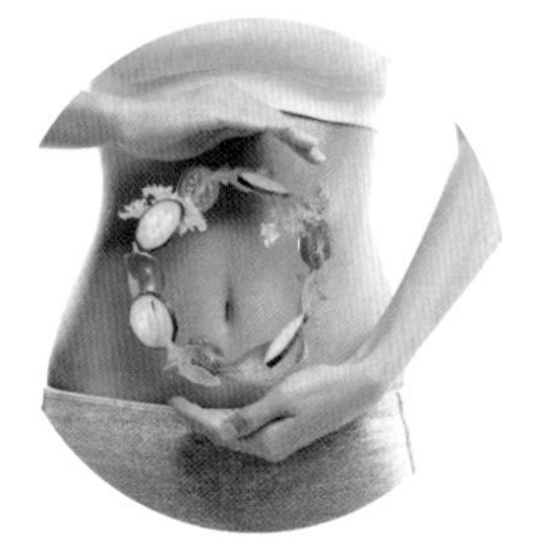

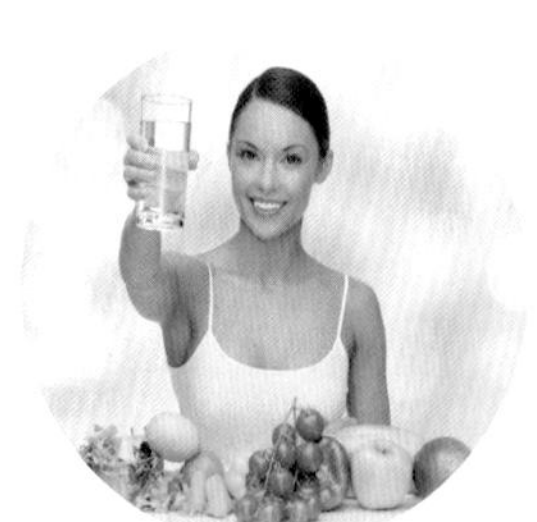

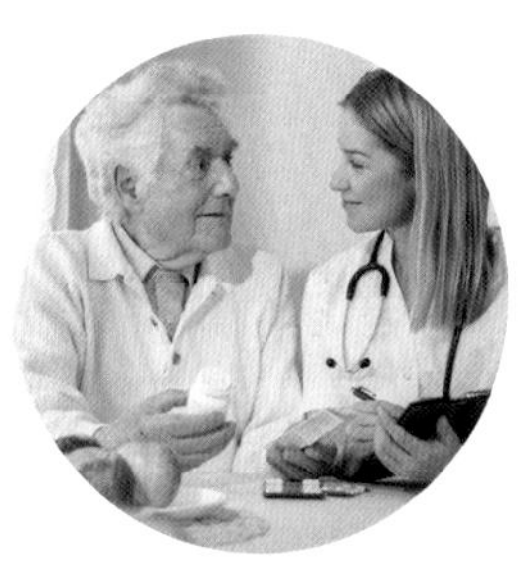

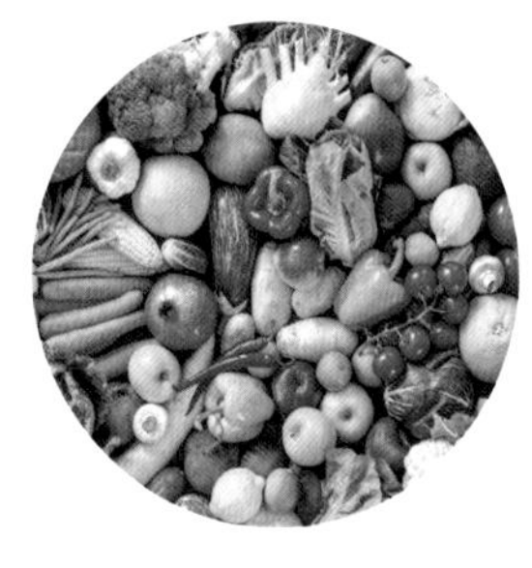

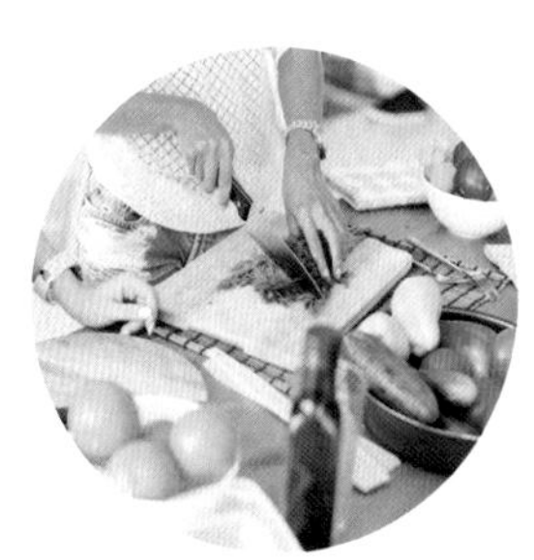

PART 03 好的生活习惯是抗癌“良药”

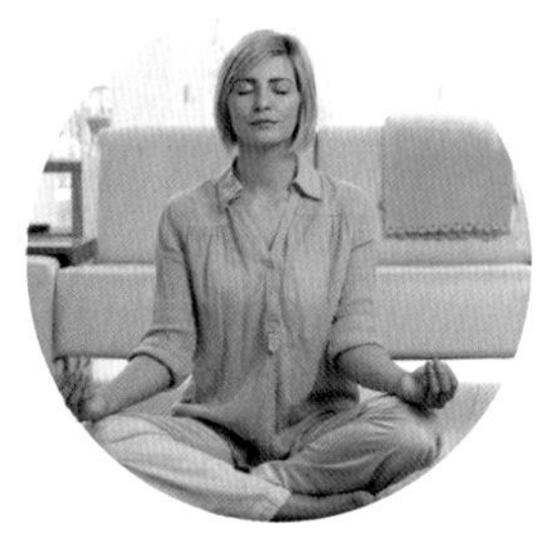

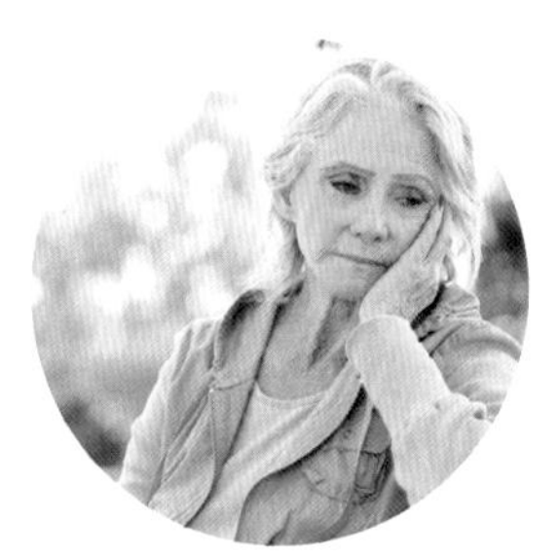

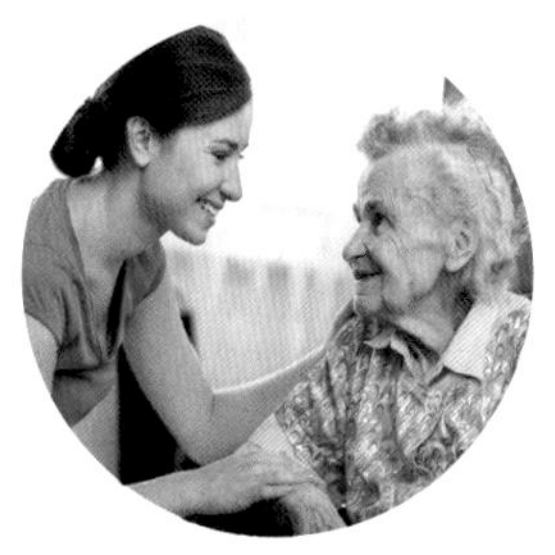

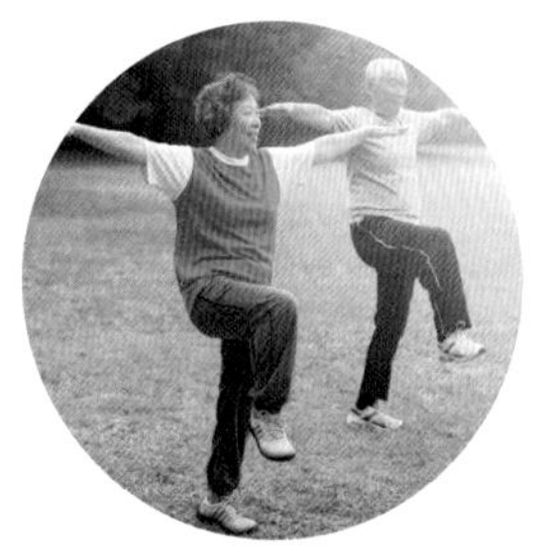

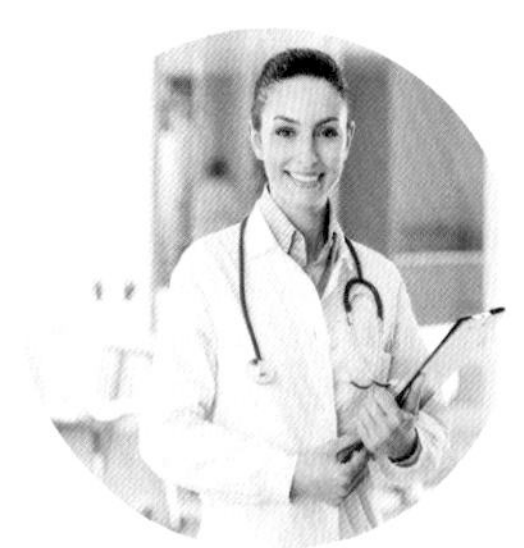

PART 04 餐桌上最常见的 32 种防癌食物

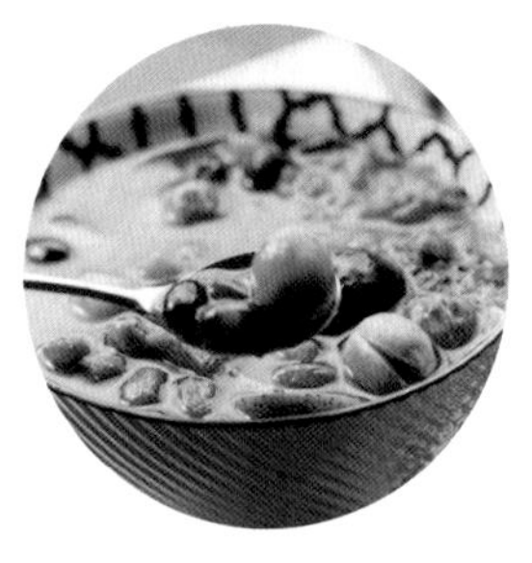
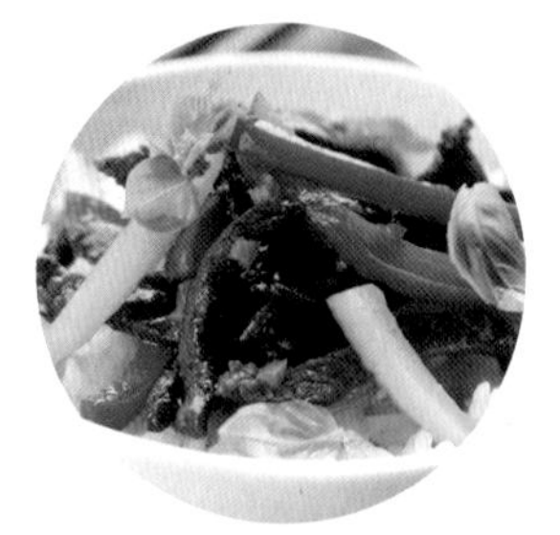
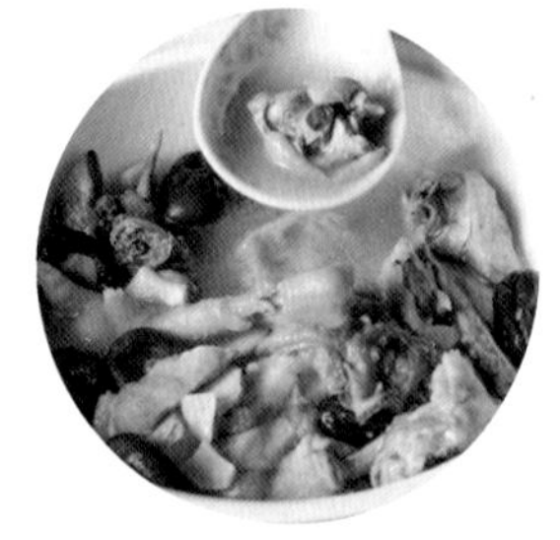

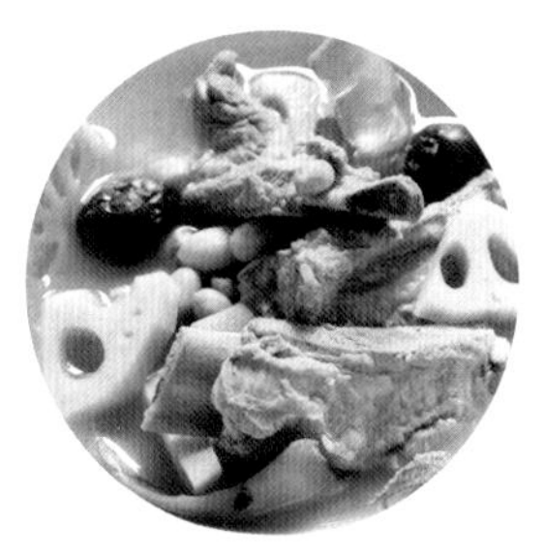
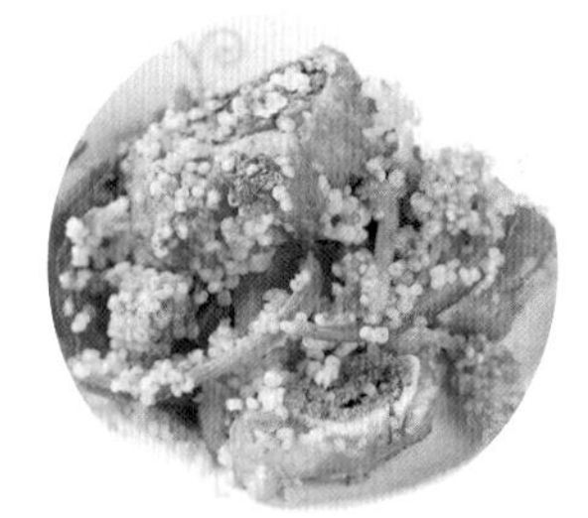
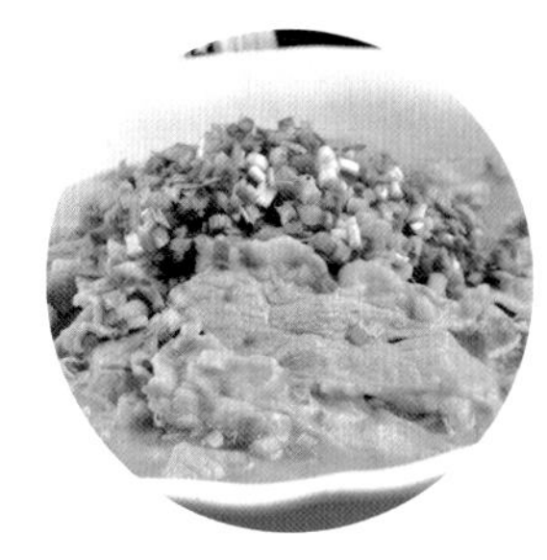

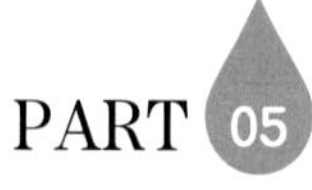

PART 05 生活中最常见的13种抗癌中药材

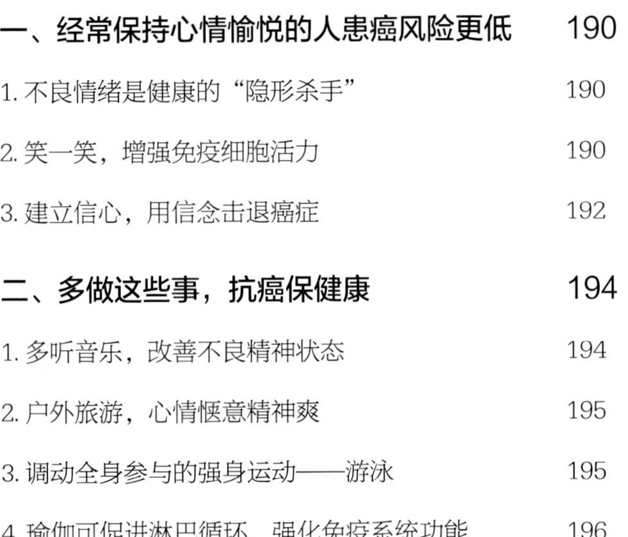

PART 06 防癌抗癌，心情调理很重要

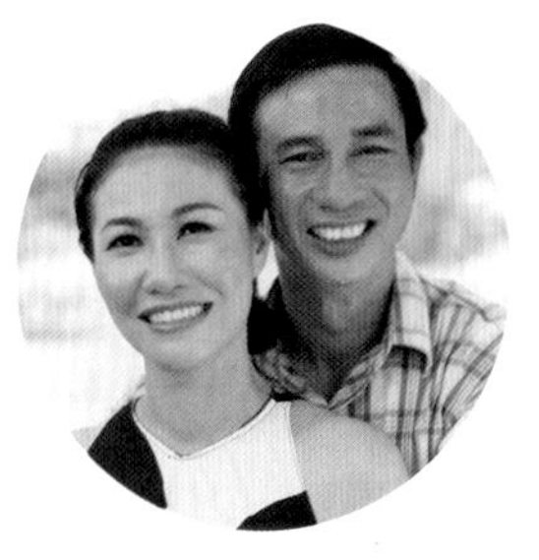

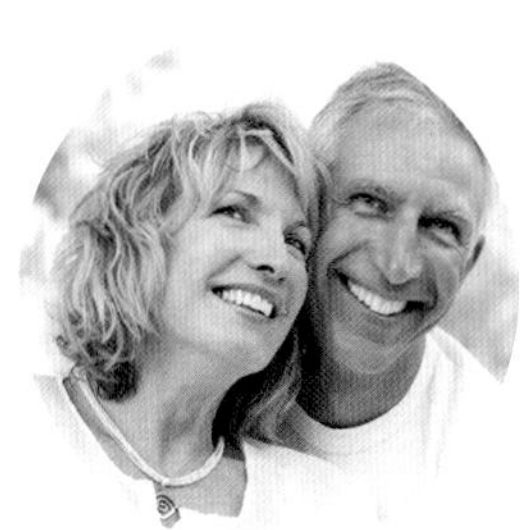

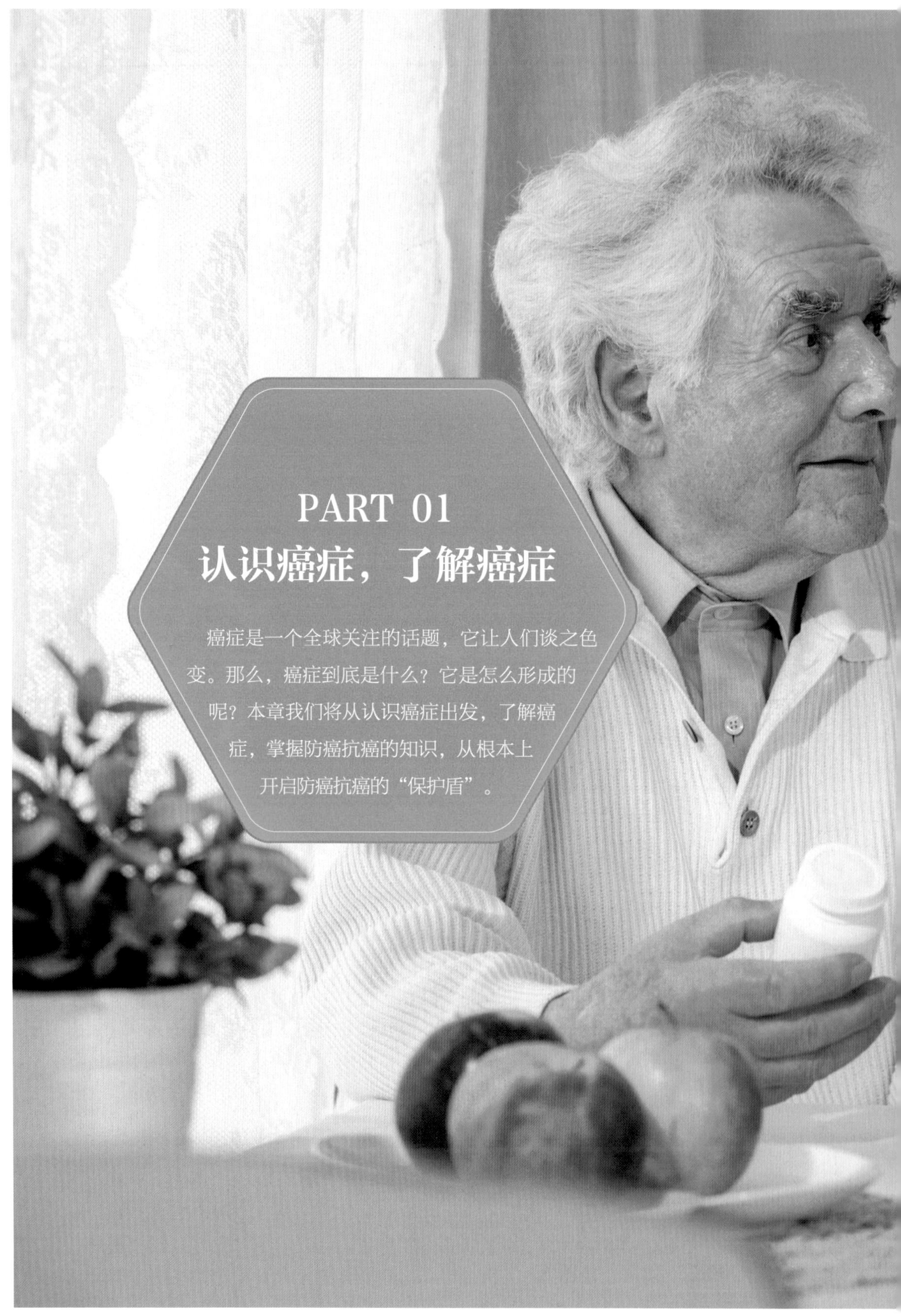

PART 01 认识癌症，了解癌症

癌症是一个全球关注的话题，它让人们谈之色变。那么，癌症到底是什么？它是怎么形成的呢？本章我们将从认识癌症出发，了解癌症，掌握防癌抗癌的知识，从根本上开启防癌抗癌的“保护盾”。

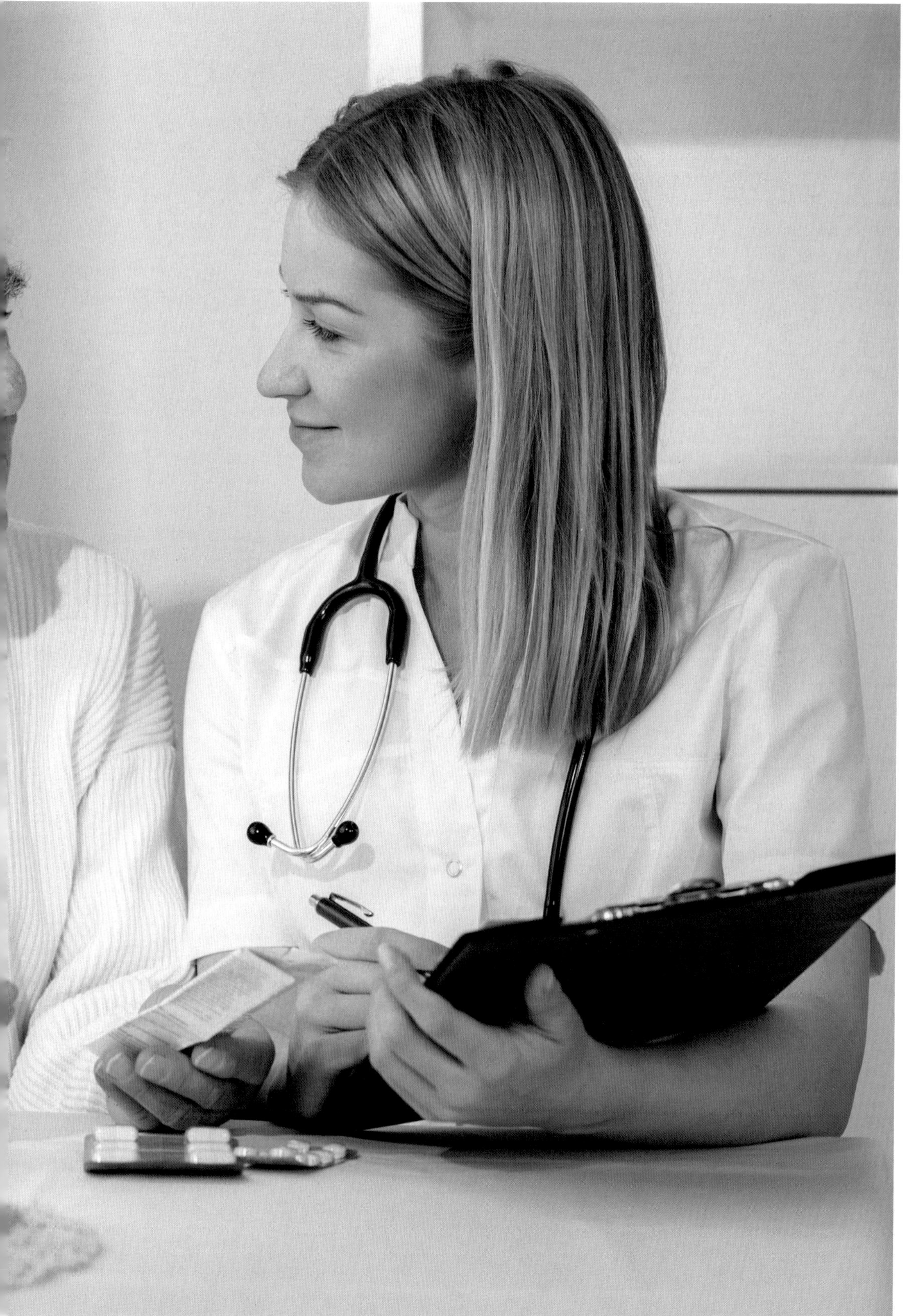

一、人为什么会患癌

1.癌症是什么

“癌”即“癌症”，癌症是一大类恶性肿瘤的统称。根据发生部分的不同，命名不同，如发生在肺部称为肺癌，发生在肝部称为肝癌，发生在胃部称为胃癌。由于各种癌的发生部位不同，病理形态不同，以及发展阶段不同，其临床表现也各有不同。癌症早期往往症状很少，待发展到一定阶段后才渐渐表现出如肿块、疼痛、溃疡、出血、梗阻等一系列症状和体征。

癌症是由控制细胞生长增殖的机制失常而引起的疾病。癌细胞的特点是无限制、无止境地增生，使患者体内的营养物质被大量消耗。癌细胞会释放出多种毒素，使人体产生一系列症状。癌细胞还可转移到全身各处生长繁殖，导致人体消瘦、无力、贫血、食欲不振、发热以及严重的脏器功能受损等。

2.肿瘤与癌症是一回事吗

肿瘤是机体在各种致癌因素作用下，局部组织的某一个细胞在基因水平上失去对其生长的正常调控，导致其克隆性异常增生而形成的异常病变。肿瘤一般分为良性肿瘤和恶性肿瘤。

良性肿瘤一般生长缓慢，呈膨胀性生长，周围有包膜，压迫却不浸润周围组织，肿块用手触摸可动，质地相对较软，与正常组织界线清楚，手术容易切除，不复发、不转移，局部也不发生坏死和出血。病理学检查，细胞结构与正常细胞相似，无核分裂现象，对人的生命无严重影响。脂肪瘤、纤维瘤、子宫肌瘤、卵巢囊肿等均属良性肿瘤。恶性肿瘤生长迅速，侵犯周围组织，与周围组织无明显界线，质地较硬，无包膜，除体积较大外，常向周围蔓延、扩散，有强大的破坏性和杀伤力。晚期肿瘤常固定于某一器官组织上，使这一器官组成出现坏死、溃疡及出血， 并难以止血及愈合，手术不易切除，术后容易复发。癌症就是一大类恶性肿瘤的统称。对于癌症与肿瘤的区别，医学上将来源于上皮组织的恶性肿瘤称为“癌”，来源于间叶组织（肌肉、血液骨骼、结缔组织）的恶性肿瘤称为“肉瘤”。也就是说，癌症是恶性肿瘤的一种。

3.为什么癌症发病率逐年升高

几十年之前，癌症在我国还是一种并不常见的疾病，但是随着人民生活水平的提高，我们的饮食结构发生了非常大的变化。在我们的饮食中，肉类的比重增加了，主食越来越精细，蔬菜、粗粮和杂粮的摄入量越来越少，高脂肪、高蛋白的饮食结构和吸烟、饮酒等不良习惯导致癌症的发病率逐年升高，癌症甚至发展为“国民第一杀手”。

与全球癌症持续发生的严峻形势相同，我国从大约十年前开始，罹患癌症已跃居死因的首位。卫生部的调查数据显示，中国的癌症发病率正呈明显上升的趋势。

癌症与生活方式、生活水平密切相关。据此，人们习惯上把癌症分为“贫癌”和“富癌” 两大类。所谓“贫癌”，即与生活水平低下、卫生条件偏差等因素有关的癌种，如食管癌、阴道癌、宫颈癌等；“富癌”则多为富营养化所致的癌症，如肺癌、

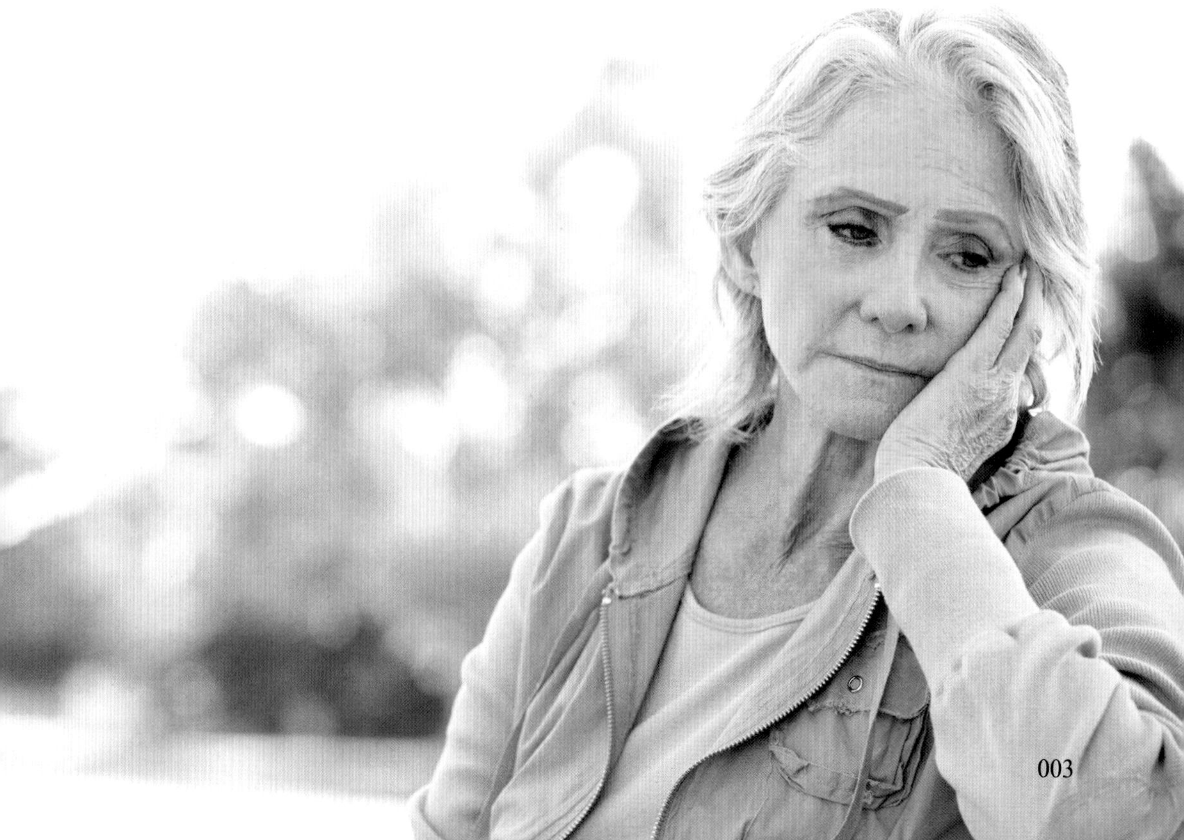

结（直）肠癌、胰腺癌及乳腺癌等。前者多见于发展中国家，后者则多见于发达国家。在我国，却存在着发展中国家与发达国家高发癌谱并存的尴尬局面：肝癌、胃癌及食管癌等发展中国家常见癌症的病死率居高不下，而肺癌、结（直）肠癌及乳腺癌等发达国家高发癌症的病死率又呈显著上升趋势。

4.人体哪些器官容易发生癌变

癌细胞在人体内非常活跃，除了指甲和头发，它可以在人体任何部位生根发芽并四处蔓延。研究发现，人体中有12个部位最容易发生癌变。

肝：导致肝癌发生的原因有乙肝病毒、食用被黄曲霉毒素污染的谷类和豆类以及长期饮酒等。

胰腺：胰腺癌是“富癌”的代表，肥胖和糖尿病都易导致胰腺癌。

膀胱：膀胱癌发生的主要原因是饮用水中含有过量的砷。

淋巴：淋巴癌发生的主要原因是环境污染、病毒感染和肥胖等。

大肠：大量饮酒、常吃高温油炸食物、常忍便意等，都有可能导致大肠癌。

肾：身体过度肥胖、饮用水中的砷含量超标和吸烟等因素可导致肾癌。

乳腺：乳腺癌是女性最常见的癌症。长期摄入高脂肪和高热量的食物、精神压力大是乳腺癌发生的最主要因素。

食管：导致食管癌发生的主要原因是长期吃过烫的食物。此外，吸烟、食用加工肉类等也是食管癌的直接诱因。

宫颈和卵巢：引发宫颈癌和卵巢癌的原因有很多，如熬夜导致的内分泌紊乱、过早开始性生活等。

肺：肺癌发生的原因主要有两个。一是吸烟，其中包括二手烟；二是环境污染。无论男女，肺癌的发生率均排在首位。

胃：腌制食物、加工肉类、烟熏食物、烧烤食物以及高盐食物过量摄入都是胃癌发生的原因。另外，胃黏膜的改变和萎缩性胃炎也可导致胃癌。

5.导致癌症的因素有哪些

导致癌症的因素有很多，最主要的有以下几种。

不良生活习惯：吸烟指数达600（每天吸烟支数×吸烟年数）的人易患肺癌。饮高度酒的人易患上消化道癌。长期饮过热的水、汤及常吃刺激性强或粗糙食物的人易患食管癌。

接触致癌物：长期接触医用或工业用辐射物质的人群易患白血病、淋巴瘤。长期接触石棉、玻璃丝的人群易患间皮瘤。长期吸入工业废气、城市污染空气的人群易患肺癌。

病毒感染：鼻咽癌的发病与EB病毒感染有关。肝癌的发病与乙肝病毒感染有关。

内分泌失调：女性由于精神紧张、压力大、过度劳累等原因引起的内分泌失调是导致癌症如乳腺癌的重要因素。

免疫力低下：在正常情况下，人体每天都会产生几百个癌细胞，但是人体内的免疫系统能够把它们消灭掉。如果免疫力低下，癌细胞就会蔓延、扩散，最终形成癌症。所以说，免疫力低下是导致癌症的最直接也是最重要的因素。

遗传：遗传因素是导致癌症的重要因素。与癌症患者有血缘关系的人有更高的患癌风险，乳腺癌、胃癌、大肠癌、肝癌、白血病等往往有家族遗传和聚集现象。

6.癌症喜欢找哪些人

虽然癌症的发病机制比较复杂，目前还没有完全清楚，但根据目前已知的致癌因素和流行病学的统计数据，我们不难筛查出癌症的高危险人群。

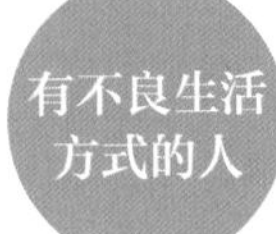

不良的生活方式包括酗酒、吸烟、作息时间不规律、缺乏运动等。有数据显示，吸烟者比不吸烟者死于癌症的概率大。因为烟草中的苯并芘、尼古丁等化合物有很强的致癌性。且吸烟除极易引发肺癌外，还可引起口腔癌、食管癌、肝癌、胰腺癌等多种癌症。酗酒会引起肝癌，还会引起口腔癌、鼻咽癌、食管癌、乳腺癌等，而既酗酒又吸烟的人患癌症的概率则更大。缺乏运动及作息时间不规律，会导致人的身体素质下降，降低身体的抗癌能力，给癌细胞留下可乘之机。

情绪不稳定的人

长期精神紧张或情绪低落、情绪起伏大、易怒等负面情绪都易致癌。

以上负面情绪状态很容易导致机体内分泌失调，从而使机体免疫功能下降，导致人体的免疫系统不能识别和消灭癌细胞，使癌细胞的生长、转移得不到有效的抑制，逐步发展成为癌症。

老年人

随着年龄的增长，机体发生自然老化，免疫功能也会逐渐减退，机体发现和清除异常细胞的能力下降，不能及时消灭癌细胞，导致癌细胞异常增长。

老年人成为癌症高危人群的另一个重要原因是致癌因素的长期积累。像吸烟、不良环境因素等，都需要长期的积累才能致癌，随着年龄的增长，接触致癌因素的机会也越多，患癌的可能性也就随之增大。

过劳的中青年人

中青年人处于事业起步阶段或冲刺阶段，这两个阶段的人容易患肺癌、肝癌、肠癌等。其原因主要是过度疲劳及精神压力过大，机体处于超负荷状态，身心的“双重过劳”导致免疫系统防御能力降低，癌症就会乘虚而入。

很多年轻人认为自己身强体壮，对小病小痛不屑一顾，甚至直接忽略，更不做定期的健康检查和防癌体检，等到发现时往往已经是晚期。

有不良饮食习惯的人

不良的饮食习惯包括爱吃烧烤、油炸、熏制、腌制、高脂、高糖、高盐食物及过烫的食物，暴饮暴食，吃饭速度过快，三餐不规律等。不良饮食习惯容易引起消化道癌症，例如，爱吃过烫食物的人容易患食管癌，爱吃甜食和高油食物的人容易患大肠癌，胃癌则更喜欢高盐饮食的人。不爱吃蔬菜、水果、粗粮的人和三餐不规律的人，很容易发生便秘，长期便秘也是重要的致癌因素，粪便中的毒素被肠壁吸收后，容易诱发大肠癌。

经常接触致癌物的人

经常接触致癌物也为癌症的发生创造了条件。最常见的致癌物有过量的酒精，香烟中的苯并芘、尼古丁，烧烤、熏制、腌制食物中的亚硝酸盐，霉变食物（主要是花生、玉米、黄豆、小麦）中的黄曲霉毒素等。此外，还有以下几种容易被忽视的致癌物。

紫外线：人体若长期暴露在阳光下，阳光中的紫外线会造成皮肤细胞DNA突变，诱发皮肤癌。

辐射：包括具有强致癌性的“核辐射”，以及手机、电脑、微波炉等发出的“电磁辐射”，还有X光等医疗检查产生的“电离辐射”。医疗检查属于电离辐射，有致癌风险，照射时间过长或剂量过大，容易诱发皮肤癌、白血病等多种癌症。

厨房油烟：家庭主妇们注意了，厨房油烟也是致癌物，做一顿饭相当于抽两包烟呢。有害物质一方面来源于液化气、煤等燃料的燃烧；另一方面，食用油加热过程中产生的某些化合物也是致癌物。

二、了解自己的健康状况

1.给自己的健康状况打个分

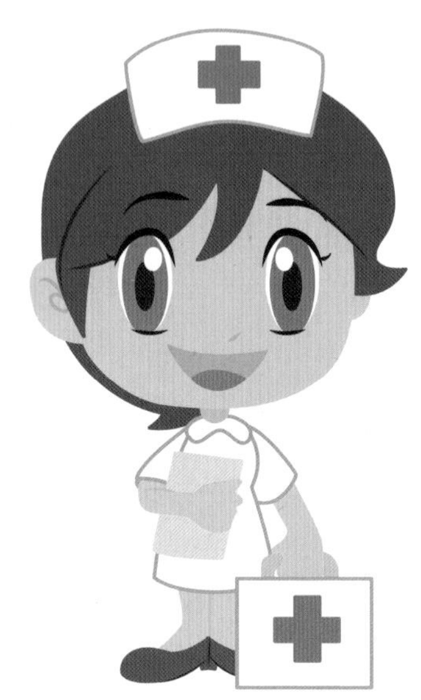

现代社会快节奏的生活，容易造成相当一部分人忽视自己的健康状况，比如“亚健康”就是其中一种现象。亚健康状态在经济发达、社会竞争激烈的国家和地区普遍存在，人数呈逐年增加的趋势，这种状态会诱发慢性炎症，是可怕的疾病温床。

可以通过以下几点自测一下自己的健康状况。

（1）每日至少三餐，其中包括一顿固定的早餐。

（2）限定饮食中脂肪的摄入量低于食物总量的20%~30%。

（3）每日膳食中至少包含30克的纤维素（富含于蔬果、糙米谷物、干豆类食物中）。

（4）每日吃水果蔬菜（如橙子、草莓、西蓝花、西红柿），以补充胡萝卜素和维生素。

（5）不吸烟，也不间接吸烟。

（6）不饮酒或者是饮酒适度。

（7）每日保证至少7 小时的睡眠时间。

（8）保证每周3 次，每次至少20 分钟的有氧运动。

（9）适应生活中的压力，特别是工作中人际关系的压力。

（10）定期进行体检与口腔检查。

如果有3项以上不达标，就要开始重视自身代谢功能、免疫功能和排毒功能了，也要及时通过纠正不良饮食习惯和不良生活方式来调节抑郁、沮丧等不良情绪，以减少负面影响。

2.关注身体异常，捕捉癌症征兆

有研究证明，1/3 的癌症可以预防。因此，日常要有针对性地进行防癌检查，及早发现身体的一些变化，有效降低癌症带给我们的危害。

疲劳无法缓解：普通人即使是长时间工作，在休息后疲惫感也会有所缓解。但是，如果患上了癌症，快速繁殖的癌细胞繁殖迅速会大量消耗身体的能量，休息过后疲劳感并不能缓解。

口腔变化：持续在口腔内同一部位出现白斑或溃疡，可能是缺乏维生素的表现，也可能是患了黏膜白斑症，其属于癌前病变，有转变成口腔鳞癌的可能，应引起重视并及早治疗。

皮肤变化：皮肤突然出现的包块、色素沉着等都应特别留意，如果它们每天变化明显，则有可能是皮肤癌的前兆。此外，皮肤没有明显诱因引起的瘙痒、剥落、红斑等也要注意。

异常出血：身体出现异常出血的情况，如大便颜色持续为褐色或黑色，血尿或女性非生理期间的出血都要引起警惕。

持续的疼痛：无论是任何部位或器官，无来由的持续疼痛就要尽早咨询医生，因为疼痛是身体内外受到伤害时发出的一种警告。

体重莫名降低：癌细胞的繁殖速度惊人，耗能快，可造成人体体重的大幅度下降（体重下降接近10%）。如果在1个月内个人的生活习惯并没有太大的改变，即排除、瘦身运动、特意节食等因素，体重却出现了明显变化，应引起重视。

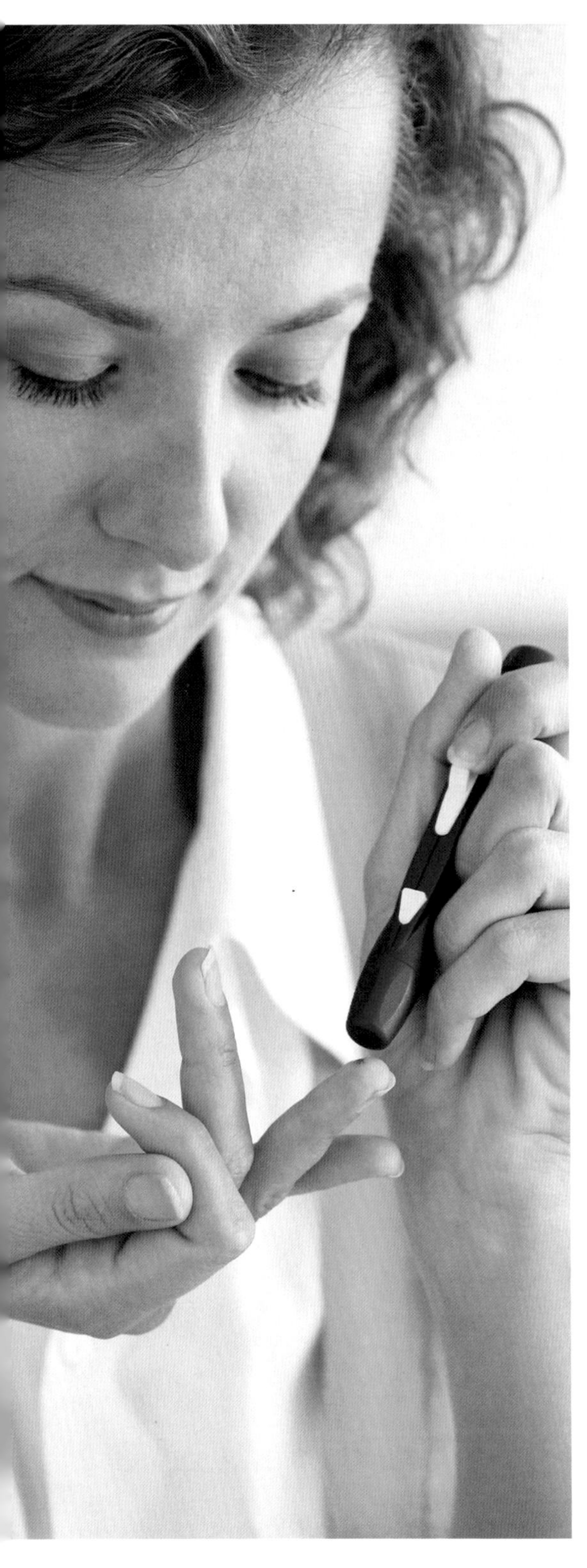

3.防癌体检要怎么做

有人会说，我每年都做健康检查，这个跟防癌检查不一样吗？是的，普通体检确实不同于防癌体检，常规健康体检是帮助了解身体基本情况的检查，其侧重点在体格、心脑血管疾病、慢性肝病和糖尿病等方面，这样的检查并不足以捕捉癌症的蛛丝马迹，而专业的防癌体检和普通体检相比更具针对性。

防癌体检是肿瘤专科医生通过专业的技术手段和方法对受检者进行的全身检查，是积极发现肿瘤的一个重要途径，能最大限度地排除恶性肿瘤存在的可能性。因此，建议你根据自身的健康状况制订可行的体检计划。特别是有家族癌症病史、有抽烟或酗酒等不良生活习惯、有病毒性肝炎或幽门螺杆菌等感染性疾病的患者更应该重视防癌体检，及早发现身体的异常，及早进行治疗。

【防癌体检项目】

（1）三大常规（血常规、尿常规、大便常规）检查：常可以发现癌症的蛛丝马迹。血常规变化往往是血液系统发生肿瘤的第一表现。

（2）肿瘤标志物检测：肿瘤标志物是肿瘤在发生和增殖过程中，肿瘤细胞本身产生或机体对肿瘤细胞反应而产生的反映肿瘤存在和生长的一类物质，对恶性肿瘤有间接提示作用，但不具有特异性和必然性。

（3）胸部CT检查：反映肺部情况，

特别是长期吸烟或长期待在密闭或粉尘颗粒较多的环境中，或有家族癌症病史的人必查。

（4）超声检查：腹部B超可以反映腹部各脏器的情况。长期大量饮酒者、慢性乙肝患者、肝硬化患者、长期从事化学药剂等工作的高危人群应每半年进行一次超声检查。而妇科B超可以及时检查出子宫肿瘤、盆腔炎或脓肿等。

（5）内镜检查：是肿瘤诊断的重要手段，可用于空腔脏器和体腔检查，可发现黏膜的癌前病变、原位癌，还可发现X线、CT不能发现的肿瘤。

（6）直肠指检：是检查直肠癌的最简单方式，可发现75%的低位直肠癌、前列腺病变。长期便血或大便习惯出现异常者必查。有结肠息肉、直肠息肉和结肠癌家族史，以及腹泻、便秘、便血病史的病人，最好加做肠镜进行筛查。

【防癌体检建议】

防癌体检项目种类繁多，但并不是检查的项目越多越好，除基本检查项目以外，不同人群的检查需有针对性，否则既浪费金钱又给身体带来副作用。

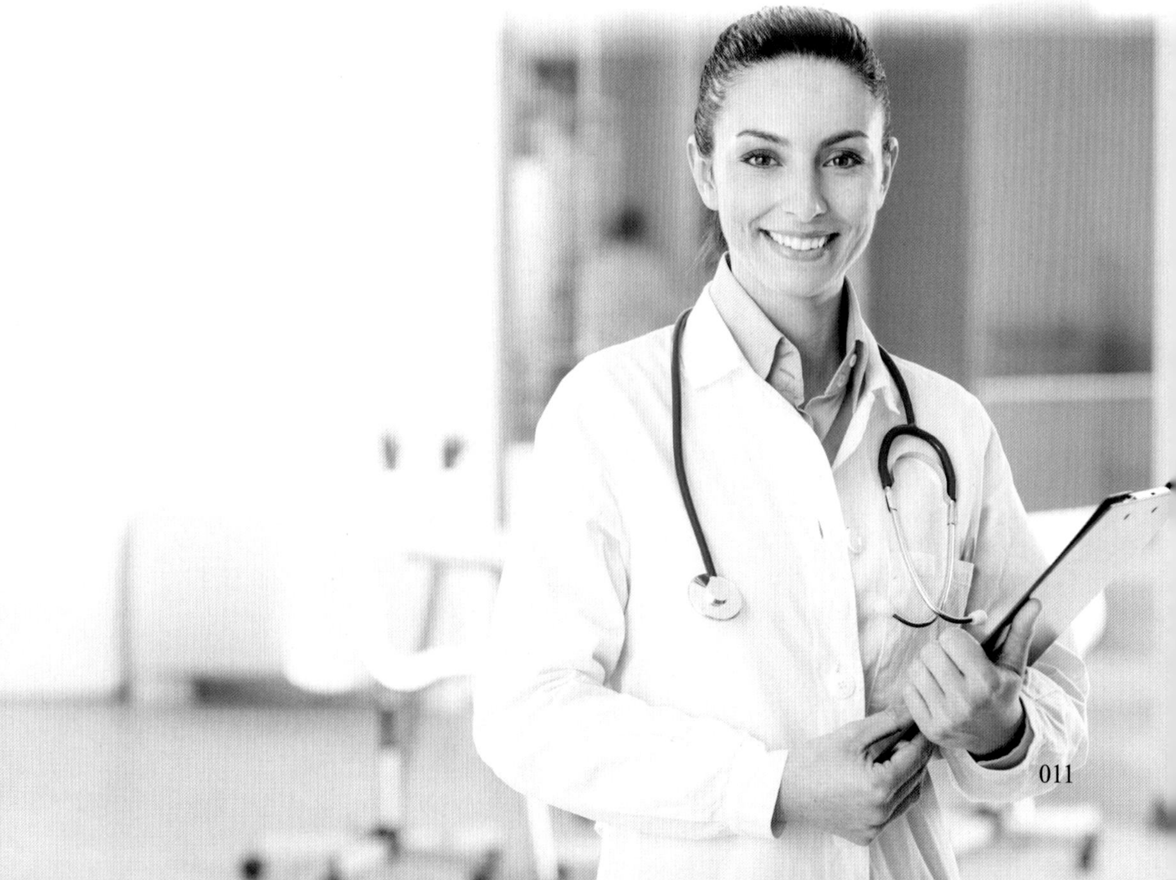

女性

我国最常见的妇科肿瘤是乳腺癌、宫颈癌、卵巢癌和子宫内膜癌。建议结婚1年以上，或者有性生活2年以上的年轻女性，以及中老年女性定期做宫颈癌筛查。可通过技术手段，如宫颈涂片或宫颈液基薄层细胞学检测获取子宫颈口的脱落细胞，通过观察能检出早期宫颈癌。乳腺钼靶X线摄影对检查乳腺癌的特异性和敏感性都比较高，有利于发现深部的微小乳腺癌病灶，是比较成熟的筛查早期乳腺癌的方法。

男性

男性可着重选择肺癌、胃癌、前列腺癌等检查项目，嗜烟者、中老年人是肺癌筛查的重点人群。经久不愈的胃溃疡患者、长期慢性萎缩性胃炎患者等应至少每年进行一次胃镜检查。50岁左右的男性应重视前列腺癌的筛查。

职业

环卫工人、建筑工人或教师等接触粉尘的机会较大，应注意呼吸系统方面的检查，如肺部检查；司机、白领等需要久坐的职业人员容易出现饮食不规律的情况，会加重消化系统的负担，应做胃部检查；长期接触化学物质的人，如油漆工、从事化学药剂工作的人都应每年做体检。

有疾病史或家族史

自身患有致癌性慢性疾病的患者，如慢性肝炎和肝硬化患者应注重肝肾功能的检查。家族中癌症高发的也是癌症高危人群，尤其是乳腺癌、食管癌、直肠癌等都有遗传倾向，这类人群需要多注意相应的项目，每年做一二次防癌体检。

4.家族癌症病史要知道

癌症会不会遗传？很多人会有这样的疑问。大量的医疗实践发现，癌症与遗传确实有一定的联系，有5%左右的癌症具有遗传倾向。常见的具有明显遗传倾向的癌症有视网膜母细胞瘤、神经母细胞瘤、肾母细胞瘤、家族性结肠癌和家族性乳腺癌等。注意，这里所说的遗传倾向并不等于遗传性。例如，结肠息肉症是一种常染色体显性遗传性疾病，具有家族性，而肠壁上的息肉可以恶变成结肠癌（但并非必然恶变成结肠癌），这就是具有遗传倾向。因此，如果家族中有结肠息肉症的病人，那么亲属患结肠息肉症的概率较高，但它不一定会转化为结肠癌，此时应及早到医院检查，做好防范。同时，直系亲属出现的遗传性癌症基因比非直系亲属带来的影响要大。

人们熟悉的有家族癌症病史的例子，如美国著名影星安吉丽娜·朱莉，朱莉关于自身癌症遗传风险及相应预防性手术治疗的文章引发全球关注女性乳房健康，她也让中国女性对乳腺癌高风险人群有了新的认识，并开始采取积极的预防措施。2013年5月，安吉丽娜·朱莉在《我的医疗选择》一文中透露，她的外祖母、母亲和姨妈都患有乳腺癌且死于癌症，通过基因检测她知道自己带有遗传缺陷基因，即乳腺癌1号基因（BRCA1），医生估测她患乳腺癌的概率为87%，患卵巢癌的概率为50%，朱莉最终选择了预防性的双乳房切除术，这样她患上乳腺癌的风险便降到了5%左右。到了2015年3月，朱莉通过《纽约时报》公布自己由于担心罹患卵巢癌，听从医生的建议已经切除了卵巢和输卵管，并且做好了定期监测工作，避免重演家族癌症的悲剧。

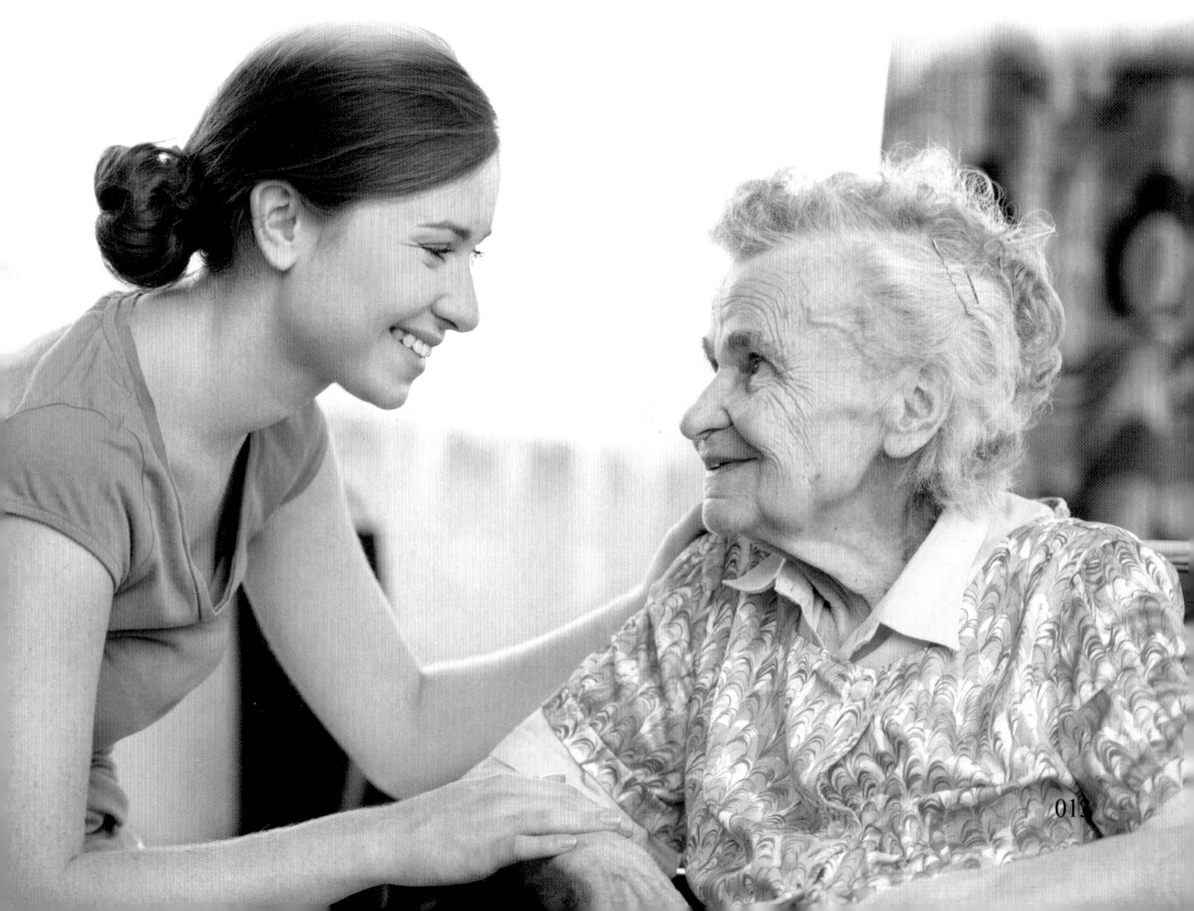

三、提升免疫力对防癌至关重要

1.癌症是一种慢性病，别把它看作不治之症

生活中确实有不少人对癌症存在错误认识，大部分的患者在得知自己患癌后都表现得相当恐慌。虽然清楚及时调整好心态对治疗是相当有帮助的，可还是会有一部分人陷入癌症认识的误区，心理上无法接受这个事实，当恐惧超越了身体所能承受的范围就会导致精神问题，这样不但不利于疾病的治疗，甚至会导致病情的恶化，如果在此基础上无法积极接受治疗，便会出现危及生命的情况。

有临床肿瘤专家认为，癌症只不过是一种慢性病，是人在衰老过程中难以避免的一种生理偏差，或者说是生理异常过程。人类寿命的延长、环境的变化等因素让我们面临着新的挑战。随着社会发展水平的提高，防范癌症任务也应该被重视起来。

癌症的确不等于绝症，更不能与死亡画上等号。其实，医疗技术的进步使得人们在患癌后能够治愈或者生命得到延长的案例不在少数，乳腺癌、宫颈癌、膀胱癌等癌症，如果能在早期被发现（定期的防癌体检很重要），接受治疗后患者的5年生存率都很高。

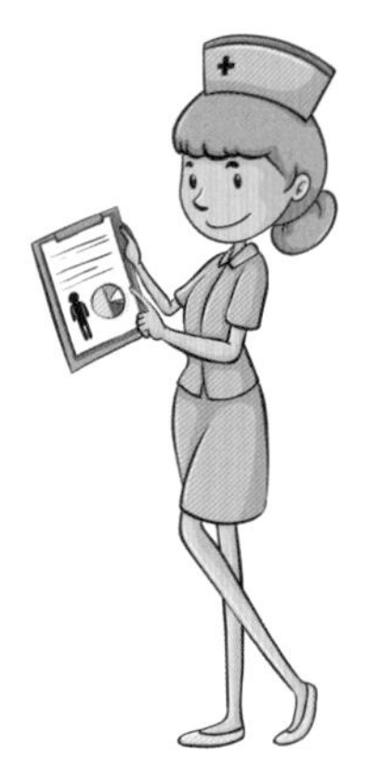

无论是患者、患者家属，还是其他人，都应该对癌症有一个基本的认识——癌症是一种可控制的慢性病，这样当身边人或自己出现病症时才不会表现出过度的惊恐、慌张。患者在得知自己患病后更应该通过多种渠道正确了解自己的病情，并且抱着积极的心态去配合医生的治疗。值得提醒的是，早期癌症的治愈率比晚期要高很多，所以不要耽误最佳的治疗时机，更不要病急乱投医，到正规的医院接受专业医生的治疗才能帮助你重拾健康。

2.哪些慢性炎症可诱发癌症

炎症是一个帮助受伤的细胞或组织复原的必需而且正常的生理反应。人体受伤后，创伤部位会释放炎症物质来召集免疫细胞，免疫细胞会通过释放细胞因子等促进受伤细胞或组织的修补、愈合及繁殖，从而发挥对抗细菌或病毒感染的作用。炎症常见的临床表现包括红肿、发热、疼痛等。伤口愈合后，炎症就会自动消失。

通常情况下，炎症对机体是有利的，是人体自发的防御反应，但是如果炎症无法得到有效控制，就可能因防御过度损害健康。具体来说，慢性炎症会不断伤害细胞，让细胞持续性地进行修补或繁殖。当细胞繁殖时，即在分裂及复制的过程中，慢性炎症会增加细胞的基因出错机会，令正常细胞演变成癌细胞。换句话说，免疫系统功能的紊乱会让识别和清除癌细胞的能力产生障碍，还可能会为癌细胞的生长提供微环境，并引发癌症。

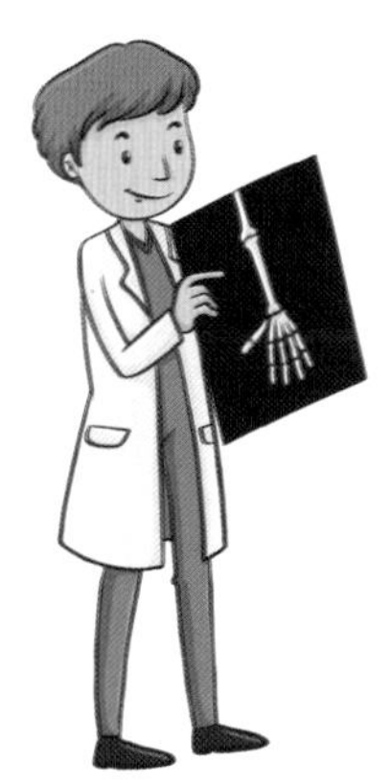

饮食不当、不良生活习惯等都会“惯”出慢性炎症，如果没有及时将病情控制住，癌症就可能会来临。医学研究总结出诸多慢性炎症诱发癌症的风险，举例如下。

- 口腔溃疡：可诱发口腔癌。
- 食管炎：可诱发食管癌。
- 萎缩性胃炎、胃溃疡：可诱发胃癌。
- 慢性肠炎、肠息肉：可诱发结肠癌、直肠癌。
- 慢性支气管炎：可诱发肺癌。
- 慢性前列腺炎：可诱发前列腺癌。
- 乳腺囊性增生：可诱发乳腺癌。
- 宫颈糜烂：可诱发宫颈癌。

3.中医体质理论与癌症关系的研究启示

体质是人体从父母遗传而来，并受后天的天气、地域、饮食等多种因素影响所形成的形态结构、生理功能和心理状态方面综合的、相对稳定的固有特质。中医对体质的论述始于《黄帝内经》，不断完善后形成体系。2009年，《中医体质分类与判定》标准正式发布，该标准将体质分为平和质、气虚质、阳虚质、阴虚质、痰湿质、湿热质、血瘀质、气郁质、特禀质九个类型。

中医体质学注重研究不同体质类型与疾病的关系，强调体质的可调性，帮助患病个体改善体质，在临床诊治活动中也能充分考虑到人的体质特征，并针对其体质特征采取相应的治疗措施。中医学中“治未病”的学术思想，就是结合体质进行疾病预防的重要体现。

相关研究显示，癌症与体质存在较为密切的联系，比如体质类型可决定肿瘤的易感性、症候类型、转移规律、预后等。一项对180名癌症患者的体质统计发现，他们的中医体质以气虚质、气郁质和血瘀质居多，其中女性患者以气虚质和气郁质为主，男性则以气虚质和血瘀质为主。如果及早了解自身体质，并借助有效的调理方法来改善，抗病的能力就会增强，患癌的概率也会降低。

【辨识平和质、气虚质、气郁质和血瘀质】

平和质

形体特征：体形匀称健壮

常见表现：精力充沛；肤色润泽；目光有神；唇色红润；脉和缓有力

心理特征：性格随和开朗

发病倾向：平素患病较少

气虚质

形体特征：肌肉松软不实

常见表现：容易疲乏；舌淡红，舌边有齿痕；脉弱

心理特征：性格内向，不喜冒险

发病倾向：易患感冒、内脏下垂等病；病后康复缓慢

形体特征：形体瘦者较多见

常见表现：神情抑郁；舌淡红，苔薄白；脉弦

心理特征：性格内向，敏感多虑

发病倾向：易患脏躁、梅核气、百合病及郁证等

形体特征：胖瘦均见

常见表现：肤色晦暗；舌暗或有瘀点；脉涩

心理特征：性格急躁，易健忘

发病倾向：不耐受寒邪，易患症瘕及痛证等

4.血液循环通畅，身体不易生病

血液是生命的源泉，对组织器官起着提供营养和滋润的作用。血液由血浆和血细胞组成，有运输氧气、调节人体温度、防御炎症以及调节人体渗透压和酸碱平衡四个功能。红细胞主要负责运进氧气，运出二氧化碳；白细胞主要负责杀灭细菌，抵御炎症，参与体内免疫发生过程。

血管是生物运送血液的管道，遍布全身。当血管尤其是毛细血管变窄及失去弹性后，体内的微循环就会受阻，血液循环不畅，细胞与器官的健康就会受到威胁，并影响激素分泌，还会导致机体免疫力下降。

促进全身的血液循环，能改善肺和心脏的功能，延缓肌肤老化，消除黑眼圈、水肿、疲劳等问题，并能增强抵御病毒侵害的能力，从而获得强健的体魄。

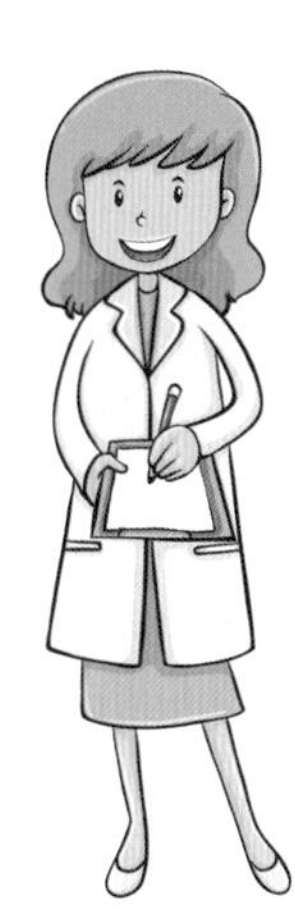

【促进体内血液循环的小贴士】

· 经常运动。运动能锻炼全身肌肉，增强血管壁弹性，有利于血液循环。

· 泡脚或泡半身浴。身体热量增加后，体内的血管会扩张，有利于活血。

· 食用能增加血管弹性且有助于血液循环的食物，如西红柿、茄子、香菇、山药等。

· 适量补充水分。清晨饮水，水分能被快速吸收利用，有助于胃肠清洗，可使血液稀释，加快血液循环，保持体液平衡，防止心脑血管病的发生。

· 按摩能促进血液循环。揉搓手心脚心，能改善末端血管的微循环状况。

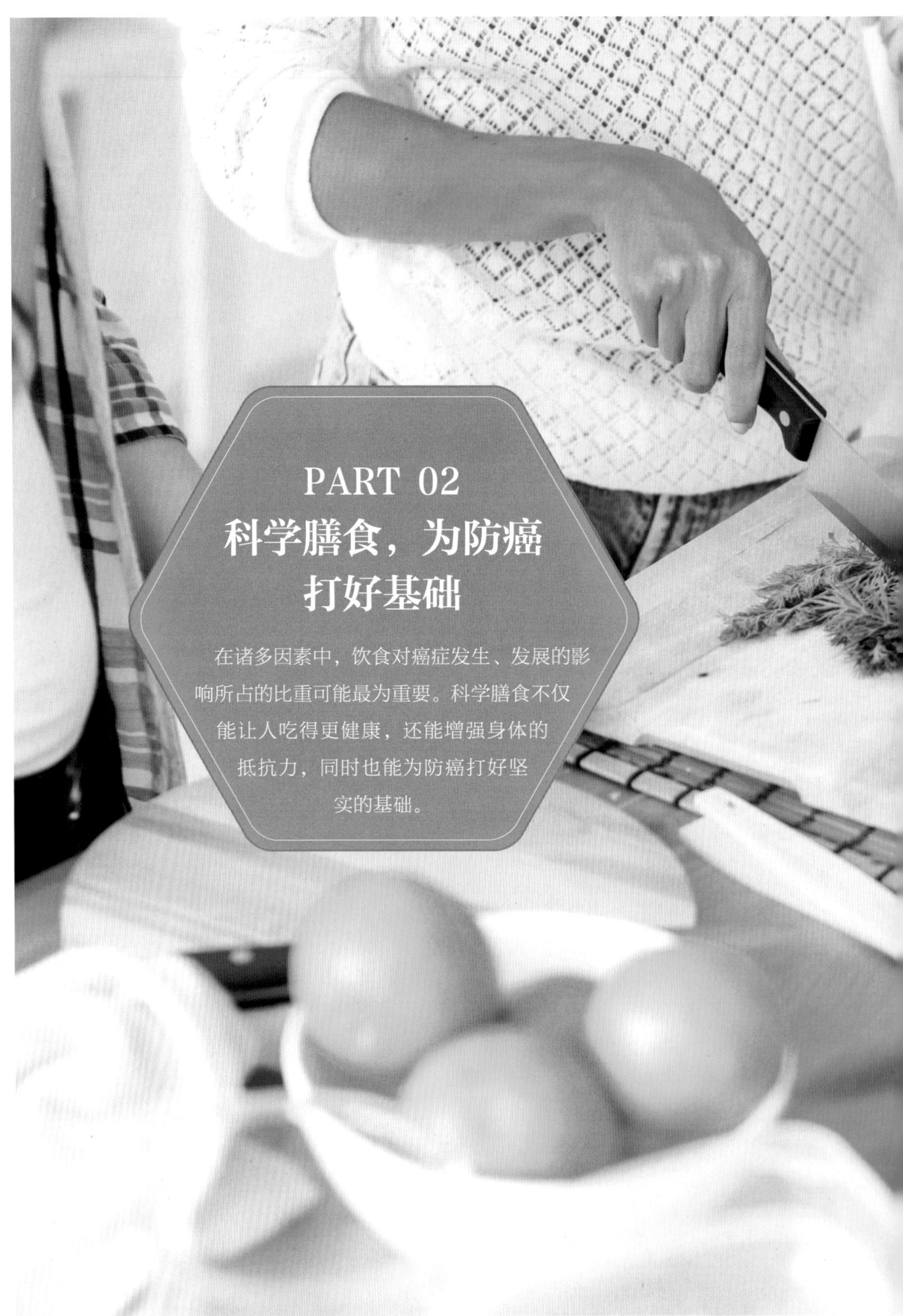

PART 02 科学膳食，为防癌打好基础

在诸多因素中，饮食对癌症发生、发展的影响所占的比重可能最为重要。科学膳食不仅能让人吃得更健康，还能增强身体的抵抗力，同时也能为防癌打好坚实的基础。

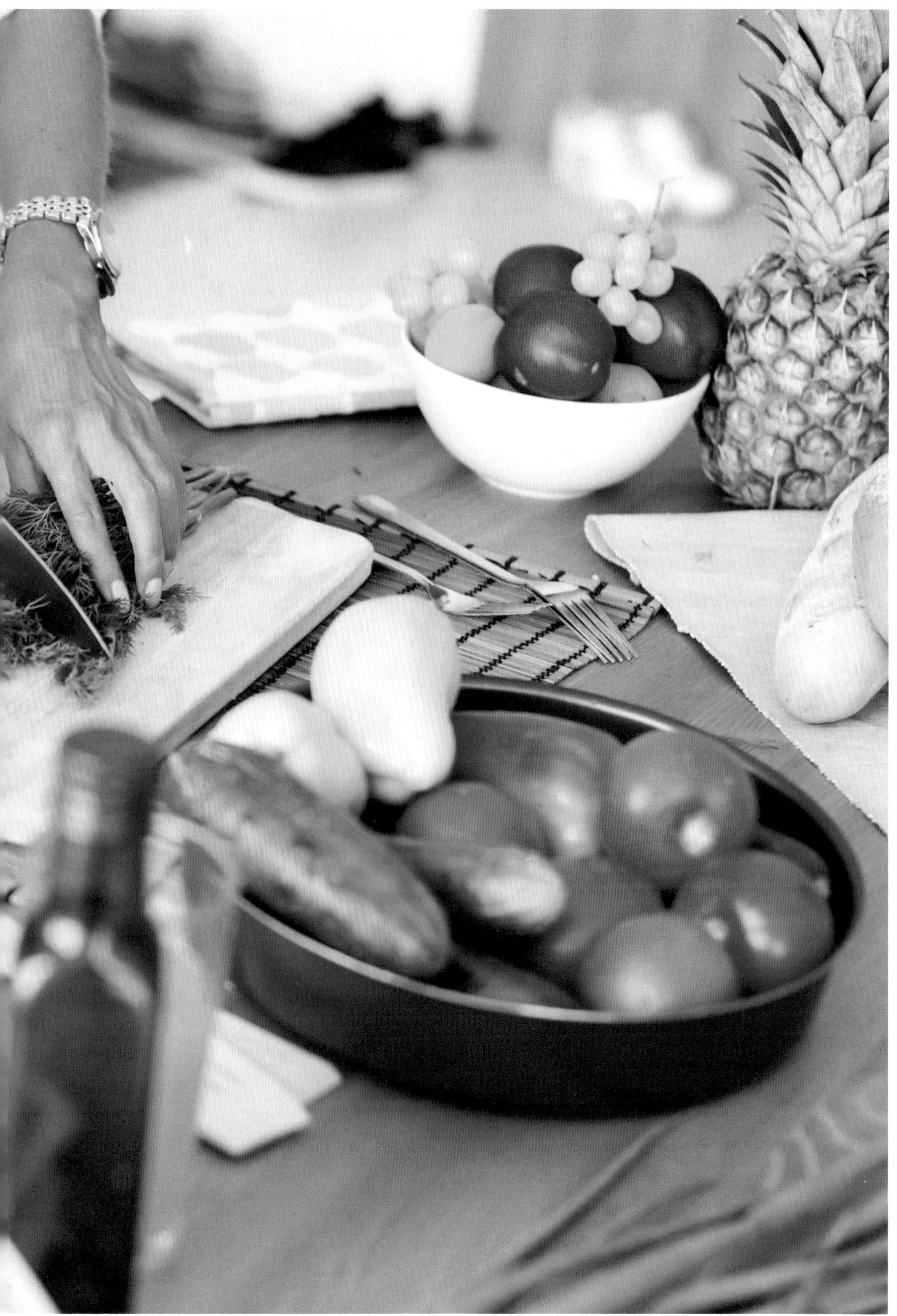

一、病从口入，饮食中的致癌大忌

1.致癌食物黑名单

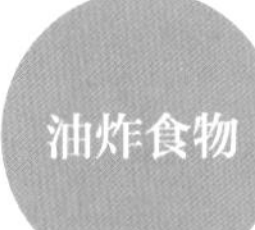

经高温油炸后的食物，营养成分会丢失，会妨碍人体对脂溶性维生素的吸收和利用。同时，油炸过程中会产生致癌化学物质——丙烯酰胺。油脂反复高温加热也会产生有害物质，具有一定的致癌性。如果不良商家使用地沟油制作油炸食物，还会增加罹患高血压、脂肪肝等疾病的风险。

烟熏食物

熏鱼和熏肉中含有大量的致癌物质，如苯并芘和环芳烃。制作过程中燃烧不完全的颗粒和其他有害物质又会附着在食物的表面甚至渗透到食物中，人们食用后不仅营养吸收少，罹患胃癌和食管癌的风险还会上升。

生冷食物

生冷食物对食管和胃的刺激较大，经常食用会损害胃部健康。生冷食物如生鱼片等也容易导致肠道感染与寄生虫病，其中肝吸虫感染是造成广东珠三角地区肝癌发病率高的原因之一。

腌制食物

腌制食物不仅所含的维生素损失较多，而且食物在腌制时一般会使用大量的盐，使得这些食物中含有一定的硝酸盐和亚硝酸盐，亚硝酸盐在人体内遇到胺类物质时可生成亚硝胺，而亚硝胺是一种致癌物质，会导致鼻咽癌等恶性肿瘤的发病率大大提高。

霉变食物

某些食品易受潮霉变，被霉菌污染后会产生各种致癌毒素，如霉变花生中的黄曲霉毒素便是一级致癌物。

烧烤是当下人们聚会时常选择的一种饮食方式，但经烤制的食物性质偏燥热，过重的辛辣调味料不仅会影响人体对维生素、蛋白质的摄取，还会损伤消化道，容易产生上火症状。另外，烧烤食物会产生苯并芘等具有较强致癌性的物质。

2.警惕饮食过量的危害

吃饱的概念不同于吃撑，日常提到吃撑的时候应该是吃太饱的状态，而吃饱则是有饱腹感但还比较轻松。吃得过饱会对身体造成危害，《黄帝内经》中就提到“饮食自倍，肠胃乃伤”，意思是一次吃很多东西，会损伤我们的肠胃。

中医古书《济生方》也指出：“过餐五味，鱼腥乳酪，强食生冷果菜停蓄胃脘……久则积结为症瘕。”从古人的经验看，饮食过量会使肠胃功能失调，时间久了就容易生病。

进食量的控制在某种程度上可以帮助控制热量的摄入从而控制体重，众所周知，肥胖与癌症有着密切的关系。研究报告指出，热量控制能帮助一些乳腺癌患者抑制癌细胞的扩散，并在放射性治疗时能明显提高疗效达25%。有研究发现，糖尿病患者患胰腺癌的风险比普通人高出8倍，患肝癌的风险比普通人增加了3倍。

吃得太饱确实不利于热量控制，会让血糖快速上升。相反，控制热量有利于血糖稳定，而且热量控制还能减慢细胞生长，从而降低基因复制的速度，以减少制造出错的基因甚至是癌变的机会。

【限制热量可防范“富癌”】

对中国香港3种不同经济状况的人群进行的结肠癌、直肠癌死亡率的研究报告显示，生活富裕者患结肠癌、直肠癌的死亡率是经济状况欠佳人群的2倍。分析指出，这与热量的摄入有关系，经济条件低差的人群每天摄入热量约为11681千焦，生活富裕的人群每天摄入热量约为16329千焦。在巴西、日本等地也做过类似的调查研究，研究表明，绝经后超重的女性存在较高的乳腺癌发病率，而超重常与摄入过多的热量有直接的关系。当摄入热量过高时，机体细胞活力减弱且机体处于低代谢状态，人体内部环境的变化给癌症的发生创造了条件。

【好的进食习惯对控制热量有益处】

◎固定吃饭时间

尽量固定好每天的用餐时间，保证至少有20分钟。研究表明，从吃饭开始，一般经过20分钟后大脑才会接收到吃饱的信号，如果在这段时间内你已经超量进食，便会造成营养过剩，长期如此，体重就会增加，容易超重（肥胖）。所以，进食过程要细嚼慢咽（每口饭咀嚼30次左右能帮助你减慢速度），使食物进入肠胃的速度减慢。

◎减少高热量食物的摄入

日常摄入的营养素中，糖类、脂肪和蛋白质都含有热量，它们大都来自白饭、食用油、肉类、甜食等食品。相应减少高热量食物的摄入，能帮助减轻脏腑的压力。也有人认为，血糖升高时利用药物控制即可，但要注意的是，长期依赖药物降糖会增加肝肾功能负担。因此，普通人想要健康有效地控制血糖，还是建议从日常的饮食习惯和适当的有氧运动着手。饮食以清淡为主，尽量保持营养均衡。蔬菜水果所含的热量较低，而维生素、矿物质、纤维素和植物生化素等含量丰富，对身体健康十分有利。

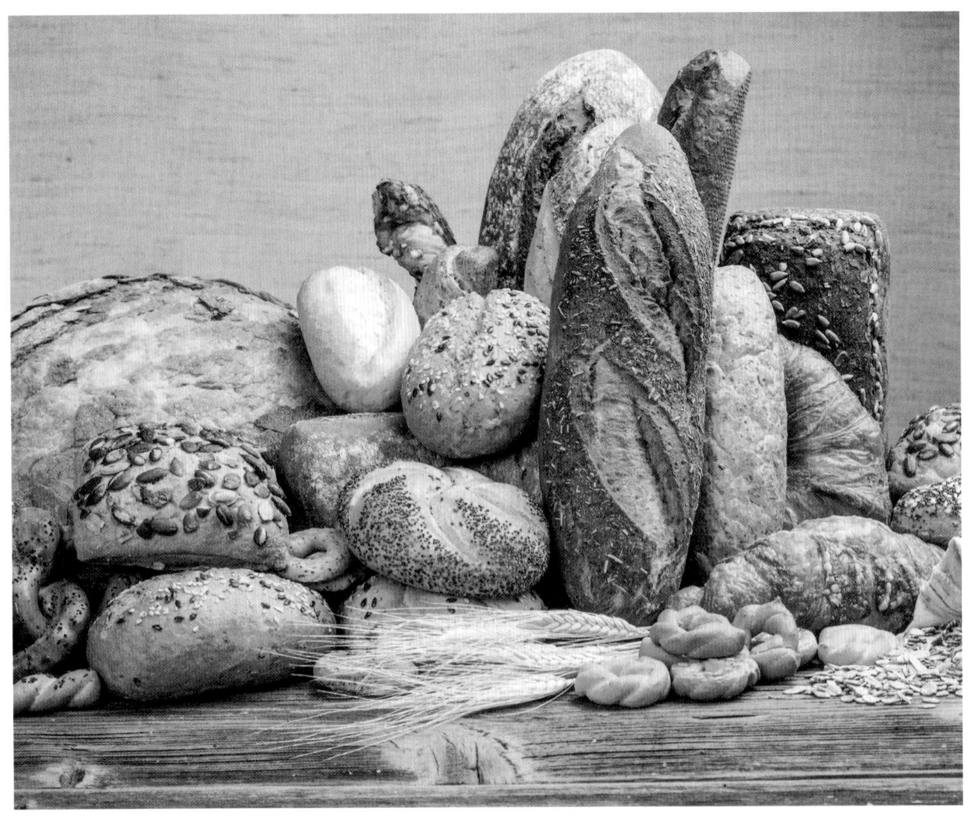

3.夜宵助长食管癌

现代人有着晚睡的不良习惯，那些乐于应酬或沉迷夜生活的人，还会在睡前给自己加一顿大餐。然而这样的生活习惯会给我们的消化系统带来很大的负担。

胃黏膜是覆盖在胃部内表面的一层组织，含有不同的分泌腺体，是一个复杂的分泌器官。胃黏膜上皮细胞的寿命很短，它几天内就要更新再生一次，而这一再生过程是在夜间胃休息时进行的。如果常吃夜宵，胃在夜间就得不到休息，这就使得胃黏膜得不到及时更新修复，胃癌的发生风险便会增加。此外，吃过夜宵再睡，食物较长时间在胃内停留，可促进胃液的大量分泌，对胃黏膜造成长时间的刺激，久而久之，会导致黏膜糜烂、溃疡，抵抗力减弱。如果夜宵包括烟酒和辛辣刺激性食物，就会更加刺激胃部甚至导致痉挛。

晚餐应在睡前至少4小时结束（晚上六点左右享用晚餐），因为食物通过胃部的时间需要4~5小时，进食后很快睡觉会让食物在胃部发酵而产生毒素。一般睡觉时间与人们食用夜宵的时间相近，如果食用夜宵后因困意来袭而倒头就睡，会增加胃食管反流的危险，胃酸反流不仅会带来“烧心”的不适感，反流的胃内容物夹杂着胃酸也会对食管造成损伤。食管黏膜如果长期处于胃酸的刺激下，就有可能产生不典型增生，逐渐发展为癌前病变，进而增加罹患食管癌的风险。

4.精制糖与癌症

很多疾病是糖分摄入过量引起的，特别是肥胖。一般情况下，甜味饮料、甜味点心、糖果等食物中均使用白糖或糖浆，这些精制糖的纯度能达到99%，它们除了含有糖类以外，所含的其他营养比较少，所以产生的热量较多。尤其在膳食以外吃糖容易导致热量过剩，多余的热量转化为脂肪，会让人越来越胖。而肥胖存在着致癌隐患，如胃癌、膀胱癌、胰腺癌等都与肥胖有关。

糖分摄入过量导致的血糖过高或血糖波动过大都会增加患癌风险，而且高糖水平下还会导致癌细胞的增殖和扩散。长期的高糖摄入会导致胰岛素分泌过多，影响糖类、脂肪的代谢，高糖还会影响到其他营养素的吸收，如维生素、钙、钾等。部分营养学研究发现，爱吃甜食的孩子骨折率会普遍偏高。

所以，日常饮食中要严格控制糖分的摄入，少吃甜食，建议每日摄入量不超过50克。尤其是肥胖儿童的食糖问题，家长应引起重视并多加教育。吃精制糖过多还容易引起龋齿。经常吃甜食，会给口腔的细菌提供生长繁殖的条件，细菌能促进口内所余精制糖发酵，让牙齿容易脱釉，减少骨骼和牙齿的钙含量，从而发生龋齿等一系列口腔问题。

5.盐与癌症

世界卫生组织建议，成人每天的盐摄入量不宜超过5克。《中国居民膳食指南（2016）》提倡成人每日食盐量不应超过6克。吃盐过量不仅会引起高血压，而且会诱发癌症。盐本身并不是致癌物，但摄入过量高盐食品后，人体胃内容物渗透压增高，这就会对胃黏膜造成直接损害，使胃黏膜容易受到致癌物的侵袭。

调查显示，食盐销售量与食管癌、胃癌的患病率、死亡率呈平行关系，食管癌、胃癌高发区的居民年平均食盐购买量偏高。

【巧用盐，更健康】

为个人及家人肠胃的健康着想，日常烹调时应控制盐的用量与放盐的时间。烹调时，特别是炒蔬菜时，如果太早放盐，盐的主要成分氯化钠与植物细胞结合，会穿透并溶解细胞壁，这样细胞液和其他组织就会失去细胞结构的保护，直接接触高温，增加水溶性维生素如维生素C的损失。同时，蔬菜本来是钾、钙、镁等矿物质的来源，有利于控制血压和强健骨骼，但放太多盐烹调会使钠的含量增加，就影响了蔬菜的健康功效。吃饭口味重的人，建议多吃富含维生素C的水果，以帮助阻断致癌物亚硝基化合物的合成。

【提防“隐形盐”】

注意食物中的“隐形盐”，比如酱油、味精、调味料等，都要少用。另外，生产商为了防止食物腐败且保持其色香味，会在香肠、火腿、腊肠、午餐肉罐头等食品的加工过程中加入亚硝酸盐，亚硝酸盐与蛋白质代谢后产生的胺类物质结合，容易形成强致癌物亚硝胺，给人类健康带来危害，这类食品日常要减少摄入。

6.加工肉类是一级致癌物

现代人生活十分忙碌，即食或者加工食品的确能带来不少方便。不少商家为了延长食物的保存期限，或为了方便烹饪，又或者令其外观与味道得到大家的喜欢等，会在食物中加入许多添加剂，结果使得加工食品成为了身体吸收化学物质的重要来源。

在食物加工制造的过程中，加入的添加剂品种比较多，比如人工甜味剂、防腐剂、鲜味剂、抗氧化剂、色素、增色剂、漂白剂、乳化剂等。虽然这些添加剂都通过了食品安全部门设定的安全标准，但是长时间食用也会造成毒素在身体内滞留，削弱免疫力和破坏激素平衡，增加肝脏解毒的负担。加工食品中的添加剂也有可能互相发生化学反应而导致其他有害物质的产生，造成难以估计的影响。更令人担忧的是，食品添加剂层出不穷，但不少添加剂带来的长期影响并不清楚。

此外，加工食品一般来说营养价值比较低，但是热量、饱和脂肪酸、盐以及糖分等却偏高，也欠缺食物纤维素。因此，大量食用加工食品容易导致肥胖问题。另外，盛放加工食品的容器也存在不安全因素。

【健康排毒的方法】

（1）食物排毒法：早上起床喝一杯温开水可以促进血液循环，唤醒一天的新陈代谢工作。富含膳食纤维的蔬菜水果能加速胃肠的蠕动，帮助机体排毒。

（2）运动排毒法：坚持每天运动，即使工作很忙碌也要抽出30分钟散步、慢跑、做瑜伽等，运动后机体中的毒素（尤其是重金属）会随着汗液流出，可有效预防癌症。运动还能帮助燃烧脂肪，提高代谢能力，消除肥胖。

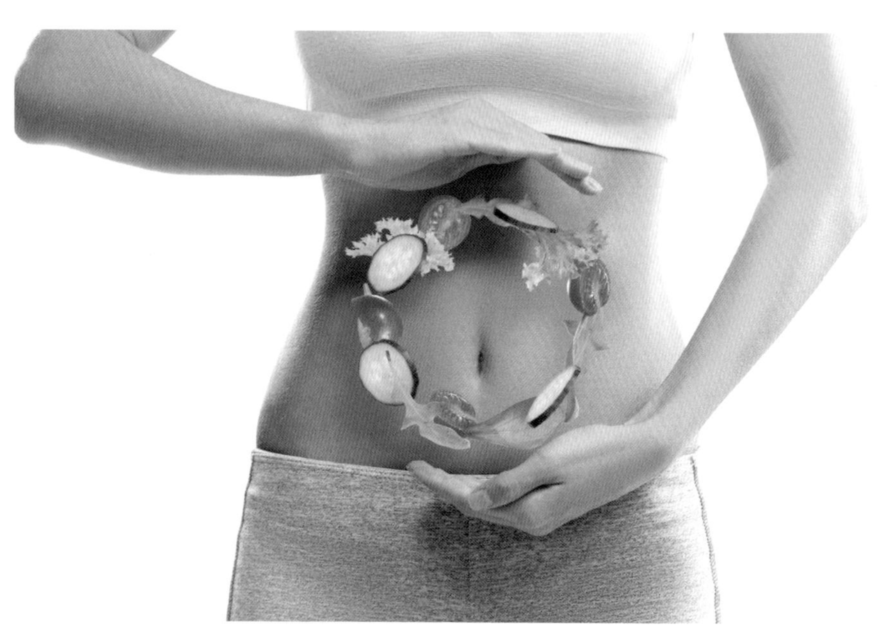

7.肉类脂肪对健康不利

【红肉是2A级致癌物】

红肉是营养学上的词，指在烹饪前呈现出红色的肉，如猪肉、牛肉、羊肉、马肉、兔肉等哺乳动物的肉都是红肉。世界卫生组织辖下的国际癌症研究所把红肉定为2A级致癌物，表示它有可能致癌，尤其是大肠癌，其次是胰腺癌及前列腺癌等。

日本的传统饮食习惯是少肉多素，其蛋白质主要是从鱼类中摄取。而近几十年，随着西式饮食在日本越来越受欢迎，肉类的摄取量随之大增，鱼类则吃得少了。调查发现，每天吃肉类的日本女性比以往少吃或完全不吃的女性，患乳腺癌的概率增长了8.5倍。

红肉为什么会提高罹患癌症的风险呢?

首先，红肉中含有大量血红素及左旋肉碱，它们都会在肠或肝脏内被代谢成致癌物质，这些物质会提高各种癌症特别是大肠癌的患病风险。红肉中还含有大量的饱和脂肪酸，很多研究报告都指出，它的摄取量与乳腺癌、卵巢癌、胰腺癌及前列腺癌等有正向关系。

其次，烹调方法也会影响红肉中产生的有害或致癌物质的量，烟熏、煎炒、油炸等高温加热的烹调方式会产生大量糖基化终产物（AGEs）及致癌物质，如多环胺类、多环芳香族碳氢化合物等，它们被代谢后能改变基因。

【肉类脂肪的隐忧】

根据各国的研究报告，经常摄取动物脂肪的人士患上大肠癌的风险也较高。动物性油脂中含高胆固醇及饱和脂肪酸，胆固醇在血液中和蛋白质连接在一起，形成低密度脂蛋白（LDL）及高密度脂蛋白（HDL）。虽然身体的正常运作需要LDL及HDL，但如果LDL太多则会阻塞血管，提高心脏病的患病风险，而血液循环不良亦不利于防癌。研究显示，摄取过多饱和脂肪酸会提高血液中LDL的水平。

哈佛大学的研究人员曾发表一份追踪了32年、以近13万人为调查对象的报告，证明摄入越多饱和脂肪酸，造成因癌症或心脏病而死亡的概率就越高。每多摄取5%的饱和脂肪酸，死亡的概率就提高8%。有关调查显示，饱和脂肪酸的摄取量和乳腺癌、卵巢癌、胰腺癌及前列腺癌等亦可能有关。

【减少肉类致癌风险的4个办法】

吃红肉时配蔬菜沙拉：红肉中的血红素会在大肠内被代谢成为有害物质，它会损害大肠壁的细胞及促进细胞生长，如果多吃容易引起癌症。而蔬菜中的叶绿素却有着和血红素相似的结构，所以能取代血红素，抑制有害物质的形成。研究显示，温度超过100℃会破坏叶绿素的结构，所以生吃绿色蔬菜有助于吸收更多的叶绿素。因此，建议吃红肉时配些绿色的蔬菜沙拉。

进行低温、短时并且保持足够水分的烹调：烹调时避免烟熏、煎、炒、油炸、炭烤等高温加热的方式，改以低温及保持足够水分的煮法代替。例如低温水煮或蒸，并且短时间内完成烹饪可大幅减少有害物质的产生，是健康烹调的黄金法则。

尝试健康的腌肉方法：研究发现，酸性环境能减少AGEs的产生，例如用柠檬汁或醋把肉腌1小时后再去烧烤，AGEs值可降低一半。最近的研究亦发现，利用生姜、迷迭香及姜黄腌肉能有效抑制致癌物质多环胺类的产生。所以，柠檬汁、醋、生姜、迷迭香及姜黄是健康的腌肉调味料。

吃红肉时配煮熟了的十字花科蔬菜：十字花科蔬菜，如西蓝花、菜花或卷心菜等含有吲哚这一物质，它能保护基因免受伤害，并避免身体把肉类的致癌物质代谢成更危险的物质。将这类蔬菜煮熟再吃，不仅具有较佳的口感，而且营养也更容易被人体吸收消化，咀嚼也能帮助释放吲哚。

8.反式脂肪酸会引发炎症

反式脂肪酸又名反式脂肪，是一类对健康不利的不饱和脂肪酸。食品业将植物油的脂肪酸以人工氢化的方法生产反式脂肪酸，从而提高植物油的稳定性。但已经发现反式脂肪酸经进食后会促进炎症，提高低密度脂蛋白（LDL）的水平而降低高密度脂蛋白（HDL）的水平，影响机体代谢，引起肥胖，并增加罹患糖尿病及心血管疾病的风险。

相关研究结果显示，即使每天只摄取少量反式脂肪酸也会伤害健康。哈佛大学的研究报告指出，每天摄取的热量中，源自反式脂肪酸的每2%热量的摄取可使心脏病发病率提高23%、死亡率提高16%。另一个调查亦显示，吃最多反式脂肪酸的人比吃最少的人的死亡率高出25%。

美国食品药品监督管理局（FDA）已经禁止在食品中使用人造反式脂肪酸，但仍然有部分国家未出台严格的反式脂肪酸管制措施。因此，在选购食物时要看清包装上的成分标识，反式脂肪酸通常在高度加工食物中使用，例如即食食品、冷冻食品、调味酱、人造牛油、蛋糕、饼干、糖果等。

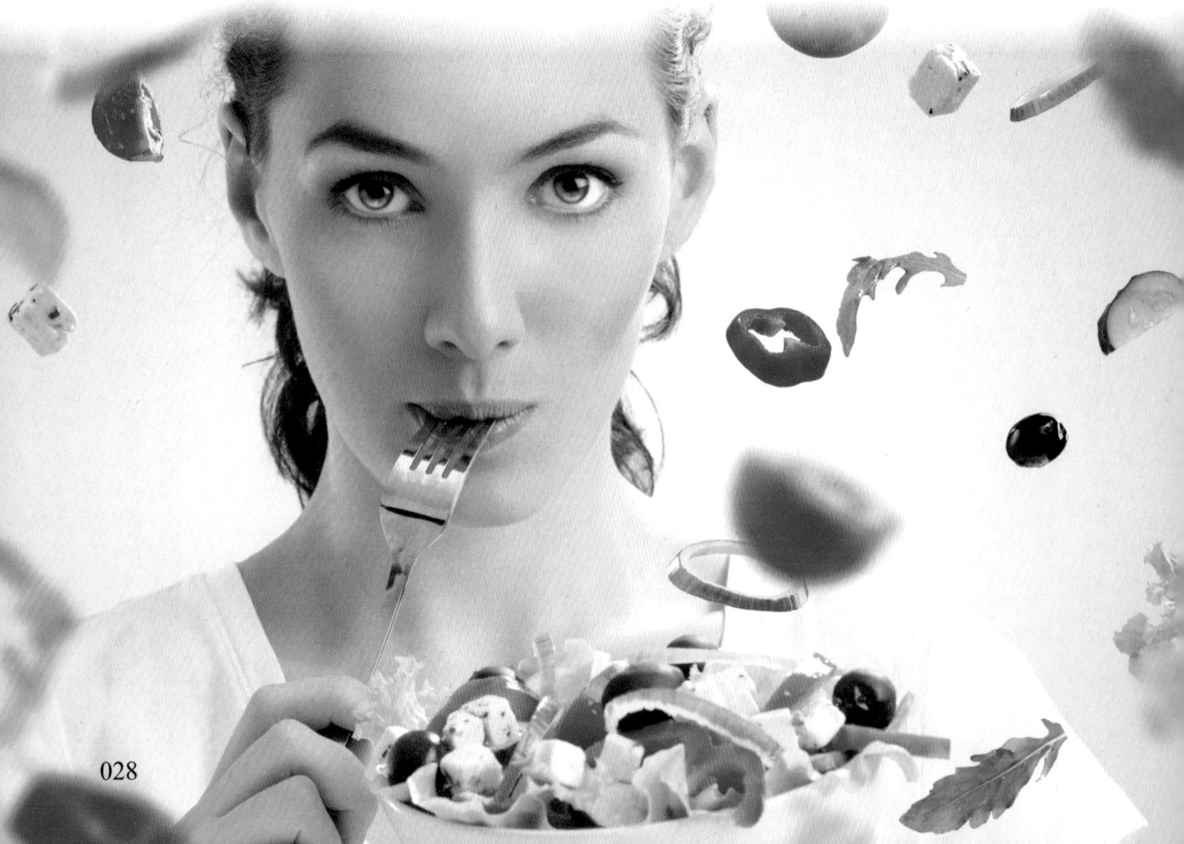

【“坏脂肪”过量的不利影响】

日常饮食中，大家摄入的脂肪大多是对身体无益的“坏脂肪”，这些脂肪除了会导致肥胖外，还会促进胆汁在肠内由细菌转化成二次胆汁，而二次胆汁当中的脱氢胆酸会产生活性氧及活性氮，两者都会伤害大肠细胞的基因，导致肠道中有害菌的繁殖而产生致癌物质，所以会提高大肠癌的患病风险。

此外，脂肪会刺激女性雌激素的分泌，所以高脂肪饮食会使雌激素分泌过多，从而提高乳腺癌的患病风险。前列腺癌细胞和乳腺癌细胞相似，它的生长受男性激素影响，而高脂肪饮食使男性激素分泌过多，提高了前列腺癌的患病风险。

9.植物油的好坏影响体质

大部分人认为植物油比动物的脂肪有益，因为它们含高不饱和脂肪酸，不含胆固醇。可是事实并非如此，因为植物油也分为好油与坏油。

脂肪酸和维生素、氨基酸一样，是人体最重要的营养素之一。油脂中的两种必需脂肪酸是人体自身无法合成、必须从食物中摄取的，对维持健康十分重要，一种是Ω-3不饱和脂肪酸，另一种是Ω-6不饱和脂肪酸。玉米、大豆等植物及其加工产品如玉米油、大豆油等植物油，都是Ω-6不饱和脂肪酸的重要食物来源，猪肉、牛肉、羊肉中的Ω-6不饱和脂肪酸的含量也不少。另外，椰子油和棕榈油因为和其他植物油不一样，它们含有高饱和脂肪酸，饮食中应该稍加注意。

【Ω-6不饱和脂肪酸的优缺点】

Ω-6不饱和脂肪酸能协调激素水平，帮助缓解女性经前的不适症状；有益于皮脂腺的新陈代谢，减轻皮肤过敏及湿疹症；可以预防皮肤干燥及缺水现象，保持肌肤健康；胆固醇必须与Ω-6亚油酸（LA）相结合，才能正常运转和代谢，帮助提升好胆固醇水平，降低坏胆固醇水平。适量的Ω-6脂肪酸对身体有多种好处，可是近年的调查数据表明，现代饮食模式使Ω-6脂肪酸的摄取量过高，促进了身体炎症的发生和发展，对防癌不利。

【如何让身体吃出健康】

人脑中的不饱和脂肪酸Ω-6和Ω-3约各占一半，Ω-6的花生四烯酸（AA）所产生的前列腺素，是人体许多生命功能所必需的激素类化学物质，但它会加速癌细胞的生长，必须由Ω-3不饱和脂肪酸来抑制。所以，饮食中保持Ω-3不饱和脂肪酸与Ω-6不饱和脂肪酸的平衡至关重要，可预防某些疾病的发生。Ω-3不饱和脂肪酸主要存在于海洋动植物（鱼虾、海藻等）中。

10.过烫的饮料是二级致癌物

2012年，全球有40 万人死于食管癌，相当于当年全部癌症死亡人数的5%。调查发现，造成食管癌的主要原因除了吸烟、饮酒，还有一个被忽视但需要引起重视的原因——饮用热饮。

这里说的热饮是指超过65℃的任何饮料。一个由23名国际癌症研究机构成员组成的工作小组发现，饮用非常热的饮料很有可能导致人们罹患食管癌。因此，超过65℃的热饮被列入了二级致癌物名单。

专家表示，饮用过烫的饮料造成食管癌的原因很有可能是饮料本身的温度，而非饮料本身。过烫的饮料进入食管后会造成食管黏膜破坏，如果黏膜反复被破坏，就会提高食管细胞癌化的可能性。

中国人有喝茶的习惯，品茶更是流传已久的修身养性的方式。茶中含有多种抗氧化物质，对于消除自由基有一定的效果。因此，喝茶也有助于防衰老、防癌，具有良好的养生保健功能。但是，如果你习惯了喝很烫的茶水，那就要注意了，长期如此，会烫伤食管，导致慢性溃疡，而且茶中的鞣质还会沉积在溃疡部位，刺激食管上皮细胞，易致癌变。

那么，我们怎么判断温度是否超过了65℃呢？用嘴唇抿一抿热饮，感觉不烫，一般就可以了。又或者你可以把热饮稍微放凉后再饮用。

11.酒精是一级致癌物

世界卫生组织把酒精定为一级致癌物，表示已经有充足的证据证明酒精具有致癌性。2009年的调查数据显示，美国大约有3.5%的癌症死亡个案（接近2万宗）是酒精引起的。

【酒精会增加患上某些癌症的风险】

研究发现，每天摄入50毫升以上酒精（相当于3杯半以上的酒）的人群，患上头颈癌（口腔及喉部的癌症）的风险增加2~3倍，患上大肠癌的风险增加1.5倍。如果加上吸烟，则令风险大幅提高。根据统计数字，75%的头颈癌是由吸烟及喝酒的习惯所引起的。

酒精亦和乳腺癌有密切的关系，超过100个流行病学研究结果证实，酒精会引起乳腺癌。其中一个报告分析了53份针对共58000例乳腺癌患者的调查后发现，每天平均喝3杯酒，患上乳腺癌的风险就提高1.5倍。另外，每多喝1杯酒，患乳腺癌的风险会增加7%。

【酒精究竟是如何引起癌症的】

酒精被肠胃吸收后会被代谢成乙醛，乙醛是一种损害基因及蛋白质的毒性很强的致癌物质。酒精进入人体后亦产生活性氧，它会把细胞的基因、蛋白质及脂肪等氧化，也直接削弱免疫系统。

酒精会削弱机体吸收及消化营养的功能，令身体缺少维生素及类胡萝卜素等抗氧化物质，而这些营养物质对正常生命功能或预防癌症十分重要。另外，有研究指出，酒精会提高女性的雌激素水平，被认为是罹患乳腺癌的原因。酒精亦会导致肥胖而间

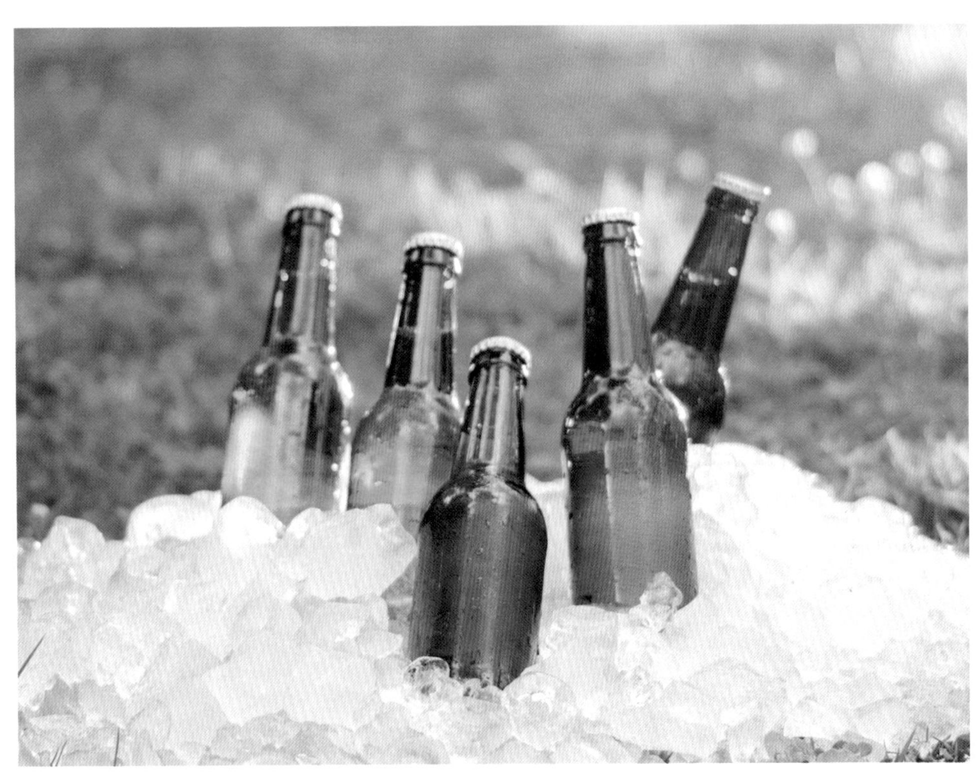

接提高患癌风险。

此外，因为酒精在制造过程中容易受到污染，所以酒类有可能含有其他致癌物质，例如亚硝胺、苯酚或石棉等。

◯喝酒“上脸”的人更应该少喝酒

不少人稍微喝点酒就会脸红，究竟是为什么呢？据估计，大概有超过三成东部亚洲人（中国、日本及韩国等）对酒精有脸红、恶心或心悸等反应，原因是来自他们的遗传基因——乙醛脱氢酶2（ALDH2）的缺陷。

ALDH2是一种能把酒精代谢物乙醛代谢掉的酶。ALDH2缺陷的人无法把乙醛代谢掉，令它积累起来。乙醛是致敏物质，无法排出时会引起过敏反应，例如脸红等。

乙醛是一种很强的致癌物质，研究发现，ALDH2缺陷的人如果经常喝酒，患食管癌的风险更高。据估计，ALDH2缺陷的人如果时常喝酒，会令他们患上上呼吸道及消化道（包括口腔、喉部及食管）癌症的风险提高12倍。而且食管癌是致命率甚高的癌症，所以，为了健康着想，喝酒会脸红的人更应该少喝为好。

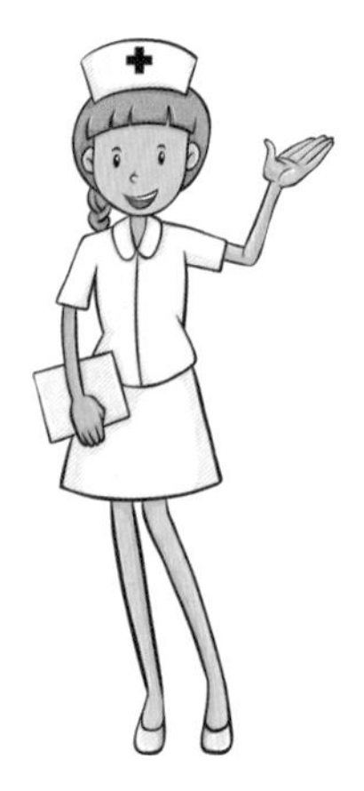

·空腹时不要饮酒。

·控制酒量，切忌贪杯。过量饮酒会导致高血压、动脉硬化、肥胖等。

·各种酒的成分、酒精含量不同，如果混杂在一起饮用，会起变化，使人饮后不舒适，甚至是头痛、易醉。

·抽烟和喝酒忌同时进行。喝酒时酒精会让血管扩张，而吸烟又会让血管收缩，如此一来便会增加心脏的负担，而且溶于酒精的焦油会吸附在消化器官黏膜上。

·喝酒后建议适当喝点白开水，为体内补充水分，恢复体内水分平衡，同时利于酒精尽快随尿排出体外。

12.滥补不可取

不少癌症患者给我们的第一印象是消瘦，那是因为癌症是一种消耗性疾病。不少癌症家属认为，应该多给癌症患者补充营养，以弥补患者在治疗中消耗的营养，增强患者的体质。适量的营养补充是可以的，但不可滥补，一旦补充不合理，营养会堆积在患者的体内，增加消化器官的负担，吸收营养的能力也会下降，甚至会加重病情，因为过度的营养供给会助长肿瘤的发展。

除了癌症患者及其家属要认真了解营养补充的误区，用健康饮食辅助抗癌外，健康人群在饮食习惯上也要给予足够的重视，尤其是当下生活水平不断提高，人们的饮食偏向高热量、高脂肪，营养过剩的情况日益突出，这种饮食习惯导致的肥胖是众多疾病的元凶。

合理膳食强调的是，戒烟限酒，控制高热量、高脂肪食品的摄入，多摄入新鲜蔬菜水果。生活中很多人并没有将蔬菜水果放在特别重要的饮食位置上，如果你能尝试这种饮食方式，相信能发现自己身体的重大变化。

【关注营养补充剂】

营养补充剂是高科技下的新型营养品，可补充机体所需的维生素、矿物质等，在一些国家和地区服用情况普遍。但有肿瘤专家指出：长年服用营养补充剂，并没有直接的防癌功效，而且还可能会带来副作用，尤其是长期高剂量服用会干扰机体内平衡，导致代谢功能的紊乱。所以，除了特殊人群需要借助营养补充剂来维持机体的有序运转外，一般人依靠合理的营养膳食便可使机体达到健康状态。

13.某些保健品也有致病风险

保健品主要是指在日常生活中通过饮食不能摄取到的每日所需量的各种营养素，或者是促进身体对各种必需微量元素的吸收的药物（有固态、液态及胶囊状），也被称为营养剂或者补充品。

【认识保健品】

保健品根据不同的成分可以分为以下4类。

维生素类：维生素A、B族维生素、维生素C、泛酸等。

矿物质类：钾、钙、锌、铁等。

氨基酸类：胶原蛋白、天冬酰胺酸等。

糖类：甲壳质、玻尿酸、硫酸软骨素。

保健品根据制作方法不同又可以分为以下3类。

化学合成物：大部分维生素类。

以天然的原料经化学处理的保健品：大部分氨基酸。

纯天然保健品：草本、药草类。

【保健品的功效常常被夸大】

保健品的组成物不同，其功效也各不相同。有的保健品有特别的功效，有的只是为了维持身体健康，种类不同，具体功效也会千差万别。不过保健品与药物不一样，它声称的功效不一定需要有医学上的证据。另外，如果其中的某一种物质被医学验证其功效后，厂家有可能将广告做得过于夸张。

由于每个人的体质不一样，保健品所发挥的效果也千差万别，而且很少能达到其宣传的效果。对有些人来说，它可能有效果，对另一些人来说，也可能完全无效。保健品的危害在于，如果人们太过于依赖它，从而认为即使养成饮食不健康、生活不规律、运动不足的生活习惯也无所谓，就容易使本来健康的身体变成亚健康状态。

14.慎用塑料容器储存食物

用于盛放食物的容器必须小心挑选，尽可能避免使用塑胶制成的容器。几乎所有塑胶制品在制造过程中都会加入增塑剂、强化剂、色素、阻燃剂、防油剂等化学物质，这些物质有些对健康的影响不明显，有些则对人体有害。

邻苯二甲酸酯是塑胶制品常用的增塑剂。除了食品容器外，邻苯二甲酸酯也常见于各种各样的生活用品中，如塑胶地板、家具、玩具、百叶窗、胶袋，甚至药物的胶囊以及医疗用品等。邻苯二甲酸酯是环境激素的一种，在动物身上会干扰生殖系统，引起先天畸形或者糖尿病、肥胖等。

双酚A几乎是最为常见的塑胶添加物，也是环境激素的一种。从动物实验以及临床数据发现，摄取过多的双酚A会导致不孕或者流产，诱发睾丸癌、前列腺癌以及乳腺癌等。另外，双酚A也会引起肥胖、糖尿病、哮喘以及令人记忆受损等。聚碳酸酯（PC）是常见的塑胶制品，而它的构造物质就是双酚A。研究发现，大学生饮用以

PC材料为容器的汽水与其他人群饮用以其他材料为容器的汽水相比，体内有高近1倍的双酚A，由此证实双酚A会从塑胶容器中释放出来。

塑料制品的有害物质会通过空气释放吗?

除去塑胶制造的食物容器，其他塑胶制品（如塑胶地板、百叶窗、胶袋、防水雨衣等）都含有多种有害物质，它们可以通过分解或者释放于空气中被人体吸收，且在制造时或者焚化时会跟着食物链危害环境。我们不可能完全避免使用塑胶制品，但是在个人用品的选择上还是要尽可能减少，尤其是食品容器、大型塑胶制品（如家具、地板、百叶窗等），以及盛放会被身体吸收的物质（如护理产品）的容器。此外，触碰塑胶制品后一定要洗手才能接触食物。

15.外卖纸盒暗藏致癌隐患

你或许无法将比萨饼的纸盒、下雨天使用的雨衣以及地毯的防污剂联系在一起，但是它们都含有同一类物质——全氟化合物（PFCs）。

PFCs的作用是防油、防水以及阻燃，在外卖食品的容器、不粘锅、水管、防水用品、防燃剂家具、地毯的防污剂等一般家用物品中都能发现PFCs。

美国环境工作组的报告显示，99%的美国人体内含有PFCs，其中有接近600万人正受到危险水平的PFCs影响。研究报告指出，某些PFCs不能够被分解，因此，婴

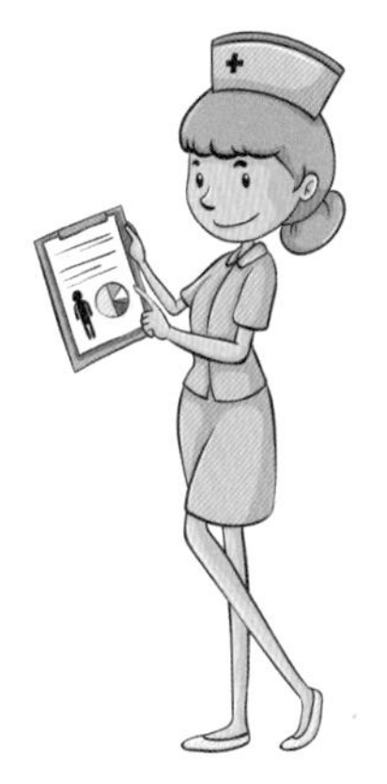

由于具备良好的烹制性能，当下不粘锅受到不少家庭的钟爱。常用的特氟龙不粘锅表面涂了一层聚四氟乙烯，它是PFCs中的一种。我国企业生产的符合国家标准要求的不粘锅，其质量安全是有保证的。但在使用不粘锅时要注意以下两点，一是不粘锅不能制作酸性食品，二是使用温度要限制在250℃以下。

儿会通过母乳吸收到和PFCs相关的化学物质，并且这些物质会一直滞留在婴儿的体内。与PFCs相关的实验发现，PFCs会引发肿瘤，严重损害器官以及引起胚胎死亡等。在人体健康方面，PFCs可引起不育以及减少免疫细胞，并且在使用PFCs 的工厂就职的员工更容易患上前列腺癌。

虽然美国食品药品监督管理局（FDA）已经下令禁止使用某些类型的PFCs，但是利益驱动着生产商又制造出其他化学结构不一样的PFCs。所以，建议减少食用加工食品以及外卖食品，同时避免使用太多防油、防水以及阻燃用品。

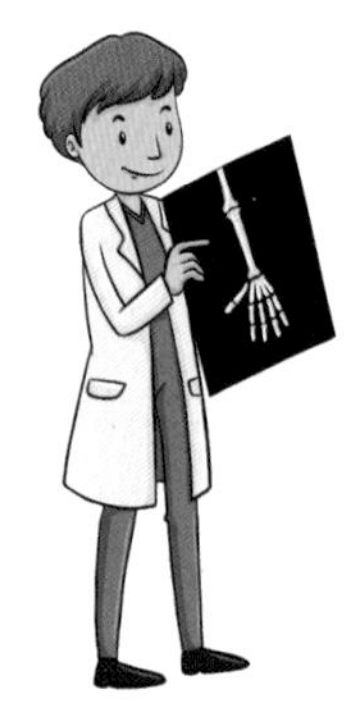

·儿童、青少年、孕妇及老年人应尽量避免食用罐头食品，因为大部分的罐头容器含有双酚A。

·日常盛放食品应先考虑玻璃容器，以减少接触双酚A。

16.罐头盒可能含有致癌物

在饮食方面，美国具有丰富的新鲜食物供给资源，但是有调查显示，美国人的饮食中还是有17%来自罐头。水果、午餐肉、焗豆、沙丁鱼、番茄酱、汤、汽水、啤酒等众多的加工食品以及饮料都会用到罐头包装，并且深受人们的喜爱。实际上这些食品对人体健康已经造成无法估量的伤害。

很多人只注重罐头的美味与便利，却忽视了致癌风险。你是否留意罐头内部都会涂上一层薄薄的像塑胶一般的白色物质？这层物质与平常的塑胶容器一样，都会释放出双酚A（BPA）而渗入食品内。2011年哈佛大学的一项研究发现，连续饮用或食用5天罐头饮品或食品，体内有高近10倍的双酚A水平。

另外，罐头盒通常由铝制成，部分人吃到含铝的食物会引起腹泻，严重者会伤害骨骼以及脑部的健康。有关调查显示，铝与阿尔茨海默病（俗称“老年性痴呆”）以及自闭症等神经系统的疾病相关。所以，如果你有使用锡纸烹调或装放食物的习惯，那么从此刻开始你就要尽量减少这种方式，避免锡纸中所含的铝在加热或接触酸性食物的过程中释放出来，损害机体健康。

17.自来水中污染物质繁多

水是维持生命活动的重要物质，与机体的健康息息相关。如果说水是有害物质的话，会有很多人感到惊慌，因为我们每天都需要它，但环境的污染让我们不得不承认这一事实。

有研究者对某地水源做了研究，结果显示水中含有超过300种污染物质，包括金属物质、除草剂、杀虫剂、硝酸盐（二级致癌物）、石棉（一级致癌物）、砒霜（一级致癌物）、全氟化合物（PFCs）、氯及氯和其他物质发生反应后产生的消毒副产物（可能是污水处理过程中产生的）等。所以，应避免直接饮用自来水，过滤、煮沸等可以提升水源品质的步骤尽量不要省略。

当然，环境的变化使一些新的污染因素产生，如全球气候变暖使得某些会分泌致癌物质的“蓝细胞”大量繁殖，加剧了水的污染。由于缺乏对新事物的了解，有时候我们并不能及时做出很好的防范工作，但是如果可以，请及时关注新闻和周边的生活动态。如果发生某些水源污染的情况，包括垃圾堆积、污水排放、石油泄漏、酸雨等，应谨慎用水，保障自身健康。

另外，除了外部的因素，家庭中也可能存在水源污染的情况，比如输送自来水的水管含有PFCs，过滤器没有定期更换导致污染物的积聚等。

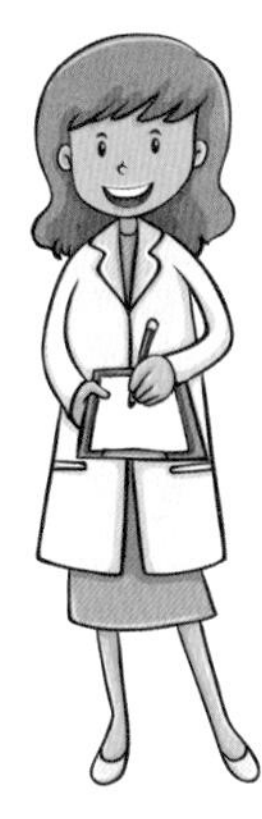

尽量少喝或者不喝反复煮沸的“千沸水”。如果水长时间加热，不断沸腾，不断蒸发，水中的硝酸盐浓度和重金属离子的浓度就会增加。无论是硝酸盐进入胃肠后被还原成的亚硝酸盐，还是过量的重金属离子，都对人体健康有害。

二、防癌抗癌好助手，吃对才有效

1.防癌抗癌必需的营养素

食物中的许多营养素都是防癌抗癌所必需的物质，认识这些营养素，日常食用合理膳食是防癌抗癌的重要一步。

蛋白质

蛋白质是组成人体一切细胞、组织的重要成分。人体所有的生理活动都需要有蛋白质的参与。对癌症患者而言，无论是修复受损组织细胞，还是化疗期间恢复体力、增强免疫力，都需要加强蛋白质的摄取。正常人每天每千克体重需要0.8~1.0克蛋白质，接受化疗期间的患者，每天每千克体重需要1.2~2.0克蛋白质。

○ 主要功效：蛋白质的基本作用是为机体提供更新、修补组织的材料，同时供给热量。体内有抗癌作用的活性物质的成分多为糖蛋白，缺少蛋白质则无法抵抗癌细胞的入侵。蛋白质缺乏还会影响T细胞介导的细胞免疫，使人体对癌细胞的防御作用大大降低，最终导致肿瘤的形成。化疗期间蛋白质补充不足容易引发“恶病质”，影响化疗效果及生存时间。

○ 代表食物：肉类、蛋类、牛奶、豆制品。

植物生化素

植物生化素，简称“植化素”，是一种天然化合物质，属于天然食物的色素，如黄豆中的大豆异黄酮素、西红柿中的番茄红素、大蒜中的蒜素、甘蓝和西蓝花里的吲哚、蓝莓中的花青素、胡萝卜中的胡萝卜素、玉米黄素等。

○ 主要功效：植物生化素决定植物的颜色与香味，也是植物健康生长的关键因素，它可以帮助植物本身对抗病毒、细菌的侵害。植物生化素的功效还在不断发掘中，已知的有抗氧化、提高免疫力、促进新陈代谢、抑制癌细胞增生等。

○ 代表食物：各种颜色的蔬菜、水果。

膳食纤维

膳食纤维存在于植物细胞壁中，包括纤维素、半纤维素、树脂、果胶等，是一种不能被人体吸收利用的多糖。膳食纤维可分为水溶性膳食纤维和非水溶性膳食纤维两大类。蔬菜、水果、谷类等食物中含有丰富的膳食纤维。

○ 主要功效：水溶性膳食纤维呈现胶状，多存在于苹果、橙子、梨、土豆、燕麦、海带等食物中，它可使人增加咀嚼次数，促进唾液分泌，帮助消化，同时增强胃肠的蠕动，减少肠内致癌物的残留，还能抑制肠道内有害菌的生长。非水溶性膳食纤维存在于笋类、瓜类、叶菜类、谷类等食物中，它吸水性好，可软化粪便，促进肠道蠕动，预防及缓解便秘，减少有害物质的吸收。

○ 代表食物：水果、蔬菜、谷类。

海藻多糖

海藻多糖是一种难以被消化吸收的细胞间黏性多糖，根据来源不同，可分为红藻多糖、绿藻多糖以及褐藻多糖等。多糖是所有生命有机体的重要组成部分，并在控制细胞分裂、调节细胞生长以及维持正常代谢等方面具有重要作用。

○ 主要功效：海藻多糖能刺激人体内各种免疫活性细胞（如T淋巴细胞、B淋巴细胞等）的分化、成熟、繁殖，使机体的免疫系统得到恢复和加强。海藻多糖的防癌抗癌作用是通过提高机体对肿瘤细胞的防御能力和增强宿主免疫系统的功能来实现的。

○ 代表食物：海带、紫菜、石花菜、螺旋藻。

乳酸菌

凡是能从糖类发酵过程中产生大量乳酸的细菌统称为乳酸菌。目前已知的乳酸菌有200 多种，其中绝大部分是有重要生理功能的菌群。

○ 主要功效：乳酸菌是一种益生菌，它能够调节胃肠道的菌群平衡，改善胃肠功能；同时乳酸菌还能增强机体的特异性和非特异性免疫反应，及时发现和清除癌变细胞，预防癌症。

○ 代表食物：酸奶。

维生素

维生素是帮助人体维持正常生理功能的一类微量有机化合物，在人体生长、发育、代谢过程中发挥着重要的作用。维生素在体内既不是构成身体组织的原料，也不是能量的来源，而是一类调节物质，没有它，代谢活动就无法顺利进行。由于体内不能合成维生素或合成量不足，必须从食物中获得。

◎ 主要功效：足够的维生素可以防癌，在化疗期间更需要足够的维生素来修复受损的组织细胞。摄取具有抗氧化作用的维生素，可预防自由基的产生，避免其再度伤害组织细胞，同时维持机体正常的新陈代谢。与抗癌有相关性的维生素主要有维生素A、维生素C、维生素E及B族维生素。维生素除了可作为营养物质，还可作为药物来使用，在抗癌、抗老化及治疗心血管疾病、神经科疾病方面都有广泛应用。

◎ 代表食物：黄绿色蔬果、豆谷类、蛋类、瘦肉、动物肝脏、坚果。

矿物质

矿物质是人体内无机物的总称，和维生素一样，是人体必需的元素，也是无法自身合成的，需要从食物中摄取。每个人的适宜摄入量受年龄、性别、身体状况、环境、工作状况等因素的影响而有所不同。癌症患者尤其是化疗期间的癌症患者，对矿物质的需求会有所增加，特别是铜、锌、硒、锗这4 种微量元素。

◎ 主要功效：矿物质是构成人体组织的重要成分，同时也是构成酶的辅基、激素、维生素、蛋白质及核酸的成分，所以，它在体内的作用涉及各个方面。它能促进新陈代谢，修补受伤组织及排除体内毒物；参与酶的形成，促进抗氧化功能，保护细胞免于癌变；稳定情绪及精神状态；提高白细胞的活性，强化免疫功能；参与营养物质的分解、合成与吸收。

◎ 代表食物：动物肝肾、谷类胚芽、牡蛎、蛋黄、红枣、大蒜。

2.养成良好的饮食习惯

防癌抗癌，一方面是要尽量避免摄入致癌物，另一方面是要提高自身体质，增强免疫力。因此，养成良好的饮食习惯非常重要。

低盐饮食，远离癌症的第一步

高盐饮食的危害大部分人都知道，高盐饮食会引起高血压、肾病、胃癌等疾病，但很多人口味重，不咸吃不下饭，很难做到低盐饮食。我们可以通过烹调时的一些“小妙招”来逐步减淡口味，慢慢养成低盐饮食的习惯。例如，利用洋葱、西红柿等蔬菜本身的味道来调味，多用糖、醋调味等。另外，儿童应从小注意养成低盐饮食的习惯，这将使他终生受益。

摄取优质蛋白，全面提升体质

想要提升身体免疫力、增强体质，必须注意多从食物中摄取优质蛋白质。蛋白质是人体最基本的营养物质之一，能为身体提供物质材料和能量，有助于受损细胞的修复及免疫细胞功能的增强，并使人精力充沛、不易受外界环境伤害。蛋白质都是由氨基酸构成的，食物蛋白质的氨基酸模式越接近人体蛋白质的氨基酸模式，就越容易被人体吸收利用，这样的蛋白质就是优质蛋白质，如动物性食物蛋、奶、肉、鱼等中的蛋白质，以及大豆中的蛋白质等。

多吃新鲜蔬果，不断增强抗癌力

目前已证实，摄入足量的新鲜蔬果，可预防结直肠癌、乳腺癌、食管癌等多种癌症。世界癌症研究基金会推荐了几种有效的防癌蔬果：西红柿可减少前列腺癌患病风险；西蓝花、卷心菜和豆芽能降低患消化系统癌症的概率；草莓、洋葱、大蒜中都含抑制肿瘤生长的成分。《中国居民膳食指南（2016）》提出，推荐每天摄入300~500克蔬菜，深色蔬菜应占1/2；推荐每天摄入200~350 克水果，果汁不能代替鲜果。

五谷杂粮，饮食中千万不能少

随着饮食的精细化，食物中缺乏膳食纤维是近年来癌症发病率越来越高的重要原因之一。膳食纤维具有“清洗肠道”的功能，它可以促进肠道蠕动，缩短肠内容物通过的时间，减少致癌物被人体吸收的可能，尤其能预防大肠癌的发生。五谷杂粮的膳食纤维含量很高，而且性质温和，不伤脾胃，还含有硒等抗癌物质。

正确烹调，清淡少油要坚持

调查显示，如果油脂的摄入量增加，大肠癌、乳腺癌、前列腺癌、胰腺癌的发病率就会上升，而油炸的烹调方式更是会产生多种致癌物。因此，平时应少用油炸的方式烹饪食物，爆炒时也最好少放些油，并且不要将油温烧得过高。推荐用蒸、煮、炖、煲的方式烹饪食物。

选择好油，增强免疫力

对食用油的选择有两个原则，第一要少，第二要好。清淡低油加上健康食用油，可以预防食用油引发的多种慢性疾病及免疫功能低下。由于每种食用油所含的营养成分不同，最好均衡摄取，因此家中可多买几种食用油，且应选择小瓶而不是大瓶，经常轮换着吃。不推荐选购调和油，因为其瓶身上多未标明各原料油的成分比例，难以判断油品高低。

忌过饱，应有意识地控制体重

有研究指出，肥胖会增加人们患上10种常见癌症的风险。在日常饮食中，我们应尽可能做到营养均衡，不偏嗜高糖、高脂食物，并且做到只吃“八分饱”。肥胖者可

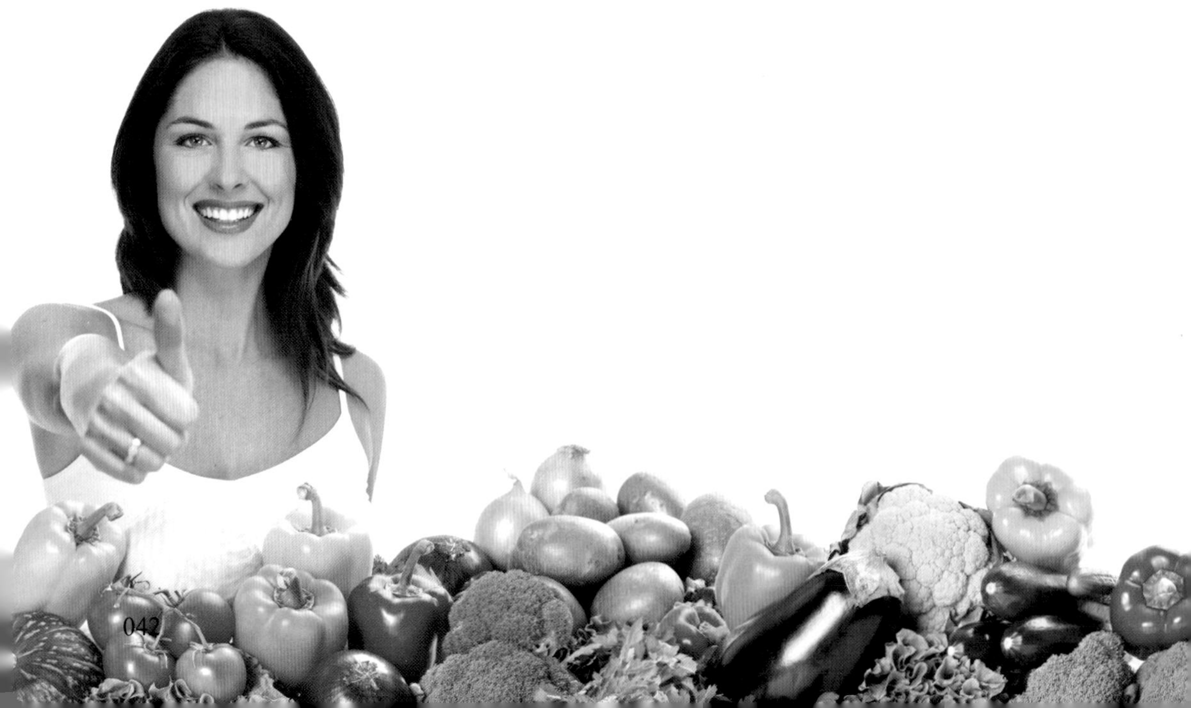

以尝试以下几招：在感到有点儿饿时开始吃饭，而且每餐在固定时间吃，这样可避免太饿后吃得又多又快；吃饭时间至少保证20分钟，因为从吃饭开始，经过20分钟后，大脑才会接收到吃饱的信号；用小汤匙代替筷子，每口饭咀嚼30次以上，减慢速度；多吃富含粗纤维的食物，以增加饱腹感，比如豆类、魔芋等；每次少盛一点儿主食，或使用浅盘和透明餐具。

3.防癌抗癌这样吃

食用廉价且抗癌力强的全谷类食物

提到环境中的有毒化学物质和放射性物质等致癌因子时，或许你还比较陌生，但你应该熟悉一日三餐的食物中有哪些营养成分，以借助健康的饮食方式提高生活质量。因此，日常食物的挑选尤为重要。研究证实，以谷类为主食的人群具有较低的结肠癌患病率。

【麦麸】

麦麸能降低患肠癌的风险。麦麸属于粗粮的一种，富含维生素A、维生素C、维生素E，以及钙、镁、硒等矿物质。麦麸还富含纤维素，能加快食物通过肠道的速度，减少致癌物与肠道接触的机会，可用于预防大肠癌。粗粮纤维中的木质素可以提高人体内巨噬细胞的吞噬能力，其极强的抗氧化能力可以有效清除自由基，从而达到防治癌症的目的。加拿大的科学家表示，多食富含纤维的食物可使结肠癌和直肠癌的发病率降低。

【玉米】

玉米富含植物纤维、胡萝卜素、赖氨酸、硒、镁等营养物质，可提高机体免疫力，经常食用能预防动脉硬化、心脑血管疾病、癌症等。美国研究人员发现，粗磨玉米面中大量的氨基酸具有抑制癌症的功效。另外，玉米中的谷胱甘肽，在硒的参与下生成抗癌因子——谷胱甘肽氧化酶，它能与其他一些致癌物质结合，使之失去活性，并通过消化道排出体外，从而降低机体患癌风险。

【红薯】

红薯不但口感松软、味道香甜，还富含蛋白质、维生素及多种矿物质，有“长寿食品”之誉。红薯在保护心脏、减肥、防治乳腺癌和结肠癌上表现突出。这与红薯富含促进排便的膳食纤维和具有强抗氧化能力的维生素C、β－胡萝卜素等有着密切的关系。

蔬菜水果，抗癌原理各不同

蔬菜水果的营养价值高，食用后在人体健康方面发挥着重要的作用，特别是在防癌功效上。但由于营养成分存在差异，所以并不是每一种蔬菜或水果都具有强大的抗癌力，日常饮食中合理补充抗癌力较强的蔬菜和水果，才能有效防癌、抗癌。

【植物生化素】

植物生化素是一类存在于蔬果类植物中的天然化学物质，可以帮助植物本身对抗过滤性病毒、细菌和真菌，在人体中一般起着抗氧化、增强免疫力等功效。大豆中的大豆异黄酮素、西红柿中的番茄红素、大蒜中的大蒜素、甘蓝菜和菜花中的吲哚、绿茶中的儿茶素、蓝莓中的花青素、胡萝卜中的胡萝卜素，还有玉米黄素、多酚类等都属于植物生化素。

近年来，科学家发现这些五颜六色的植物生化素，不仅具有抗氧化功效，帮助消除自由基，还能辅助其他维生素发挥有效的生理功能。

植物生化素多半存在于植物的表皮纤维下、果核、菜茎皮下以及种子里，生活中如果我们不了解这些部分的重要性，就会将其丢弃，这是非常可惜的。目前，市面上售卖的榨汁机在转速方面有很大的提升，能瞬间击破细胞膜，释放果蔬的植物生化素。试着做果蔬汁，可轻松获取美味与营养。

【维生素】

维生素是维持身体健康所必需的一类有机化合物，它不是构成机体组织和细胞的组成

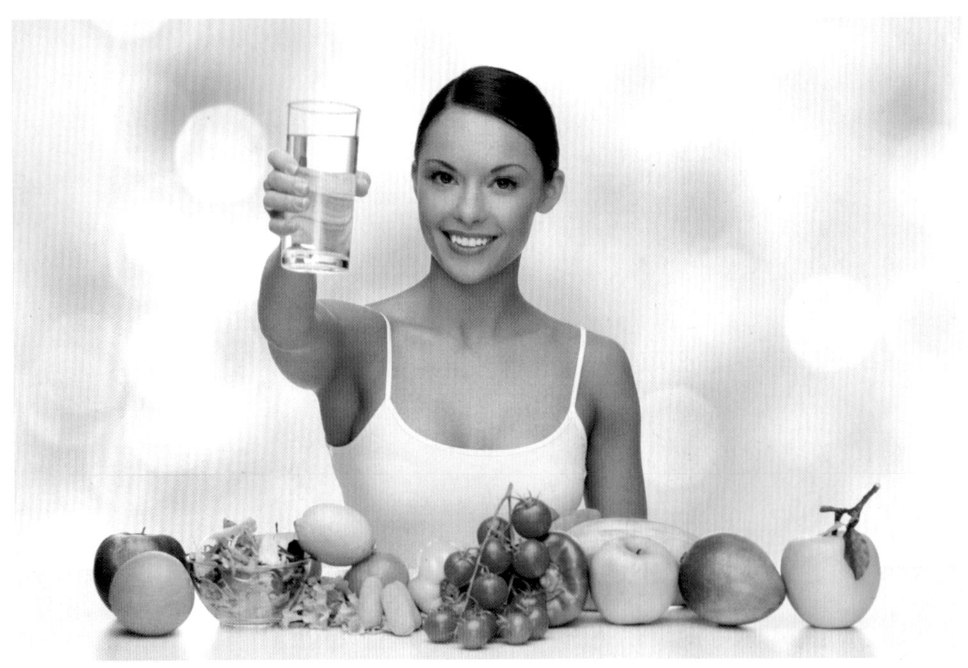

成分，也不会产生能量，但在人体生长、发育、代谢过程中发挥着重要的作用。大多数的维生素在机体中不能合成或合成量不足，因此，为满足机体的需要，提高机体免疫力，预防正常细胞突变，必须通过食物来适量获取。

维生素A具有将已经向癌细胞分化的细胞恢复为正常细胞的作用，能阻止和抑制癌细胞的增生，帮助化疗病人降低癌症的复发率，对预防胃肠道癌和前列腺癌效果尤其显著。日常可通过西红柿、胡萝卜、菠菜、韭菜、辣椒、杏等来补充。

B族维生素包括维生素B_1、维生素B_2、维生素B_6及维生素B_{12}等。B族维生素可以帮助维护心脏、神经系统功能，保持消化系统及皮肤的健康，增强体力，滋补强身。它们可以抑制癌细胞生成，还能帮助合成人体内一些重要的酶，调节体内代谢。B族维生素在干果（核桃、花生）中含量较多。

维生素C能阻断致癌物质亚硝胺的合成，促进人体淋巴细胞的形成，增强机体免疫功能，有效抵御癌细胞的侵害，能极大地降低食管癌和胃癌的发病率。辣椒、胡萝卜、芹菜、鲜枣、猕猴桃、西红柿、樱桃等蔬果中都含有丰富的维生素C。

维生素E具有很强的抗氧化作用，可以抑制自由基的形成，保护细胞的正常分化，并能预防上皮细胞过度增生角化，大大减少癌变细胞的数量。研究表明，维生素E有防止前列腺癌和膀胱癌的作用。日常可通过玉米、莴笋、卷心菜、猕猴桃、杏仁等来补充。

【纤维素】

虽说纤维素不能直接被人体吸收，但它却具有很好的清理肠道的作用，我们日常多吃一些富含纤维素的蔬菜和水果，可以促进消化，加快排空的速度，缩短食物中的有害物质在肠道内滞留的时间，能较好地预防大肠癌。芹菜、莴笋、南瓜、茭白、柿子、鸭梨等都富含纤维素。

饮用健康抗癌饮品——茶

研究发现，习惯喝茶的人患癌的概率比从不喝茶的人低，尤其是人体如果长期吸收茶叶中的抗癌物质，能有效预防皮肤癌、胃癌和肺癌等。

中国是茶的故乡，有着悠久的茶文化，喝茶是最为常见的生活方式之一，绿茶、红茶是人们较熟悉的茶类品种。研究发现，乌龙茶、绿茶、红茶对口腔癌、肝癌、食管癌、肺癌等都有不错的预防作用。

其中绿茶的防癌功效明显，这要归功于其主要成分茶多酚中的儿茶素化合物（茶色素）。绿茶抗氧化成分对多种致癌物，包括黄曲霉毒素、苯并芘、香烟致癌物、X 线等放射线、氨基酸裂解产物等，均有明显的抑制诱导正常细胞向恶性转化的作用。

【喝茶有讲究】

◎根据个人体质饮茶

一般来说，温热体质者宜饮用绿茶；寒凉体质者宜饮用红茶；经期少女和更年期妇女，情绪不安，宜饮花茶，可以疏肝解郁，理气调经；血脂高、血压高、血糖高以及体重超标者宜饮用乌龙茶。

◎根据季节饮茶

一般来说，春季宜喝花茶，可以祛除冬季郁积在体内的寒邪；夏季宜喝绿茶，因为绿茶性寒，可清热，能消暑解渴；秋季气候干燥，乌龙茶可润肤益肺，生津润喉；冬季寒冷，喝红茶可暖胃御寒，同时增强抵抗力。

适量喝咖啡可降低患癌风险

国际癌症研究机构（IARC）已经将咖啡从1991年公布的“潜在致癌物”2B类中剔除，并将其致癌风险调低到“无法因致癌性分类”3类，意思是没有足够证据证明咖啡与患癌风险有关。

咖啡曾被列为潜在致癌物与它的饮用习惯有关，有证据表明，人类患食管癌与饮用温度在65℃以上的热饮具有正相关的关系，并且65℃以上的热饮料致癌风险属于2A类。因此，如果咖啡的温度还没降下来就饮用，导致口腔及食管细胞受损，是具有致癌风险的。

喝咖啡到底是致癌还是抗癌这个话题一直很受关注，其实只要控制好饮用的温度，适量饮用咖啡还是具有相当不错的防癌效果的。

研究指出，每天喝100毫升左右的咖啡，患神经胶质瘤的概率能降低。意大利的研究资料显示，每天喝3杯咖啡可使患肝癌的风险降低。此外，咖啡有助于肝再生，并降低患肝硬化的风险。咖啡中的咖啡因可以减轻肌肉疲劳，促进消化液分泌，增强肠胃蠕动和肾脏排尿功能，帮助体内毒素的排出。咖啡所含的亚油酸，可增强血管收缩，促进血液循环。常喝咖啡还可防止放射线伤害，减轻电器辐射对人体的伤害。

【健康喝咖啡】

市面上销售的咖啡种类很多，速溶咖啡因便捷性获得上班族的热捧，但其糖分、脂肪和糖类的含量都很高，并含有一些植脂末（奶精），对人体健康不利。因此，想喝咖啡时尽量选现磨的，并且用牛奶代替奶精，这样营养价值和口感均会得到提升。

素食加鱼肉，有利于预防肠癌

素食者分为好几种，有完全戒除所有动物类食物的纯素食者，也有加入个别种类动物性食物的素食者。近年来有报告显示，纯素食可能并非最健康的饮食方式，素食加点鱼类有利于预防肠癌。

一份在2015 年由美国的研究者发表的报告指出：素食者患肠癌的风险比肉食者低，其中纯素食者患肠癌的概率比肉食者低16%，但他们并非最低的组别，反而是素食加入鱼类的研究对象，他们患上肠癌的风险比肉食者低43%。也就是说，素食者吃点鱼类有助于降低患肠癌的风险。

为什么素食加鱼肉有如此好的防癌效果呢？因为素食者容易从植物类食物中摄取过多的Ω-6 脂肪酸，会促进炎症的发生，而鱼类提供的Ω-3脂肪酸则有助抗炎。鱼类亦含有维生素D，特别有助于预防大肠癌。

此外，摄取足够蛋白质有利于打造防癌体质。素食容易有营养不均衡的问题，尤其是蛋白质不足。

半素食者，即基本素食偶尔加入一次的肉类（在这份报告里界定为一星期进食一次肉类），他们比一般肉食者患肠癌的风险低8%，由此证明控制肉类的摄入有防癌效果。此外，有专家指出，素食者一般比较注重健康，所以他们较少吸烟及喝酒，而且也较少吃加工食品等，亦经常做运动。所以，良好的生活习惯很可能是令他们较少患癌的原因。

大部分研究报告结果显示，素食能降低患上多种癌症的风险，亦能降低患上冠状动脉粥样硬化性心脏病、高血压、糖尿病的风险，而且能延长寿命。一般来说，素食者比肉食

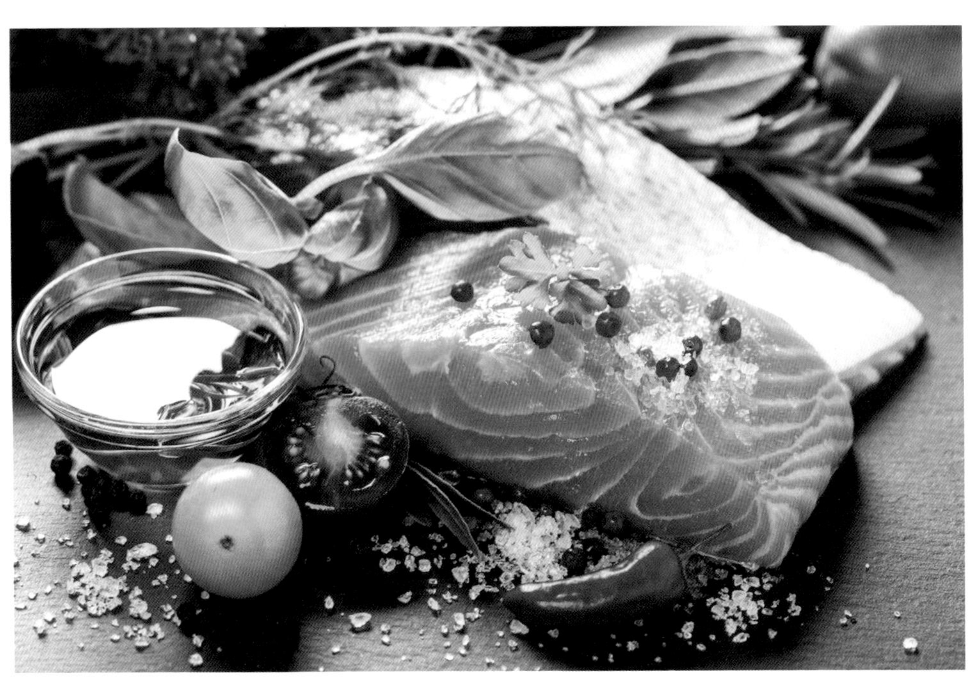

者能从植物性食物中吸收到更多维生素、矿物质、植物生化素及食物纤维素。研究显示，素食者的血液中有较高水平的抗氧化物β－胡萝卜素，而且他们的白细胞毒性，即毒杀癌细胞或受感染的细胞的效率比一般人高1倍。

常吃坚果能降低患癌风险

研究者根据追踪了4~30年不等、涉及3万多人的群组研究及临床试验做出综合分析，最后在2015年发布了“果仁能够降低患癌风险”的结论。整体的报告结果显示，果仁能平均降低患癌风险15%，能降低大肠癌风险达到24%、子宫内膜癌达42%、胰腺癌达32%。

果仁含有丰富的单元不饱和脂肪酸、抗氧化物质多酚、维生素、矿物质及食物纤维素，有预防癌症及心脏病的功效。各种果仁中以核桃在防癌方面研究最多。

◎核桃

动物实验表明，把核桃加入饮食中能减慢乳腺癌及前列腺癌的生长。此外，有研究指出，核桃的多酚抗氧化力最强，能降低前列腺癌的风险，亦能减慢肿瘤生长。核桃也含有丰富的多酚，进食后被代谢成为鞣花酸，有助于提高免疫力。核桃的一个特别之处是比其他果仁含有更多人体不能自行合成的必需脂肪酸Ω－3 脂肪酸和α－亚麻酸（ALA），ALA有助于维持正常血脂及血压。

【特别提醒】

大家在挑选果仁时，建议选择有机的并且没有添加调味料的，这种较为健康。把果仁存放在冰箱里有助于减慢其油脂劣化速度。另外，果仁的热量高，建议一天的进食量不超过28克。

4.肠道菌群与健康

生活习惯及饮食影响肠道菌群

肠道微生物是一种奇特的存在，人和人之间的基因组相似度高达99.9%，但体内微生物组相似度只有10%。影响肠道菌群的主要因素有四个方面：人体自身的因素（肠道的酸碱性、胆汁及消化酶的分泌等）以及所处的环境因素（压力等）；人体摄入的饮食（可消化的食物与不可消化的纤维、药物等）；细菌自身因素（细菌的黏附能力、繁殖能力等）；细菌之间的相互作用（营养竞争、相互抑制作用、协同作用等）。

◎自身因素

运动是改善机体内环境的重要手段。揉腹可增加腹肌以及肠平滑肌的血流量，使得胃肠内壁肌肉增加以及淋巴系统功能加强，从而促进食物的消化及吸收。同时，揉腹还能够明显改善大小肠的蠕动功能，起到促进排便的作用，从而预防和消除便秘。

◎饮食因素

在饮食方面，抗生素、避孕药等药物会破坏肠道菌群；高度加工食品会减少肠道细菌种类，导致体重增加，从而提高患癌风险；高脂肪饮食会让有害菌制造更多致癌物质，过多蛋白质也会促使有害菌制造更多毒素，因此，控制脂肪及蛋白质的摄入就显得相当有必要了。

食物的营养成分中纤维素（蔬菜中富含纤维素）对肠道菌群的影响最大，能促进有益菌的生长，抑制有害菌繁殖。蔬菜吃得太少，容易破坏肠道内有益菌的生长环境，影响肠道对营养的吸收功能。

富含益生菌的食品也能增加肠内有益菌。益生菌是有益菌的一大类别，可以使肠道的微生物保持均衡状态，促进肠道健康，增强免疫力。它们在发酵食品中最为丰富，如豆豉、泡菜、奶酪、酪乳等。但这些食物的热量较高，所含盐分也较高，日常应控制好量，避免摄入的热量或盐分过高对身体造成不良影响。

益生素是优质的食物纤维素

益生素属于食物纤维素的一种，是一种不会被人体消化吸收的食物成分，但它能选择性地促进肠道某种或某些有益微生物的生长，从而对身体产生有益的影响。目前最常用的是功能性低聚糖，如大豆低聚糖、低聚果糖、乳酮糖、异麦芽低聚糖等。

益生素中以“寡糖”的健康功效最广为人知。寡糖进入肠道后不会被分解，但会成为有益菌双歧杆菌的饵而促进它们的生长。研究显示，进食寡糖可以提高双歧杆菌的数量；亦有临床试验证实，进食寡糖可以在数小时内治好便秘。

富含寡糖的食物有洋葱、大蒜、牛蒡、海藻、甘蔗、全谷类（特别是薏米、燕麦、黄豆）以及牛奶、水果等。市场上也有从牛奶或甘蔗中提炼而成的精致寡糖出售，因为它带甜味，可被用来作为代糖。

特别提醒

益生素与益生菌结合使用，可共同产生效应，从而维持和增加有益菌群的数量。

三、癌症患者体质不同，饮食也不同

中医学认为，体质状况决定了身体正气的强弱。不同的体质状况决定了疾病的易患性和倾向性。《黄帝内经》中把人的体质、体型进行分类，提出了“正气存内，邪不可干；邪之所凑，其气必虚”这一论述，对各类疾病的病因病机进行了总结，当然对肿瘤的治疗与身体的康复亦有指导意义。癌症患者由于于体质不同，饮食也不同。

1.气虚体质的癌症患者饮食注意

气虚体质的人容易感冒，胃下垂，说话没劲，经常出虚汗，呼吸短促，疲乏无力。临床中与气虚体质的癌症患者很多见， 临床常表现为体倦乏力、心悸食少、面色苍白、语声低怯、自汗盗汗， 稍稍一活动， 出汗更厉害。中晚期患者各种症状都会加重，或伴有气短懒言、咳喘无力、食少腹胀、大便溏泻、脱肛、子宫脱垂、心悸怔忡、精神疲惫、腰膝酸软、小便频多、男子滑精早泄、女子白带清稀等。

饮食策略：多吃粳米、糯米、小米、山药、土豆、红枣、胡萝卜、香菇、豆腐、鸡肉、兔肉、牛肉、青鱼、鲢鱼。这里推荐一道适合气虚体质患者食用的药膳——黄芪炖母鸡。

材料：黄芪120克， 母鸡1只， 葱、姜、蒜、大料、盐各适量。

做法：母鸡去毛及肚肠，洗净，将黄芪放入母鸡肚内缝合，锅内加水及姜、葱、大料、盐等，和母鸡一起炖煮成汤，吃鸡肉喝汤。黄芪素以“ 补气诸药之最”著称，中国传统医学认为黄芪具有补气升阳、益卫固表之功，能补脾肺之气，民间素有冬令取黄芪滋补强身的习惯。黄芪配合母鸡能发挥补气扶正之效。

2.阴虚体质的癌症患者饮食注意

如果一个人怕热，经常感到手脚心发热、面颊潮红、皮肤干燥、口干舌燥、容易失眠、大便干结，基本可以判断为阴虚体质了。放疗期癌症患者中此类型体质比较常见。临床上常见形体消瘦、面色潮红、口燥咽干、心中时烦、手足心热、失眠（少眠）、便干尿黄、不耐春夏、多喜冷饮、脉细数、舌红少苔。

饮食策略：此类体质的癌症患者，在饮食上应保阴潜阳，饮食清淡，远离肥腻厚味、燥烈之品，可多吃些芝麻、糯米、蜂蜜、乳品、甘蔗、蔬菜等清淡食物，对于葱、姜、蒜、韭菜、辣椒等辛味之品则应少吃。这里推荐一道适合阴虚体质患者食用的药膳——枸杞猪肉甲鱼汤。

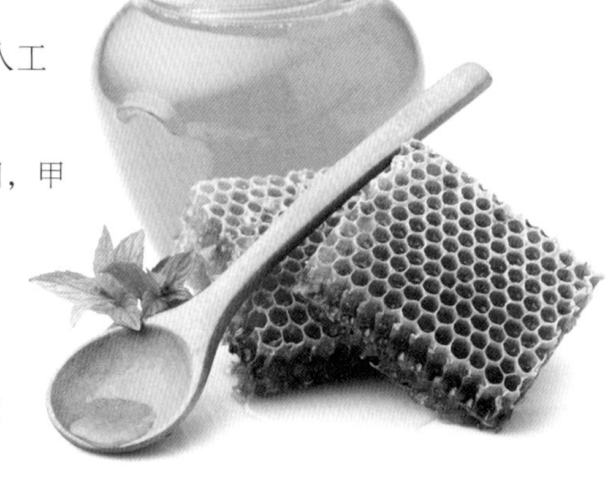

材料：枸杞30克，瘦猪肉100克，人工饲养甲鱼500克，盐少许。

做法：将枸杞洗净，瘦猪肉洗净切细，甲鱼处理干净切块，所有原料一起放入锅中，加适量清水炖煮至熟，撒上少量盐调味，喝汤吃肉。枸杞具有滋肾、补肝、明目、润肺等功能，配合甲鱼更能发挥滋阴养血、补益肝肾的作用。

3.阳虚体质的癌症患者饮食注意

如果总是手脚发凉，不敢吃凉的东西，性格多沉静、内向，这些属阳虚体质。现在社会中阳虚体质多见，而在癌症患者中阳虚体质更是常见的类型。他们通常表现出形体白胖或面色淡白无华、怕寒喜暖、四肢倦怠、小便清长、大便时稀、唇淡、常自汗出、脉沉乏力、舌淡胖等特征。

饮食策略：不宜食生冷，应多吃一些温热的食物，如羊肉、鸡肉等。这里推荐一道适合阳虚体质患者食用的药膳——当归生姜羊肉汤。

材料：当归15克，生姜25克，羊肉400克，料酒、盐各适量。

做法：当归和生姜冲洗干净，用清水浸软，切片备用。羊肉剔去筋膜，放入开水锅中略烫，除去血水后捞出， 切片备用。将当归、生姜、羊肉一起放入砂锅中，加清水、料酒、盐，旺火烧沸后撇去浮沫，再改用小火炖至羊肉熟烂，喝汤吃肉。

当归具有补血活血、调经止痛、润肠通便之功。现代研究显示，当归含有挥发油、有机酸、氨基酸、维生素、微量元素等多种物质，能显著改善机体造血功能，升高红细胞、白细胞和血红蛋白含量，具有增强免疫力、抗炎、抗辐射、抗氧化等作用。

生姜具有温中健胃之效。现代研究显示，生姜汁液能在一定程度上抑制癌细胞生长。在一些抗肿瘤药物中加入生姜提取物能减轻肿瘤药物的副作用。加入这两种药材炖成羊肉汤，其温中补血、祛寒止痛效果显著。

4.气郁体质的癌症患者饮食注意

气郁体质与情志有关，其表现为多愁善感、忧郁脆弱。这种人一般比较瘦，经常闷闷不乐，无缘无故地叹气，容易心慌、失眠。乳腺癌、卵巢癌患者中此类体质的人较多。临床常见面色苍暗或萎黄，平素性情急躁易怒，易于激动，或忧郁寡欢，胸闷不舒，乳房、小腹胀痛，月经不调，痛经；或咽中梗阻，如有异物；或颈项有瘿瘤；或胃脘胀痛，泛吐酸水，呃逆嗳气；或腹痛肠鸣，大便泄利不爽。

饮食策略：宜多食一些能行气的食物，如佛手、橙子、橘皮、荞麦、韭菜、茴香、大蒜、火腿、刀豆、香橼等。这里推荐一道适合气郁体质患者食用的药膳——鳖甲薏米粥。

材料：人工饲养鳖甲15克，薏米25克，佛手8克，核桃枝20克，蜂蜜适量。

做法：将鳖甲、佛手、核桃枝一起放入清水中煮，水剩一半的时候关火，用过滤掉药渣的汤汁和薏米一起煮粥，加入蜂蜜调食，每天或隔天吃一次。鳖甲具有软坚散结之功效，配合薏米、佛手、核桃枝，可健脾疏肝、理气解毒。

5.痰湿体质的癌症患者饮食注意

痰湿体质的人身体特征比较明显，“心宽体胖”是这类人最大的特点，腹部松软肥胖，皮肤出油，汗多，眼睛浮肿，容易困倦，性格温和稳重，善于忍耐。癌症患者中痰湿体质的人也比较多见，临床表现为神倦、懒动、嗜睡、身重如裹、口中黏腻、便溏、咳喘痰多；或食少、恶心呕吐、大便溏泻；或四肢浮肿，按之凹陷，小便不利或浑浊；或头困身重、关节疼痛、肌肤麻木；或女性白带过多。

饮食策略：少吃肥甘厚味的食物，不宜饮酒，且勿过饱。多吃蔬菜、水果，尤其是具有健脾利湿、化痰祛痰效果的食物，如白萝卜、荸荠、紫菜、海蜇、洋葱、枇杷、白果、大枣、扁豆、薏米、红小豆、蚕豆、卷心菜等。这里推荐一道适合痰湿体质患者食用的药膳——薏米萝卜饮。

材料：薏米50克，白萝卜汁500毫升。做法：将薏米洗净，放入盛有白萝卜汁的碗中，上蒸笼蒸1小时即可。服法：每日早晚吃，连吃10天。薏米具有健脾除湿、清热排脓的功效，临床上常用于治疗肺癌、食管癌、肠癌、宫颈癌、绒毛膜上皮癌等。

6.血瘀体质的癌症患者饮食注意

血瘀体质的人刷牙时牙龈容易出血，眼睛经常有红血丝，皮肤干燥、粗糙，常常出现莫名的疼痛，容易烦躁、健忘，性情急躁。癌症患者中血瘀体质可以说贯穿了疾病的始终，尤其是放、化疗期间的癌症患者。临床表现为面色发灰，口唇色暗，眼眶暗黑，肌肤开裂、易出血，舌紫暗或有瘀点。

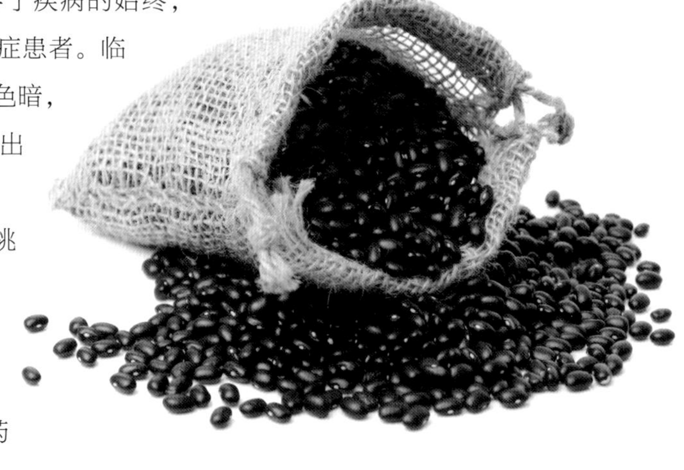

饮食策略：经常吃桃仁、油菜、荸荠、黑豆等具有活血化瘀作用的食物。这里推荐一道适合血瘀体质患者食用的药膳——桃仁粥。

材料：桃仁10克，粳米50克。

做法：先将桃仁捣烂如泥，加水研汁去渣，同粳米煮为稀粥。服法：每天吃一次，5天为一个疗程。桃仁味苦甘而性平，能入心、肝、大肠经，具有活血化瘀、通经止痛、润肠通便之功效。

现代研究显示，桃仁中所含的苦杏仁苷能帮助体内胰蛋白酶消化癌细胞的透明样黏蛋白被膜，使白细胞接近癌细胞，并将其吞噬，其水解产物氢氰酸及苯甲醛的进一步代谢产物，分别对改善病人的贫血及缓解肿瘤病人的疼痛有一定作用。

四、癌症治疗分期，阶段饮食各异

癌症治疗一般可分为手术期、化疗期、放疗期及康复期几个阶段，不管是手术还是后面的化疗、放疗，都会严重消耗病人的体力。所以，在这个过程中，病人的饮食尤为重要。阶段不同，饮食调理上也有所差异。

1.手术期的饮食要点

外科手术治疗仍然是癌症治疗的常用措施之一，那么，手术前后该如何进行饮食的调养呢？这里针对可以经口进食的大多数患者提供一些术前、术后饮食调养的要点。

（1）手术前——储备营养做准备

针对癌症患者进行的外科切除手术，手术前最好对患者进行营养评估，因为患者自身营养状况的好坏直接影响手术的成功与否。如果发现需要手术的癌症患者已经存在营养不良的症状， 那么手术之前务必要增加营养来改善营养状态，即使因此而推迟手术，也需优先给予营养与能量支持，否则不但存在较大的手术风险，也不利于术后的刀口愈合和体能恢复。

在这些手术中，某些清除术属于大手术，对患者的机体创伤较大。因此，在手术前给患者提供良好的饮食，使患者有较好的体质以保证手术的顺利进行，也是促进患者术后康复的必要条件。患者在术前一段时间内需采取一些具体措施增加营养。一般情况下，手术前应鼓励患者多吃高热量、高蛋白及富含维生素的食物，如谷类、瘦肉、鱼、虾、蛋、奶、豆制品、新鲜蔬菜、水果等。对较肥胖的病人要给予高蛋白、低脂肪的膳食，以储存部分蛋白质并消耗体内脂肪，因为体脂过多会影响伤口愈合。对患糖尿病、高尿酸血症、高脂血症等合并疾病的患者，还需提醒其注意适当控制进食的种类和热量，以免导致病情加重，妨碍手术顺利进行。对患不同部位肿瘤的病人亦要有针对性地安排膳食，如患肝、胆、胰肿瘤的病人要采用低脂膳食，而患胃肠道肿瘤的病人，术前要安排残渣比较少的流食或半流食，以减少胃肠道内残渣。一般病人在术前12小时应禁食，术前4～6小时禁止饮水，以防止麻醉或手术过程中呕吐或并发吸入性肺炎，胃肠道内较多食物积存也将影响手术的顺利进行。

当然，手术前饮食“补养”是为了术后更好地恢复，以肉、蛋、奶等富含营养的食物为主，同时也要考虑到患者消化功能的承受能力，不能“强补”。

脾胃强健者，术后才能更好地通过食疗方法获取营养，通过脾胃运化充养气血。所以，术前的饮食补养应与健脾和胃同时进行，对于肠胃虚弱、脾虚痰湿、湿热内盛或气阴亏虚者，则可对症食补。

这里推荐两道适合该阶段患者食疗调养的食谱。

多宝粥：主要由各种谷类熬煮而成，可根据家里的经济条件和食材选料的方便与否自由搭配。中医认为，谷物具有良好的健脾护胃作用，最宜经常服用。平时可适量选用红豆、绿豆、薏米、玉米、黑米、粳米、小米、燕麦等，搭配山药、莲子、枸杞、红枣、百合等熬煮至豆烂粥黏即可。建议食用原味粥，即不必额外加入白糖、蜂蜜等调味。对于痰湿较重的患者，如舌体胖大、舌苔白或黄厚者，可于粥中加入陈皮6～9克一同熬煮。陈皮健脾理气化湿，气味清香，口感较好。

无花果炖排骨/瘦肉/猪蹄/鸡：无花果60～120克，排骨或瘦肉或猪蹄或鸡等同炖，吃肉喝汤即可，尽量少放盐。无花果味甘，性平；归肺、脾、胃经，具有补脾益胃、润肺利咽、润肠通便的作用，适合于脾胃虚弱、消化不良的患者。未成熟的无花果果实的乳浆中含有补骨脂素、佛手柑内酯等活性成分，其成熟果实的果汁中可提取一种芳香物质苯甲醛，二者都具有防癌、增强机体抗病能力的作用。癌症患者可常以无花果为食材搭配制作各种食物。

（2）手术后——饮食清淡助恢复

术后食疗调养对病人身体的恢复益处良多。手术后初期通常先采取静脉给养的方法，即通过静脉补充液体、糖、盐类和氨基酸等营养物质，待消化道功能恢复后，方可经口进食容易消化的食物，如藕粉、蒸蛋羹、面汤、粥、嫩豆腐等，然后再逐步过渡到正常饮食。

手术后的调理很重要，获取营养的最佳来源就是食物。能正常饮食的患者，无需过多食用蛋白粉一类的保健品，完全可以从食物中获取充足的蛋白质和热量。对于癌症患者而言，手术后通常表现为气血亏虚、脾胃虚弱，所以，饮食调补时一定要注意适当补充营养和热量，尽量让病人吃些高蛋白、高维生素类的食物，如牛羊肉、瘦猪肉、鸡肉、鱼、虾、鸡蛋及豆制品等。同时，还需注意调理脾胃功能，振奋胃气。术后的脾胃功能是身体良好恢复的前提，如果脾胃虚弱，无论多么贵重的补品，若不能被身体吸收利用也是枉然，不合宜的“滥补”甚至会增加肠胃的负担，反而不利于身体康复。在食物的选择上，除牛奶、鸡蛋外，还应适当多吃一些新鲜蔬菜和水果，如芦笋、青笋、白菜、花菜、菠菜、西红柿、苦瓜、白萝卜、红萝卜、苹果、木瓜、猕猴桃等。术后体质较弱者，可食用一些能补气血的食物，如鸡肉、牛肉、红枣、龙眼等。总而言之，术后的饮食整体宜清淡，需兼顾健运脾胃和气血双补，以汤、粥等含水液较多、营养丰富易吸收的食物为主，少盐少油为宜。

这里推荐三道适合该阶段患者的食谱：

山药羹：鲜山药、粳米、枸杞、芝麻适量。鲜山药去皮切块，放入打碎机打碎成糊状；粳米洗净，加水、枸杞、芝麻共煮，米烂后加入山药糊继续煮至烂熟，可不放调味料或只加少许盐即可。山药可补肺、健脾、益肾；粳米可健运脾胃；枸杞补益肝肾，养血。本品口感滑润，非常适合术后初进饮食的患者服用。刚恢复饮食时，粥可煮稀一些，多饮汤汁；略恢复后可煮稠一些。

术后便秘的患者，还可于粥中加入菠菜或芹菜，另加入少许盐和姜末。

人参大枣炖乌鸡：乌鸡1只，人参15克，红枣6～8枚，姜片和盐各少许。乌鸡剁成块，洗净后入沸水中氽去血水，捞出备用；鲜人参、红枣分别用水洗净；将乌鸡、人参、红枣、姜片一起放入炖盅内，加适量清水烧开，撇去浮沫，小火炖2小时至鸡块熟烂，放少许盐调味即可。人参大补元气，补脾益肺，生津止渴，是术后气血亏虚者的最佳补品，但阴虚火旺者忌食。

灵芝芦笋鸽汤：乳鸽1只，灵芝10克，芦笋200克，陈皮6克，姜丝和盐少许。乳鸽处理干净，汆水备用；砂锅注水烧开后加入乳鸽、灵芝、陈皮、姜丝共炖约90分钟，放入切好的芦笋段，再炖30分钟，加入少许盐即可。

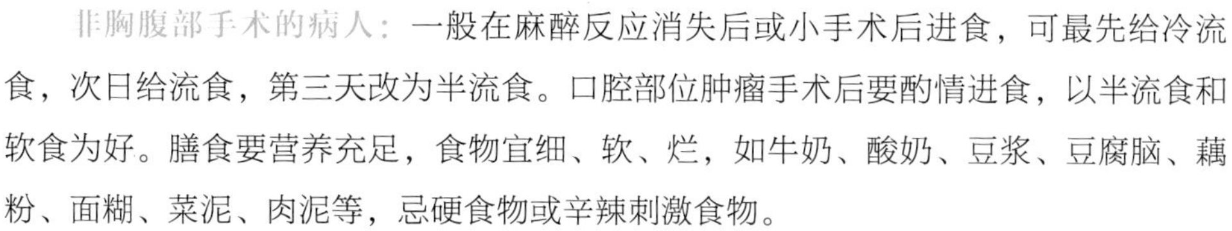

现代药理研究指出，灵芝具有一定保肝、增强免疫力的作用。此汤适宜各类癌症术后者食用，具有补气养血、健肝和胃之效。

此外，对于不同手术部位的病人，术后的膳食安排也应该有所不同。

非胸腹部手术的病人：一般在麻醉反应消失后或小手术后进食，可最先给冷流食，次日给流食，第三天改为半流食。口腔部位肿瘤手术后要酌情进食，以半流食和软食为好。膳食要营养充足，食物宜细、软、烂，如牛奶、酸奶、豆浆、豆腐脑、藕粉、面糊、菜泥、肉泥等，忌硬食物或辛辣刺激食物。

腹部手术的病人：胃肠手术后，病人在术后3～4天排气，然后可少量清流食，再改为全流食，几天后改为少渣半流食，需经一段时间后过渡到软食，适应后再用普通膳食。

头部肿瘤手术的病人：对于术后昏迷的病人，合理的饮食护理能促进病人早日康复，并减少并发症的发生。对于昏迷病人，一般可采用鼻饲的方法给予高热量、高蛋白质的流食。

2.化疗期的饮食要点

“化疗”即“化学疗法”，是目前癌症治疗的主要手段，它是将药物经血管带到全身，对身体所有细胞都有影响。对癌症患者而言，化疗在针对癌细胞进行攻击的同时，也对身体造成一定的损害，使人体变得虚弱，此时可通过饮食调养缓解患者的不适。

（1）化疗前——补益气血，增强体质

化疗会使人体变得虚弱，药物在杀伤癌细胞的同时，难免会使正常细胞受到一定损害，由此产生一系列的毒副反应，如免疫力低下、白细胞减少、消化道溃疡、脱发等，临床上表现为厌食、恶心、呕吐等，但由于每个人的体质有所差异，个人的耐受性不一样，因此，化疗副作用发生的程度和情况也有所不同。对待化疗，还应以平常心去看待，其实，如果能配合正确的饮食，病人的不适感就能最大限度地减轻，既能保证化疗顺利进行，又能确保临床疗效的最大化。

我们都知道，化疗的效果与病人体质的强弱、营养状况有明显的关系，如果营养水平差、体质不好，则化疗效果差，毒副反应也就大。因此，化疗前的总体要求是补充营养，增强体质。增强体质的最好方法是多摄入蛋白质，用中医的话说是补益气血，可以多吃一些能健脾补肾的食物，如红枣、山药、芝麻、龙眼肉、菠菜、鸡、鸭、牛肉、鱼、豆制品、蛋、奶等。另外，还可以结合一些能补益气血的中药材，如黄芪、人参、当归等， 用来炖鸡或鸭，烹制一些清淡的药膳。

（2）化疗中——按不同症状来选择饮食

中医认为，化疗作为一种强烈的攻邪手段作用于人体，必然会造成体内气血亏虚，脏腑失调，进而出现不同程度的毒副反应。那么，针对化疗中常见的主要不良反应，就要对应采取不同的饮食对策。

有消化道反应：如果病人常出现食欲减退、恶心、呕吐、腹泻等脾胃症状，应该多吃容易消化的食物。主食以流食或半流食为主，如五谷粥、面条等，同时要多吃一些开胃健脾的食物，如山楂、白萝卜、香菇、陈皮等。一定要忌食生冷油腻，千万不要吃生冷瓜果，如西瓜、香蕉、梨、芹菜等，会加重腹泻症状。另外，一些肥腻的食物不易于消化，也不适合该阶段食用。

有头晕乏力等症状：在化疗过程中，病人的白细胞和血小板会下降，因此会出现头晕目眩、倦怠乏力、心慌气短、掉头发等全身衰弱、气血不足的表现，此时在饮食上应多吃一些含铁丰富的食物，如猪肝、鸡肝、鱼肉、菠菜、金针菇、桂圆

等。富含铁的食物可以给身体提供足够的造血原料，增加机体的造血功能，补足亏虚的气血。

有上火的症状： 如果在化疗过程中出现发热、口渴、口腔炎症、口腔溃疡、大便干燥、尿黄、舌头发红、没有舌苔等热毒伤阴、津液耗损的上火表现，就要坚决戒掉辛辣及油炸的食物，多吃新鲜蔬菜、水果等维生素含量高的食物。

（3）化疗后——新鲜食物助元气

癌症患者在经过化疗的强烈作用后，身体较虚弱，宜选择营养丰富且易于消化的食物，如稀饭、面包、鱼肉粥、鸡肉粥等。同时，由于人体存在着不同程度的气血不足、脾胃失调、肝肾亏损，此时要多食新鲜的蔬菜和水果，如白萝卜、菠菜、西红柿、山楂、橙子、柠檬、猕猴桃、苹果、草莓等。还宜少吃多餐，适当运动，并用酸奶替代牛奶，以免腹部胀气。少吃用腌、熏、炸、烤等烹饪方式烹调的食物。当然，还可吃些洋葱、茄子、胡萝卜、芹菜、豆腐、茭白、香菇、蘑菇、猴头菇、黑木耳、海蜇、海带、海藻、海参、紫菜、带鱼等食材制成的食物，这些食材都具有很强的滋补功效，患者可根据自己的口味来选择食用。

值得注意的是，化疗后病人的血象会有所下降，此时可补充高蛋白质饮食，如牛奶、大豆、瘦肉、猪蹄、海参、鱼、动物肝脏及红枣、花生、核桃、黑木耳、胡萝卜、赤小豆等，都有助于提升白细胞。也可多吃五黑食品，即黑芝麻、黑米、黑豆、黑枣及黑木耳来提高血象。

此外，由于大多数癌症病人的食欲较差，所以要注意烹调的色、香、味、形，以增加食欲。在口服化疗药物时，饭后半小时服用较好，当血液中药浓度达到高峰时，食物已经消化，消化道反应会轻些。化疗呕吐时可将生姜片含在嘴里，对止吐有一定的帮助。化疗结束后，晚餐应晚些吃，以减少恶心、呕吐的症状。

3.放疗期的饮食方案

“放疗”即“放射治疗”，是用各种不同能量的射线照射肿瘤，以此抑制和杀灭癌细胞的一种治疗方法。但由于放疗对正常细胞和癌细胞均有杀伤作用，因此，它经常会引起一系列毒性反应。中医认为，放疗期间，放射线的“热毒”作用往往会耗伤人体阴津，导致人出现口干唇燥，舌红少苔，味觉、嗅觉减弱，食欲低下等症状， 所以要尽量多吃一些养阴生津的食物， 如藕汁、白萝卜汁、绿豆汤、冬瓜汤、芦根汤、西瓜等，并且多吃鱼、肉、奶、蜂蜜、新鲜水果和蔬菜等。临床上放疗的毒性反应常与肿瘤的部位、患者的个体差异、治疗时肿瘤的大小、照射剂量及疗程长短密切相关。如果根据放疗不同阶段进行合理科学的饮食调理，就可以有效减轻放射线对身体的损伤，把治疗坚持到底。

（1）放疗部分在头颈部的饮食方案

发病部位在头颈部的肿瘤主要包括鼻咽癌、口腔癌、喉癌等。在接受放射治疗后，几乎都会引起口腔黏膜和唾液腺损伤，造成唾液分泌减少，口腔、咽喉部黏膜充血、水肿、疼痛，甚至出现溃疡，更严重的还会出现声音嘶哑、吞咽困难等问题。此时，合理的饮食调理非常重要。选择食物时，尽量以清淡为主，建议多选清凉甘润、生津养阴食品。主食以大米、小麦、大豆类为主，肉类侧重猪肉、鸭肉、鹅肉、甲鱼、牡蛎、蛤蚌、螃蟹等，蔬菜要选当季的，可多用苦瓜、胡萝卜、菠菜、大白菜、黄瓜、冬瓜、百合、竹笋等含维生素C和胡萝卜素较多的种类，水果可选雪梨、香蕉、橙子、荸荠、罗汉果、西瓜等，既可补充营养，又具养阴生津的作用。

（2）放疗部分在胸部的饮食方案

发病部位在胸部的肿瘤主要有食管癌、肺癌、乳腺癌及纵隔恶性肿瘤。在接受放疗期间或放疗后，通常会伴随放射性食管炎、放射性肺炎。放射性食管炎会造成食管黏膜充血、水肿，严重的甚至会出现黏膜溃疡、吞咽困难及吞咽时胸骨后疼痛。放射性肺炎会造成口干口渴、干咳等。以上症状多属于湿热瘀毒，进行饮食调理时，以补充具有清润化痰、消炎解毒作用的食物为主，可选择雪梨汁、甘蔗汁、鲜藕汁、鲜牛奶、鲜韭汁、冰糖莲子雪耳羹、五米粥等。体质虚弱者可吃甲鱼粥，如果经济条件许可，还可适当服食燕窝、鱼翅等高蛋白、高营养的食物。

（3）放疗部分在腹部的饮食方案

发病部位在盆腔的肿瘤主要有子宫颈癌、卵巢癌、直肠癌等。在接受放射治疗时，放射线常常会损伤结肠、直肠黏膜，导致肠壁黏膜充血水肿、炎性细胞浸润、黏膜溃疡等，患者表现出的症状就是急性放射性肠炎和慢性放射性肠炎。

急性放射性肠炎一般出现在放疗期间或放疗结束后3个月内，主要表现为腹痛腹泻、大便带血及黏液。这时，可以选择生姜蜂蜜茶或者马齿苋粥。如果黏膜溃疡，大便带血，还可以试试蜂蜜莲藕汁。慢性放射性肠炎多出现在放射治疗结束3个月以后，症状表现为间歇性腹泻或大便次数增多，大便中带血或黏液，同时伴有腹痛、贫血等。饮食调养上，应选择易消化吸收、营养丰富并具有消炎、消肿、利尿功效的食物，如山药、洋葱、马齿苋、莲藕、紫菜、茄子、丝瓜、薏米、红豆、蕨菜等。

4.康复期的饮食原则

安排好恢复期癌症病人的饮食，对提高治疗效果、改善生活质量、促进康复具有非常重要的意义。大家不妨从康复期的饮食原则入手，安排好饮食，提高治愈率。

（1）经常更换菜品，增强患者食欲

生活中常有这样的情况，一些病人的家属认为哪些食物有营养，就天天让患者吃，如海参、甲鱼汤等。其实，这是一种错误的认识，并不是某种食物富含营养，有一定的补益作用，就必须天天吃。不同食物所含的营养成分不同，要想获得最佳的营

养，食物还需多样化。特别是康复期的癌症患者，饮食上要经常更换菜品，同时注意菜肴的色、香、味，这样不仅能保证膳食营养的平衡，而且还能提高患者的食欲，从而改善患者消化系统的功能状态，有利于康复。

（2）保证蛋白质的摄入量

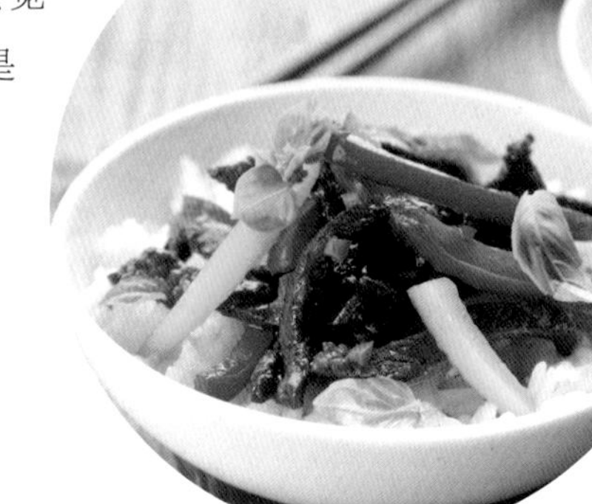

蛋白质是修补组织器官及保持免疫系统健康的必需营养物质。有些癌症患者会觉得，得了癌症就不能吃肉了，其实，这是一个误区。我们知道，身体所需蛋白质主要来源于肉类食物，适当地进食如猪瘦肉、牛肉、鸽肉以及鱼肉等动物蛋白质，才能补充身体所需。

（3）饮食清淡易消化

对于癌症患者而言，保护好肠胃功能十分重要，中医常说：“保得一份胃气，就留得一份生机。”癌症患者由于手术后、放化疗后胃肠功能受损，所以，饮食一定要非常注意。曾经有一个胃癌患者，手术后自我感觉很好，饮食上十分不注意，常常因吃了不易消化的食物而出现胃胀、疼痛、泛酸等症状，身体恢复也比较缓慢。后来，医生从饮食上给他合理指导，很多症状逐渐消失了，身体也一天天地强壮起来。

（4）多吃富含维生素的蔬果

我们知道维生素能帮助身体充分利用食物中的能量。维生素A能维护上皮组织的正常形态及功能，增强防癌能力；维生素C能增强免疫功能；维生素E具有抗氧化的作用，这些都能从蔬菜、水果中获得。而一些微量元素也广泛存在于日常所接触食物中，含锌的食物如牡蛎、燕麦等，含硒的食物如海鲜、瘦肉等。

（5）饮食忌生冷

癌症是机体的一种病理状态，根源在于阴阳不能顺接，机体的阴阳平衡被打破，正气逐渐耗散，不能统摄于内，最终导致正从邪化，恶气恶血停留于内，形成癌症。在这一病理过程中，人体的正气起着至关重要的作用。正气旺盛，则能将不断吸收的营养物质为机体所用，转化为正常的组织细胞和能量。而正气一旦不足，营养物质不仅不能被机体正常吸收，反而会助长体内的邪气，滋生癌细胞，这一过程持续下去，就会导致癌症。人体的正气，正是从饮食中所化生出来的。饮食不当，直接损伤胃气，正气化生不足，自然抗邪无力。

有一些患者在得知自己不幸罹患癌症的同时，就开始注意起自己的生活起居，尤其是饮食，搜集了大量的食谱、各种饮食搭配，大肆进补，最后身体不仅没有因为这“细心的照料”强健起来，反而一天不如一天。

“生、冷、虾、蟹”就是这一不当饮食的代表，生、冷自然不用说，不易消化，且卫生程度差，容易导致积食、肠道感染、腹泻等多种胃肠疾病，“吃一顿拉一周”在癌症患者中是常有的事。而虾、蟹不能吃，很多患者就不理解了。

中医学认为，虾、蟹味咸性寒，是大寒之物，最能损伤阳气。肿瘤患者本身就存在阳气不足的一面，再被这些寒性食物所伤，可谓雪上加霜。虾、蟹属异体蛋白，不易被人体消化吸收，在转化过程中会消耗人体大量的能量和酶，对机体抗癌反而造成不利影响。

由于可食之物皆有药性，身体状况不同，对饮食的需求也不同。尤其是化疗期间的病人要注意，化疗药物属凉性，已经使人的阳气锐减，再吃一些凉性的食物，会更加损伤阳气，如同雪上加霜。因此，癌症患者在饮食上要尤其注意，该忌口时就忌口，合理搭配，以保证机体正常的营养需求。

PART 03 好的生活习惯是抗癌“良药”

现代生活习惯和生活环境在很大程度上提高了患癌风险，如生活不规律易导致精神不振、容易暴躁等心理性致癌因素。另外，生活中还要警惕常见的致癌因素，我们每天都要用到的手机、晒的太阳、使用的护肤品等，都有可能引发癌症。

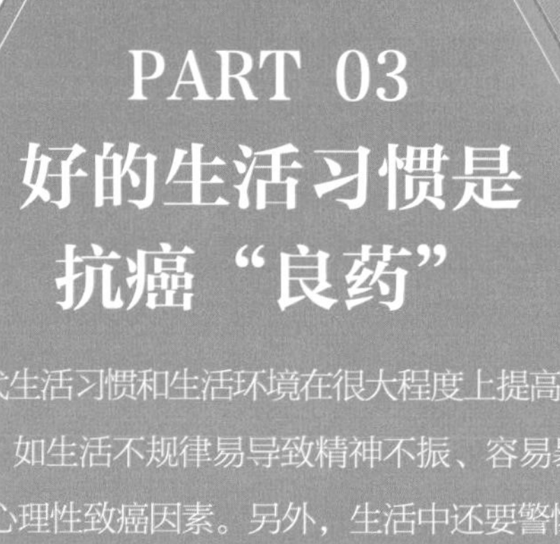

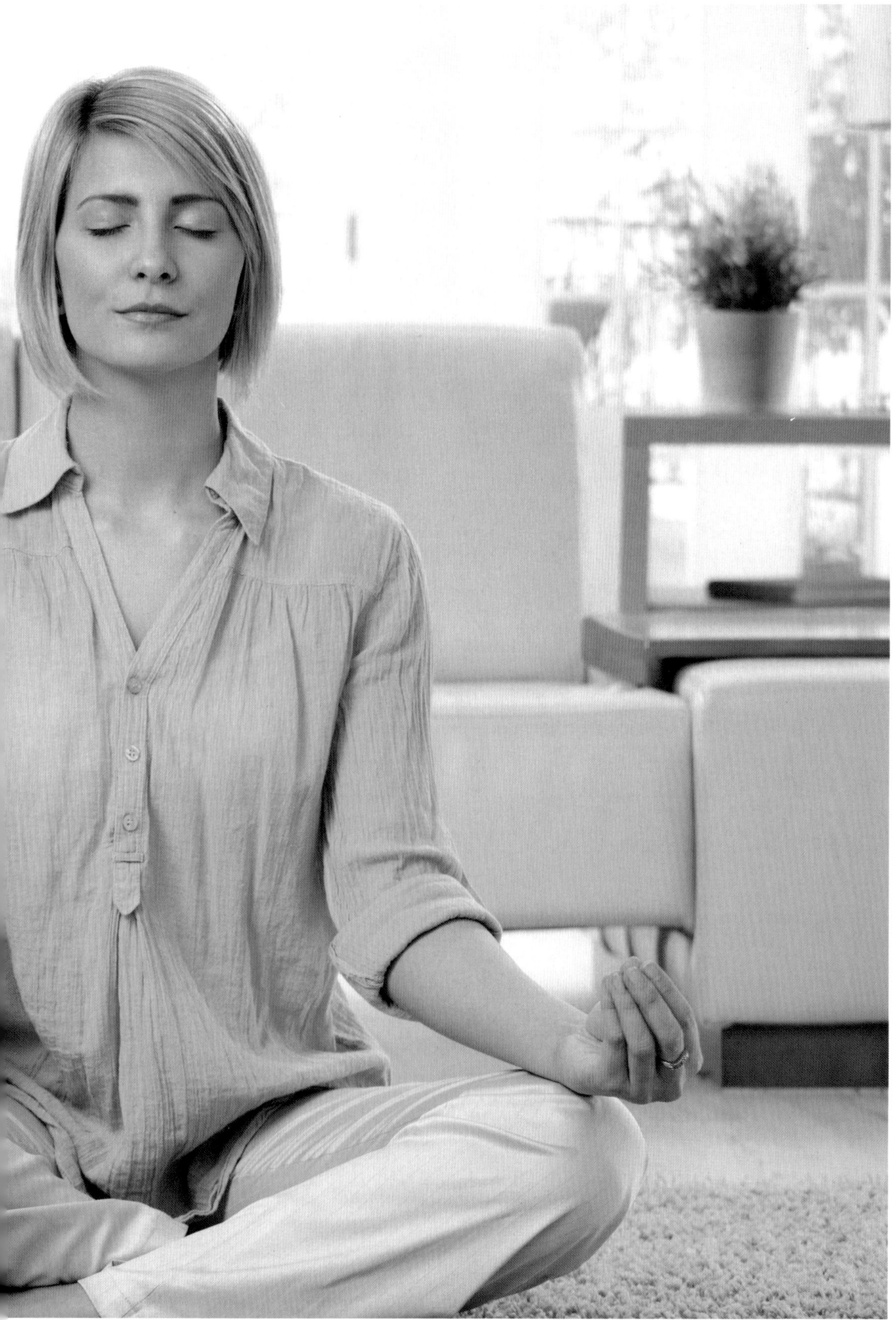

一、养成良好的生活习惯

1.生活规律可远离癌症

目前，癌症的预防工作分为三个等级：一级预防是病因预防，可减少或消除各种致癌因素对人体产生的致癌作用，降低发病率，尤其是生活和饮食习惯的改善；二级预防是“三早”预防，即利用早期发现、早期诊断和早期治疗的有效手段来提高癌症的治愈率，减少癌症病人的死亡；三级预防是合理治疗，即在治疗癌症时选择合理的治疗方式，避免过度治疗，设法预防癌症复发和转移，防止并发症和后遗症。

其中，一级预防大家都能参与其中，并且是起着关键作用的一环。调查显示，在因癌症死亡的人群中，有将近一半是35~55岁的中年人，而且他们中有七成死于肝癌。“招癌”的原因包括暴饮暴食、长期熬夜、爱睡懒觉、经常饮酒、大量吸烟、缺乏运动、不注重个人卫生等。由此可见，做好自我健康管理确实很重要。

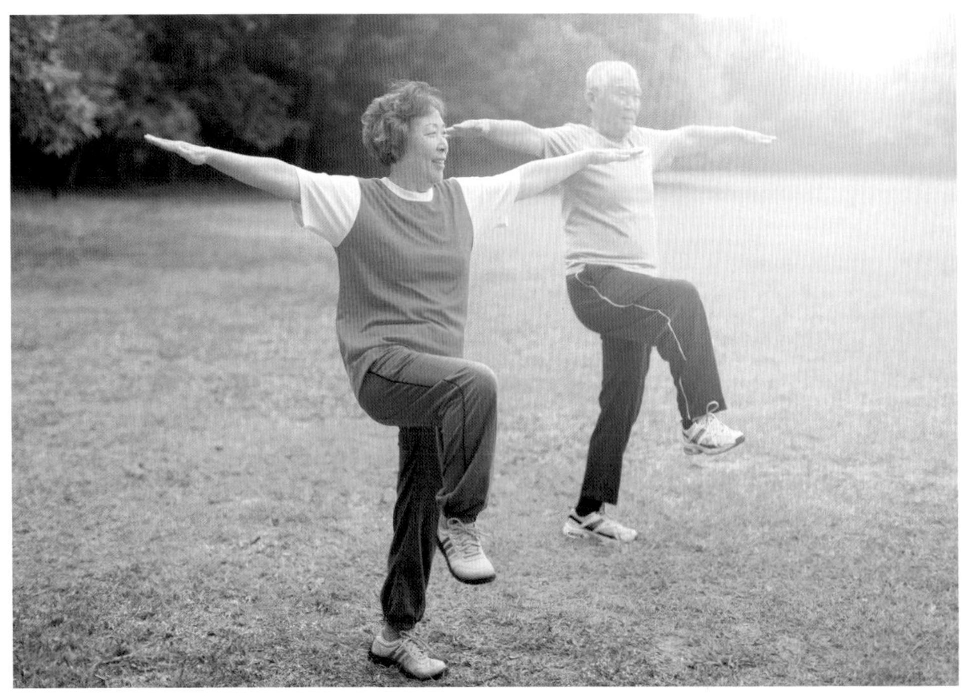

人体的生理时钟与每天光线的变化关系密切，淳朴的民谣《击壤歌》中就描述了上古人民“日出而作，日入而息”的生活方式，充分体现了遵循自然规律的精神。反观现代，生活变得丰富多彩了，有了更多的诱惑，人们开始打破生理时钟。持续睡眠不足或作息时间颠倒使机体运行失衡，让身体损伤无法修补，脑部也没有得到休息，受伤或老化的细胞不断积累及激素分泌失调等最终会导致生理功能受损、自愈能力下降，疾病就会不请自来。

【防癌要点】

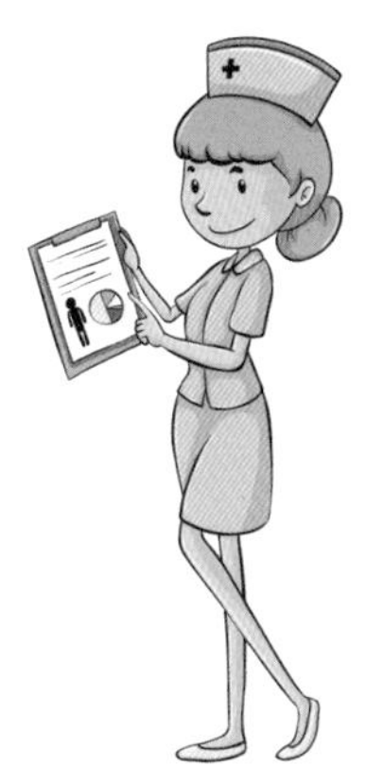

·正常作息，保证睡眠。每天入睡与起床的时间应稳定、有规律，一般晚上11点之前就该入睡，早上该起床的时候也不要赖床，成年人应保证每天7小时左右的睡眠时间。

·保证三餐，定时定量。一日三餐是保证我们每天精力充沛的重要来源，定时定量能呵护胃部健康。

·合理运动，适当放松。帮助调节身心、强健体魄的生活方式才能有效抵御病毒的入侵。

2.监测体重指数能预测癌症风险

体重指数，英文简称BMI，是目前国际上常用的衡量人体胖瘦程度以及是否健康的一个标准，计算公式为：

体重指数= 体重（千克）/［身高（米）］^{2}

以亚洲人的标准来说，理想的体重指数是18.5~23.9，一般情况下，将BMI值保持在这个范围内能有效预防癌症。BMI值高于23.9则属于超重甚至是肥胖，将直接导致胰岛素抵抗，从而引起高胰岛素血症，影响细胞生长的调控周期，加速基因突变和癌症的发生。

同时，肥胖症患者体内脂肪组织会分泌过多的芳香化酶，加快雌激素前体向雌二醇的转化，使血清雌二醇水平升高，雌激素水平高与多种癌症发生相关，如乳腺癌和子宫内膜癌等。食管癌、胰腺癌、直肠癌、子宫癌、肾癌和更年期乳腺癌是6种受肥胖影响较大的癌症。BMI值低于18.5同样有损健康，也会增加某些癌症的发生风险，如肺癌等。

中国肥胖问题工作组的一份分析报告表明：体重指数增高，冠心病和脑卒中发病率也会随之上升，超重和肥胖是冠心病和脑卒中发病的独立危险因素。体重指数每增加2，冠心病、脑卒中、缺血性脑卒中的相对危险分别增加15.4%、6.1%和18.8%。当体重指数达到或超过24时，患高血压、糖尿病、冠心病和血脂异常等严重危害健康的疾病的概率会显著增加。

【防癌要点】

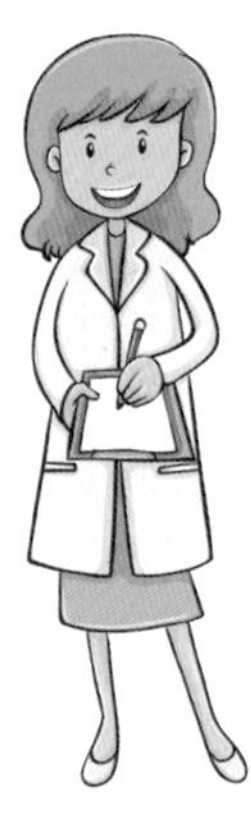

· 控制食量。饭前喝水或汤，将用餐时盛食物的大碗换成小碗。

· 选对食物。拒绝高热量食物，如汉堡、炸鸡、薯片等；少吃肉类，增加蔬菜、水果、豆类及谷物等低热量食物的比例。

· 多做运动。消耗身体热量，防止多余热量在体内转化为脂肪。

3.腰围越大，患癌风险越高

研究者在判断癌症风险的高低时，不但重视体重指数（BMI），还会考量人体形态。即除了体重指数要控制在理想的18.5~23.9范围内，还要有适中的腰臀比例（即腰围/臀围，亚洲男性平均为0.81，亚洲女性平均为0.73）。

腰围是衡量腹部肥胖的一个重要指标，它反映了腹部脂肪蓄积的程度，而腹部脂肪的蓄积与一系列代谢异常有关。腰越粗，相关疾病的患病风险越大。英国期刊*Cancer Research* 曾刊出一项癌症风险研究分析，BMI 升高使肥胖相关癌症的风险升高了11%，同样的风险体现在腰围和腰臀比的升高上，二者分别升高了13%和15%的风险。中国疾病预防控制中心营养与食品安全所陈君石教授曾提出："腰围每增加1寸，患癌风险就会增加8倍以上。"美国有关研究显示，腰围越大，患结肠癌风险越高。与其他身体部位相

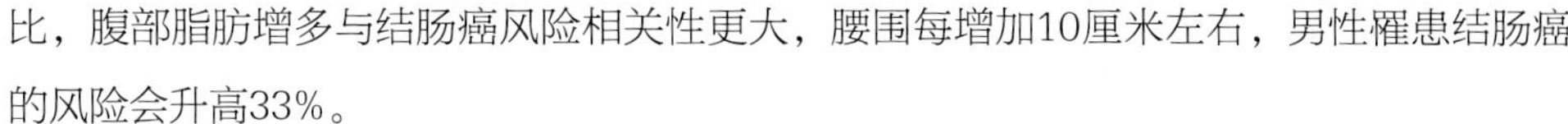

比，腹部脂肪增多与结肠癌风险相关性更大，腰围每增加10厘米左右，男性罹患结肠癌的风险会升高33%。

为了降低患癌风险，就要对自身体型提出高要求，尽量远离腹部肥胖的体型，而且要避免造成腹部肥胖的生活方式，如疏于运动、暴饮暴食、长期大量摄入高热量食物等。

【如何测量腰围】

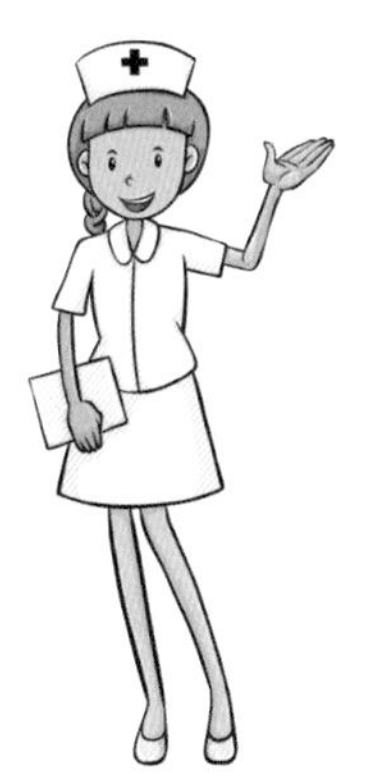

测量时被测者站立，双脚分开25~30厘米，平缓呼吸，找到肋骨最下方和骨盆最上方的中间部位，用卷尺水平绕一周进行测量，注意不要挤压皮肤。不同人种的高危腰围界值各不同，中国男性＞ 85厘米、女性＞80厘米。

4.白天多接触阳光，身体更棒

晒太阳是一种借助阳光来健肤治病的自然疗法。人体受细菌的感染，一般先从皮肤开始，而经常接受日光浴可以有效杀灭细菌或对细菌起抑制作用。此外，阳光在调解人体生命节律及心理方面也有一定的作用。少晒太阳会导致血清素的水平降低，而血清素间接或直接控制大多数脑功能，如情绪、性功能和睡眠循环等。晒太阳对机体起到温热作用，可使身体发热，促进人体的血液循环，增强人体新陈代谢的能力，调节中枢神经，使人体感到舒适，并帮助稳定情绪，也有利于生长发育，增强人体活力。

随着癌症研究的深入，阳光的防癌作用也得到重视，因为阳光中含有肉眼看不见的红外线和紫外线。人体内的很多维生素D是由紫外线照射皮肤而产生的，因此有着“阳光维生素”的称号，癌症专家认为这种“阳光维生素”有着重要的防癌作用。缺乏维生素D的人群容易患结肠癌、前列腺癌、肺癌和乳腺癌等癌症。

加州大学为期8年的研究发现，维生素D有助于改变肠道细胞生长，防止癌变，而晒10~30分钟太阳有助于身体产生足够的维生素D。

【科学晒太阳】

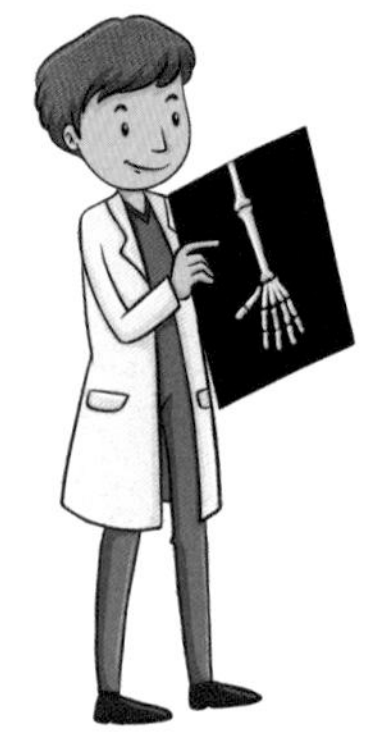

早晨6点到上午10点这段时间最适合晒太阳。此时，阳光中的红外线强，紫外线偏弱，是人体可承受的舒适范围。如果患有皮肤病，建议先咨询医生，听取医生的意见来调节晒太阳的时间长短。

5.保证睡眠时间至关重要

决定人体健康的一个很重要的因素就是睡眠。白天，人的大脑处于高速运转的活动状态，耗能大，而夜间的睡眠会让大脑和身体得到休息，是消除身体耗能所带来的疲劳的良好方式，因为人类天生的治愈力在睡眠时可发挥巨大的作用。

生长激素分泌的重要时期就在睡眠期间。因此，处于生长发育期的青少年如果能够

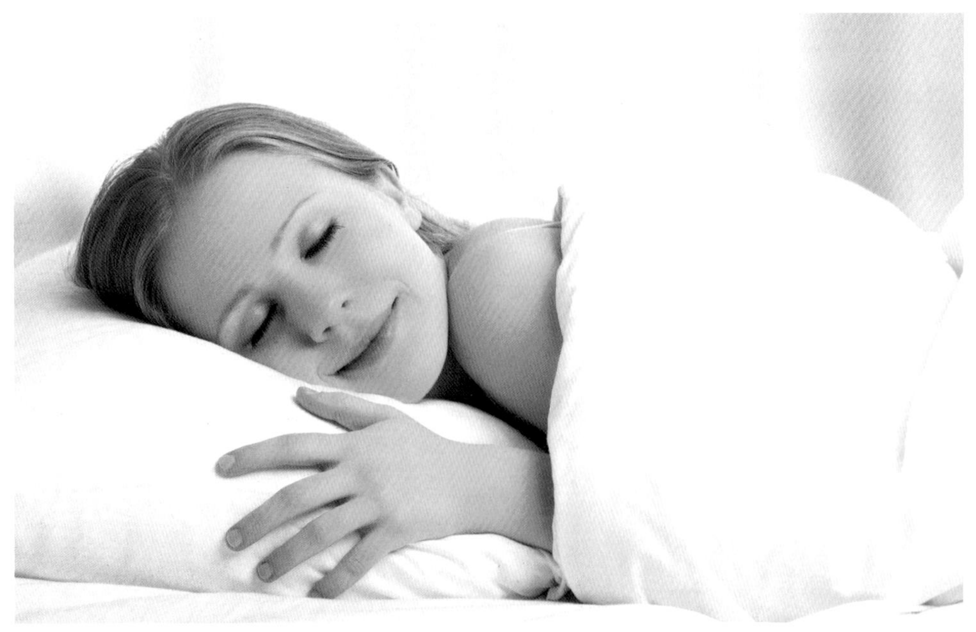

拥有充足的睡眠，则握住了长高的“密匙”。另外，对成人来说，生长激素扮演着促进新陈代谢、延缓衰老、强化免疫力的角色。在夜间，人体内还会产生褪黑素，它所具有的抗氧化性能够保护体内氧化物对脱氧核糖核酸（DNA）造成损害。此外，催乳素、甲状腺素等的产生也能有效促进健康和延缓衰老。

中医理论认为，睡眠中人体的脏腑会执行排毒任务，如果睡眠时间长期无法得到保障，或睡眠质量欠佳，就会导致脏腑运行失序，体内毒素排不出，这样日积月累，疾病就找上门来。

【合理的睡眠时间】

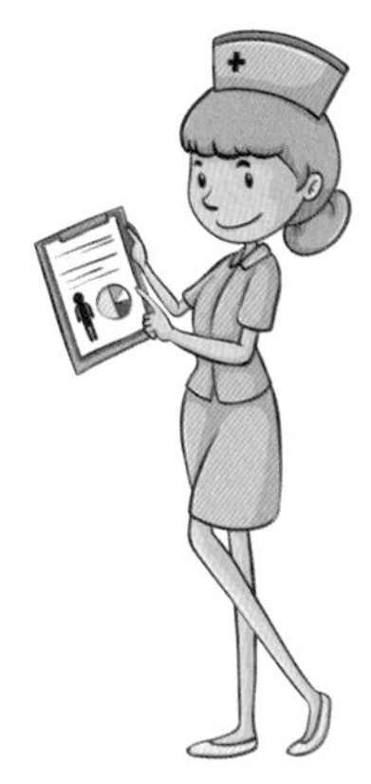

睡眠有助于减轻心脏负担、促进血液循环、提高身体抵抗力及免疫力等。睡眠的作用很多，但这并不代表睡眠时间越长越好，因为发生癌变的细胞是在分裂中产生的，而细胞分裂多半是人在睡眠中进行的，一旦睡眠规律发生紊乱，机体就很难控制其裂变，以致最后在外在因素的作用下出现癌性突变。有关调查发现，每天睡7小时左右的人较为长寿；经常性睡眠不足6小时，会增大诱发癌症的概率；睡眠超过8小时也会增大患癌风险。

6.晚上尽量减少灯光照明

我们从小就被教育睡觉要关灯，但还是有不少开灯睡觉的人。在这里要提醒大家，睡觉的时候开灯不但会降低睡眠质量，而且会对身体造成更为长期和潜在的危害。

人的醒睡转换对环境光线很敏感，上丘脑附近的松果体会分泌褪黑素，它对醒睡转换有重要意义。与白天相比，夜间人体感受到光的刺激会减弱，松果体合成褪黑素的酶类活性慢慢增强，体内褪黑素的分泌水平也相应增高，在凌晨2点到3点达到高峰。褪黑素能促进睡眠的神经递质，让人产生倦意并进入睡眠状态。褪黑素还有强大的调节神经内分泌免疫活性和清除自由基抗氧化能力，可以改善整个身体的功能状态，延缓衰老的进程。

夜间褪黑素水平直接影响到睡眠的质量。入睡前明亮的灯光会推迟褪黑素的分泌，从而影响人的睡眠。睡眠质量下降会让人感到压力上升或变得紧张不安，增加人体的患病风险。研究表明，褪黑素在预防心血管疾病、阿尔茨海默病、帕金森病、糖尿病、白内障及乳腺癌等疾病上作用明显。

世界卫生组织将上夜班列入致癌因素，同时大量研究表明，那些需要值夜班的职业女性，患乳腺癌的风险比作息正常的女性要高，这与夜班打乱了人体正常的生物钟，影响人体褪黑素的分泌有着密切的关系。

长期“黑白颠倒”的生活，会使人体生物节律发生紊乱，内分泌系统功能失调，甚至会诱发癌症。

【如何保障睡眠质量】

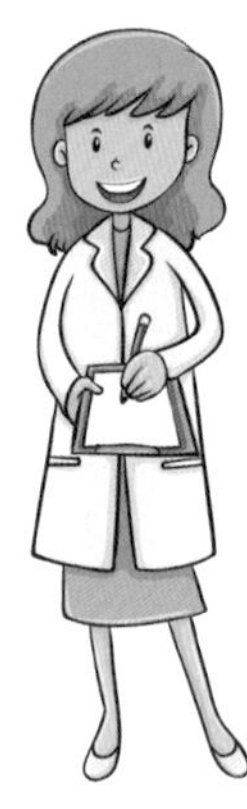

睡前2小时或者在关灯后使用手机、平板电脑等电子产品，又或者是睡觉时开灯等不良习惯都应该尽快纠正，以帮助褪黑素的分泌，增强人体免疫系统功能，提高抗击病毒的能力。

7.经常久坐的女性容易患癌

美国癌症研究机构的研究者发现：久坐对女性的伤害远高于男性，它可导致女性患癌，特别是乳腺癌、卵巢癌、多发性骨髓瘤的风险上升。研究人员选取了约14.6万名参与者，其中6.9万为男性，7.7万为女性。研究者考察了他们在闲暇期间静坐的时间和患上癌症的风险。研究之初，这些参与者都未患癌，但在1992~2009年间，总共有1.6万名男性和1.2万名女性患癌。分析结果显示：久坐让女性患癌的风险上升，其中，患多发性骨髓瘤的风险上升65%，患卵巢癌和乳腺癌的风险分别上升43%和10%。

久坐伤身，建议久坐的人士（上班族、电视迷）每隔1小时就起身走动2分钟，最好做做伸展活动，活动一下脖子、腰背。尽量增加运动的时间，如走路上班，用爬楼梯代替乘电梯，减少久坐不动的时间，从而降低患病的风险。

【特别提醒】

久坐不动会导致免疫细胞功能低下，对外界致病因子抵抗力下降，不管男性还是女性，经常久坐都容易患病。

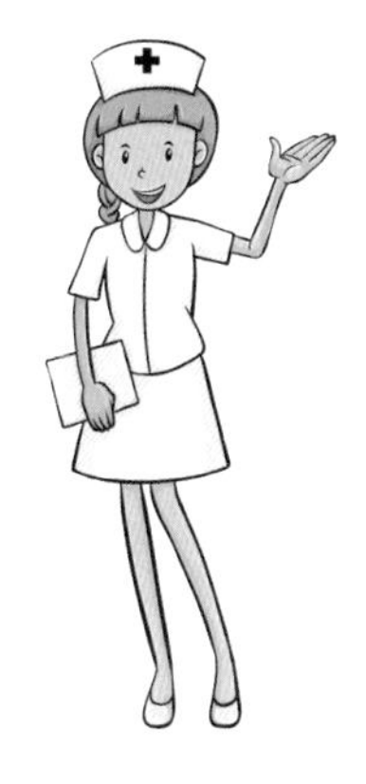

· 久坐不动会使静脉回流受阻，直肠肛管静脉出现扩张，血液瘀积，导致静脉曲张，以致出现痔疮。

· 久坐不动会致血液循环不良，可引起人体乏力、失眠、记忆力减退，并增加患阿尔茨海默病的风险。

· 久坐容易导致前列腺血液循环不佳，代谢产物堆积又使得前列腺液排泄不畅，造成前列腺慢性充血，进而引发前列腺炎。

· 久坐不动，摄入过多的脂类、淀粉会转变为脂肪贮存起来，引起肥胖。

· 久坐使得整个躯体重量全部压在腰骶部，使腰背肌长期处于紧张状态，引起腰背疼痛。

8.口腔问题与癌症息息相关

吸烟、酗酒、电离辐射及口腔不卫生等是口腔癌发病的重要因素。40~70岁是口腔癌的高发年龄，而且以男性居多。这部分人容易存在牙齿磨损严重或牙齿短缺又懒于修补的情况，并导致锐利的牙嵴和牙齿残根不断刺激口腔黏膜，增加口腔癌变的风险。

日本一项研究显示，每天坚持刷牙2次有助于预防癌症。完全不刷牙的人患癌率是只刷1次牙的1.8倍，是刷2次以上牙的2.5倍。

为满足日常活动的需要，我们每天都要通过口腔进食食物，如果没有养成每天刷牙的习惯，牙间或龋齿内就会残留一些食物，这就让口腔成为亚硝胺类进行化合反应的场所，并诱发癌症。而且口腔和咽喉中存在被认为能够产生致癌物质乙醛的细菌，如果每天坚持刷牙2次以上，能有效去除细菌及致癌物质。

【重视口腔问题】

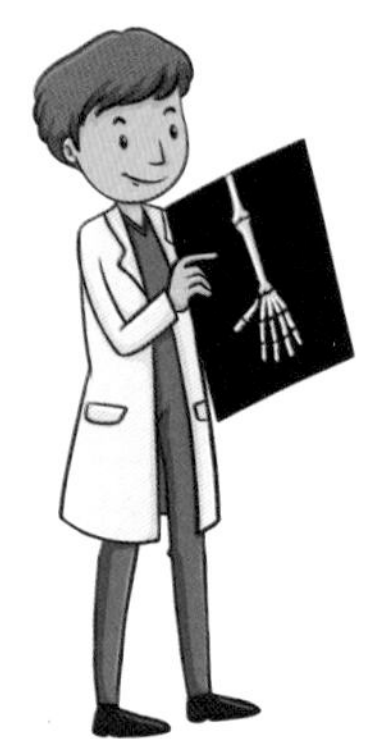

从儿童时期开始，就要重视口腔问题，父母更要做好榜样，并认真指导孩子掌握正确的刷牙方式，养成良好的刷牙习惯。而且龋齿的及时修复、口腔溃疡疾病的治疗也应当引起重视。保护个人口腔卫生意义重大。

9.低体温无助于抑制癌细胞

肿瘤的治疗主要有西医治癌的“三板斧”—— 外科疗法（手术）、化学疗法（化疗）、放射治疗（放疗），传统的中医药治疗，外加现代微创治疗及生物治疗等方法。从二十世纪六十年代开始，有不少学者进行了高热对癌细胞杀伤作用的系统研究。大量实验结果证明，通过各种加热技术，使肿瘤组织温度升高至41～45℃，并维持60分钟以上可杀灭肿瘤细胞。

近年来，有采用热疗法的临床试验，而且试验成果喜人。如果将热疗与放疗、化疗联合应用，可发挥协同效应，缩小肿瘤及延长癌症病人的生存期。

癌细胞怕热，其对热的耐受力远不如正常细胞，容易被杀伤，尤其是在有丝分裂过程中的脱氧核糖核酸合成期。日本曾做过相关的子宫癌细胞试验，发现将癌细胞放在39.6℃的环境时，它会大量死亡，而正常细胞则基本不受影响。

低体温会阻碍血液循环、干扰激素分泌、减慢新陈代谢及削弱免疫力，助长了癌细胞的生长与扩散。日本的临床个案显示，癌症患者的平均体温偏低，一般在36℃以下。也有研究发现，体温每下降1℃，机体基础代谢下降12%左右，免疫力也会下降30%~40%，因此低体温为癌细胞的生长创造了条件。

【提高体温的5种方法】

36.5℃的体温是人体最佳体温状态。此时，血液流通快，有利于血液将营养输送到身体的各个部位。当体温低于正常值时，机体血液循环变慢，新陈代谢的能力会降低，也不利于机体排毒。

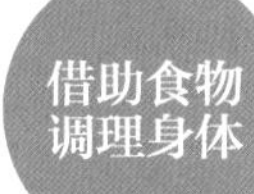

干姜、大枣、桂皮等食物可以补充身体的阳气，从而达到提高体温的效果。尤其是起床后喝一杯温姜水能调理肠胃，改善吸收和消化能力，有利于补气养血。

注意保暖

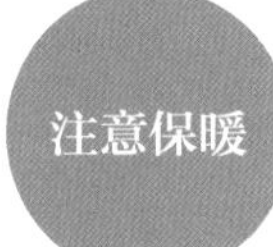

冬天要注意头、颈、肩、手、腰及脚部的保暖，可准备一些保暖的物品，如帽子、围巾及手套等。一些爱美的女性冬天有穿短裙的习惯，这样会增加患病的风险。

多做运动
或家务活

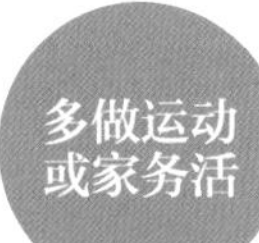

适当地运动与做家务活能预防多种疾病的发生，每天做至少30分钟的有氧运动能从多个方面提高身体的免疫力，比较典型的有氧运动包括步行、慢跑、游泳和瑜伽等，又或者是扫地、拖地、擦窗和洗衣服等，这些运动或活动的技术要求都不高，只要控制好强度并坚持，便能升高体温，强健体魄。

热水泡脚促
进血液循环

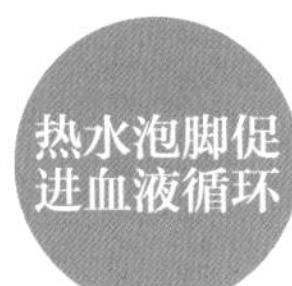

中医认为，足部是足三阴经、足三阳经的起止点，与全身所有脏腑经络均有密切关系。用热水泡脚，可以起到调理脏腑功能、增强体质的作用。睡前泡脚可以促进脚部血液循环，降低局部肌张力，对消除疲劳、改善睡眠也大有裨益。但泡脚时的水温并不是越高越好，以41℃为宜。水温过高，双脚的血管容易过度扩张，人体内血液更多地流向下肢，容易引起心、脑、肾等重要器官供血不足。泡脚的时间也不宜过长，只要泡得感觉身上有些热，后背微微出汗（一般15~30分钟）即可。

考试、比赛时特别容易被紧张情绪包围，让我们的手脚变得冰冷。这是因为交感神经兴奋，刺激肾上腺素的分泌，使血管收缩，体温便下降。此时，通过深呼吸、分散注意力等方式能释放压力，让体温恢复正常。

10.性生活中怎样防癌

生活中不少人会忽视甚至逃避与“性”相关的问题，但了解和储备这方面的知识和信息能提高生活质量与个人体质。其实性生活与癌症的关系十分密切，和谐的性生活能防止内分泌紊乱，降低前列腺癌、乳腺癌、宫颈癌及阴茎癌等疾病的发病率与死亡率。

和谐的性生活能使男性前列腺保持良好的工作状态，前列腺癌发生率降低；能使女性减轻月经前的综合征（如头痛、乳房胀痛、疲劳、烦躁及失眠等）。精液在保持女性体内激素的平衡上有着重要的作用，能有效减少某些癌症的发生。适度的性生活能避免女性阴道自洁功能衰退，防止细菌滋生引发的阴道炎和相关癌变导致的宫颈癌和阴道癌的发生。

◎性生活要适度

医学研究表明，性生活过频会明显提高前列腺癌及乳腺癌等癌症的发病率。频繁的性生活会使阴茎处于慢性充血状态，容易导致前列腺肥大或肿大，使前列腺炎的发生风险提高，并有可能演变成前列腺癌。而过多使用壮阳强精药物会破坏体内的内分泌平衡，引发前列腺癌。

◎拒接性关系混乱

性关系混乱，感染艾滋病病毒的机会加大，艾滋病病毒攻击人的免疫细胞，导致免疫系统缺陷，机体便无法正常防御异常增生的细胞，也就会诱发癌症。卡波西肉瘤和非霍奇金淋巴瘤是常见的艾滋病并发的癌症，还可能并发宫颈癌、肝癌等多种癌症。

【特别提醒】

保持个人性器官的清洁卫生可预防相关炎症的发生。男性包皮过长或包茎可能引发阴茎癌，还可通过性生活诱发女性宫颈癌。女性婚育过晚（35岁以后）、不婚不育或流产次数过多容易患乳腺癌。

二、警惕常见的致癌因素

1.电磁辐射对人体细胞的影响

电场和磁场的交互变化会产生电磁波，电磁波向空中发射或泄漏的现象，称为电磁辐射。任何形式的人工电磁辐射都会对人体细胞造成影响，包括正面影响和负面影响。

【电磁辐射的正面影响】

事实上，电磁辐射能量被控制在一定限度内，对人体及其他生物体是有益处的，它可以加速生物体的微循环，防止炎症发生，还可以促进植物的生长和发育。医学界也有以磁场作用于人体，从而帮助治疗疾病的方法，简称“磁疗”，即将一定强度的磁场施加到人体患处或相关经穴，可缓解病痛，如急性扭挫伤、腰肌劳损、神经性头痛和某些关节炎等。磁场可影响人体电流分布、荷电微粒的运动等，使组织细胞的生理、生化过程改变，产生镇痛、消肿、促进血液及淋巴循环等作用。

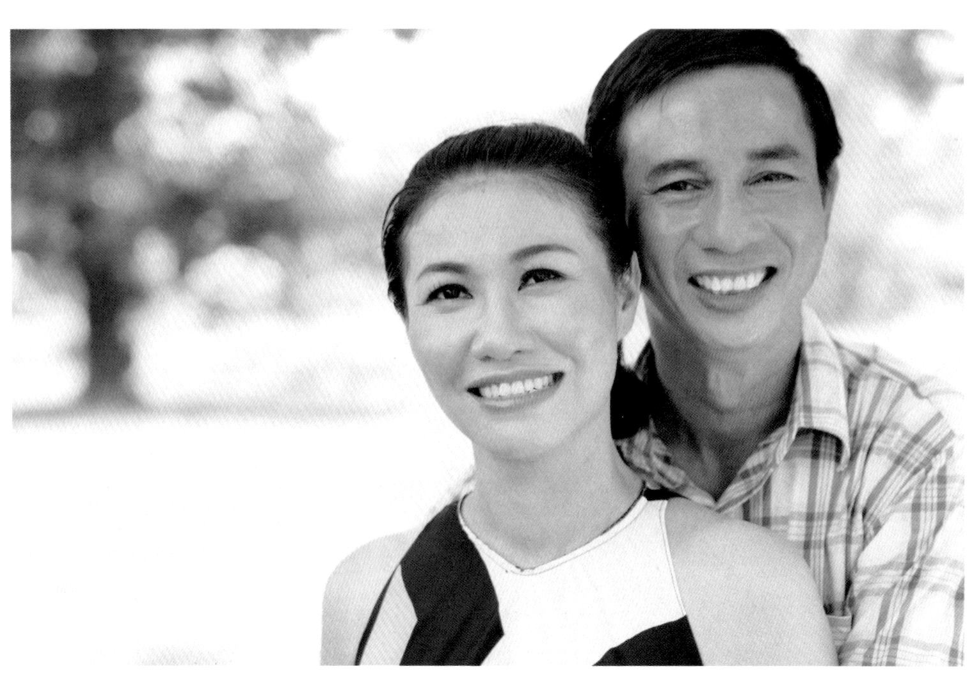

【电磁辐射的负面影响】

我们常听说的电磁辐射污染，其实就是超出标准的电磁辐射，这也说明只有当电磁辐射超过一定数值之后才会对人体造成不利影响。因为这些电磁辐射可以产生大量自由基，从而干扰细胞之间的通信，阻碍激素（如褪黑素）的释放，能杀伤人体的白细胞，破坏免疫功能，最终引发癌症、白血病、心脑血管疾病、流产、月经紊乱、性功能衰退、失眠和神经功能紊乱等疾病。

◎了解家庭常用电器的电磁辐射强弱

目前，研究者普遍认为，长期接触低于2×10^{-4}毫特斯拉的电磁辐射是安全的。但若长期受到2×10^{-4}毫特斯拉以上电磁辐射的影响，患白血病的概率便会增长2.1倍，患脑癌的概率增加1.5倍。家庭常用电器所产生的电磁辐射是我们接触较多的，并且经检测数据显示，微波炉、吸尘器、移动电话的电磁辐射数值较高。如果依据电磁辐射数值将家庭常用电器划分危害健康等级，危害最大的是微波炉、电热毯、加湿器、吸尘器，其次是电吹风、电风扇、电磁炉，紧接着是电视、电脑、抽油烟机、跑步机，最后是空调、电饭煲、电冰箱等。但是，电磁场的辐射强度会随着距离的拉长而迅速下降，在距离微波炉0.3米左右的位置检测出的辐射是8×10^{-3}毫特斯拉，到1米左右时辐射就降到8×10^{-4}毫特斯拉以下了。

◎如何减轻电磁辐射的影响

随着科学技术的发展，越来越多的电子设备进入我们的生活，也使得电磁辐射的影响普遍存在，只要是在个人的承受范围内，并在一些细节上多加注意，也就不会造成严重的危害，当然也不必恐慌。

尽量避免或减少大辐射电器的使用。若要使用，尽量保持一定的距离。在电器旁养些具有吸收辐射功能的植物，如仙人掌、仙人球等，以减轻辐射的强度。

在饮食方面，胡萝卜、西红柿、海带和瘦肉等富含维生素A、维生素C 和蛋白质，适量补充能增强机体抵抗电磁辐射的能力。

【特别提醒】

如何简易检测家庭常用电器电磁辐射的安全距离?

用一台可接收调幅（AM）频道的收音机，打开后调到没有广播的频道，并且靠近所要测量的电视、冰箱、微波炉或电脑等家电，这时收音机所传出的噪音就会突然变大，但当走出一段距离后，就会恢复原来较小的噪音，当噪音较小时，这个距离就是相对安全的距离。

2.智能手机会引起氧化压力

2011年，国际癌症研究机构一个由31名科学家组成的工作组发表声明，将手机辐射划分到2B类致癌物，该类别还包括柴油燃料、汽油、敌敌畏等。

智能手机的射频能量会引起氧化压力，即提升活性氧的水平，会对中枢神经系统的癌变产生影响。手机的电磁场会减少体内褪黑素的产生，褪黑素是一种强大的自由基清除剂，能有效保护细胞的脱氧核糖核酸（DNA）免受破坏。因此，睡觉时不要将手机放在靠近头部的地方。

安全使用手机，你需要做到以下几点。

①当信号不好时不要打电话，此时手机会自动加大发射功率以确保和基站之间进行可靠通信，这时手机的辐射较强。

②拨号后不要急于将手机放在耳边，此时手机发出的信号最强，辐射量是待机时的3倍左右，建议延迟2～3秒再接听。

③尽量缩短通话时间，脑癌与长期接触手机辐射有关，每月使用手机通话15小时左右，患上脑癌的概率会提高3倍。

生活中有人将手机挂在胸前，特别是女性，这样会对心脏和内分泌系统（月经失调）产生一定影响。手机若常贴近人体的腰部、腹部，或坐着时贴近腿部，其收发信号时产生的电磁波将辐射到人体的生殖系统，可能会影响使用者的生育功能。另外，电磁波辐射还会影响正常的细胞代射，造成体内钾、钙、钠等金属离子紊乱。国际癌症研究机构还指出，儿童、青少年应该慎用手机，他们的耳朵和颅骨比成年人的要小、薄，在使用手机时，脑部吸收的辐射比成年人要高出50%，长期使用贴身电子产品，会对健康造成威胁。

3.远红外线能抑制癌细胞

太阳的光线中蕴含着神奇的力量，给各种生物带来生机。太阳发射着各种不同波长的电磁辐射，科学家们将这些由于波长不同而具有不同性质的射线在射线光谱中标记出来，从波长最短的宇宙射线起，依次为伽马射线、X线、紫外线、可见光线、红外线、微波（家电微波炉所用射线）、无线电短波、中波和长波等。

前面部分已经提到过紫外线的防癌功效，这里要说的是红外线。红外线是一种具有强热作用的电磁波，波长范围很宽，根据不同波长可细分为近红外线、中红外线和远红外线。

远红外线有较强的渗透力和辐射力，具有显著的温控效应和共振效应，易被物体吸收并转化为物体的内能。当生物细胞产生共振效应时，可将远红外热能传递到人体皮下较深的部分，使人体温度上升，并将产生的温热由内向外散发。这时毛细血管得以扩张，可促进血液循环，强化各组织之间的新陈代谢，增强组织的再生能力，提高机体的免疫能力，调节精神的异常兴奋状态，从而起到医疗保健的作用。

癌细胞不能耐受高温，热疗是现代医学治疗癌症的一种有效方法，高温还能激活组织和刺激微循环系统，以促进排汗，帮助排出组织中的有毒物质。而远红外线是一种很好的外部热源。科学家通过动物实验发现，远红外线能把肿瘤缩小甚至降低转移，能有效杀死舌癌、肺癌、乳腺癌及皮肤癌等癌细胞，从而提高患癌小鼠的生存率。

4.容易被忽略的皮肤癌

研究表明，在紫外线辐射较强的地区，皮肤癌的发病率会明显增高，而紫外线辐射诱导的免疫抑制（紫外线会抑制机体的免疫功能）是导致皮肤癌发生的重要因素。臭氧层每减少1%，紫外线的辐射量大约增加2%。由于大气臭氧层的破坏日益加重，到达地球表面的紫外线的照射量逐年增加，致使皮肤癌的发病率逐年升高。

在户外玩耍后，有些人的皮肤会因被太阳晒过而变红发黑，这就是晒伤。其实，此

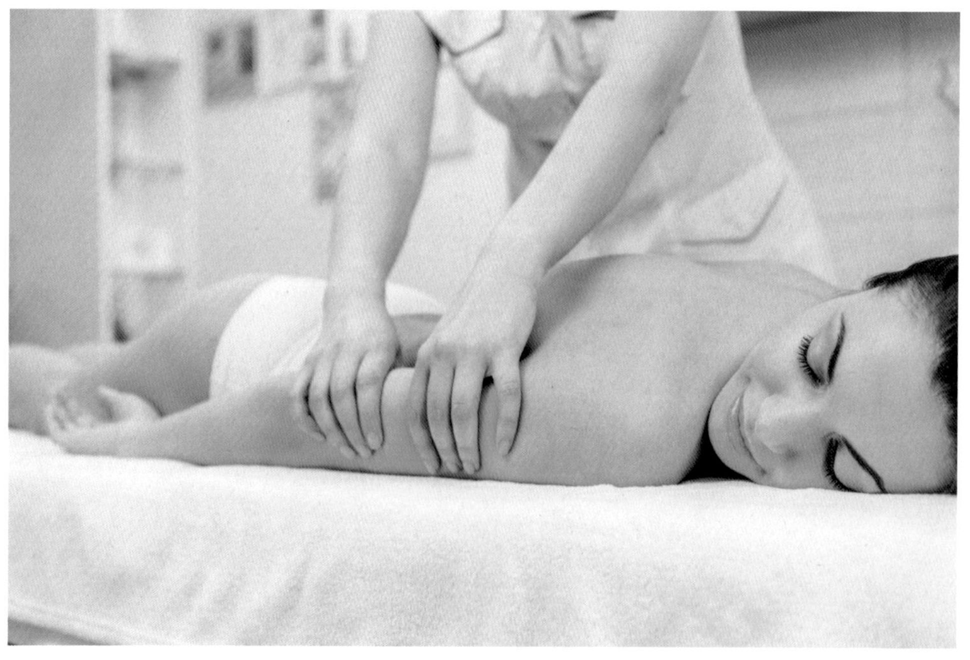

时皮肤细胞的基因已经受到伤害，当这些伤害不断累积就会增加细胞癌变的机会。研究显示，皮肤晒伤会提高患上黑色素瘤的风险，而黑色素瘤是皮肤肿瘤中恶性程度最高的瘤种。此外，光敏型皮肤、存在大量普通痣或发育异常痣以及皮肤癌家族史者均为高危人群，应加强防护。

【皮肤癌小知识】

（1）研究发现，皮肤癌的发生与以下因素有关：①日常曝晒与紫外线照射；②化学致癌物质，如沥青、焦油衍化物、苯并芘等长期刺激；③放射线、电离辐射；④慢性刺激与炎症，如慢性溃疡、经久不愈的瘘管、盘状红斑狼疮及射线皮炎等；⑤其他，如免疫抑制阶段、病毒致癌物质等。

（2）虽然皮肤癌的种类很多，症状各异，但由于出现在身体的表面，只要平常多加留意，就能及早发现。需要注意的是，早期的皮肤癌与普通的皮肤病相似，也常被混淆，因此患病时要及时到医院诊治，以免耽误病情。

（3）芹菜、菌类和野菜会增加皮肤对紫外线的敏感度，若大量食用该类蔬菜有可能招来阳光的“宠爱”。

5.防晒措施可降低皮肤老化和皮肤癌

头皮和颈部等部位容易被忽略，进行户外活动时记得戴上阔边及遮盖度高的帽子。在日常生活中，涂防晒霜可以预防基层细胞癌、鳞状细胞癌及黑色素瘤这三种皮肤癌。因为将防晒霜均匀涂抹在皮肤表面后会形成保护层，通过该保护层对紫外线的反射、折射和散射作用，能屏蔽掉部分紫外线对皮肤的伤害。挑选标有“SPF”和“PA”的产品，才能有效阻挡长波黑斑效应紫外线（UVA）和户外紫外线（UVB）的辐射。只标有“SPF”的产品，并不能阻挡UVA，防护UVA的防晒指数以PA或者PPD表示，部分防晒品还会标示出“PA”值，它的程度是以＋、＋＋、＋＋＋三种强度来标示的。外出郊游时建议选用“SPF30”和“PA+++”的产品，尽量在出门前半小时涂抹。因为防晒霜不是一涂抹上就有防晒的功效，要给肌肤一段时间吸收和适应。另外，防晒霜的防晒效果也不会持续一整天，如果出汗比较多或是在户外的时间比较长，建议每隔两小时补涂一次，以保证良好的防晒效果。

在太阳下活动时，尽量穿着长袖衫，避免把皮肤暴露在紫外线下。有人会问，涂抹了防晒霜也要穿长袖衫吗？答案是肯定的。防晒霜并不能完全阻挡紫外线，多重保护会让我们远离癌症。研究表明，衣物的颜色也会影响紫外线的透过率，深红色或藏青色最防紫外线，并且厚度越厚，防晒效果越强。

很多人知道夏天的阳光毒辣，所以夏天的防晒工作都做得较为充足，但要提醒大家的是，冬天也要防晒，因为冬天里仍有夏季50%的紫外线会照射到地面上。因此，不要在没有做任何防晒工作的情况下到太阳底下晒。一天中紫外线最强的时间是上午12点到下午2点之间，出门时打上遮阳伞能帮助你降低早期皮肤老化和皮肤癌的患病概率。

6.吸烟是导致85% 肺癌的“元凶”

吸烟者手指和牙齿常发黄，这是烟草燃烧后产生的焦油借助烟雾附着在其表面造成的。焦油黏附在咽、喉、气管、支气管黏膜表面，积存过多、时间过久可诱发细胞异常增生，形成癌症，也会加重哮喘及其他肺部疾病的症状。

香烟烟雾中含有4000多种化学物质，其中已有400多种被确认为对人体有毒，约60种为致癌物质或协同致癌物质。它们是造成吸烟者成瘾和健康损害的罪魁祸首，其主要有害成分包括尼古丁、焦油、一氧化碳、胺类、酚类、烷烃、醇类、多环芳烃、氮氧化合物，重金属元素镍、镉，以及有机农药等。

尼古丁可作用于吸烟者的大脑，加速人体多巴胺的分泌，使人兴奋，同时也会使人对烟草产生依赖性。尼古丁还会刺激末梢血管收缩，使心跳加快、血压上升和呼吸变快，诱发高血压、中风等心血管疾病。

烟草制品包装上都标有“吸烟有害健康”的警示语，这是我国履行世界卫生组织《烟草控制框架公约》的措施，同时也希望通过这种方式提醒吸烟者，尽早戒烟有益健康。以肺癌为例，如果每天吸烟超过20支、连续吸烟超过20年，就是肺癌的高危人群。

有人会提出异议：为什么有的吸烟者得癌，而有的却没事呢？吸烟是不是导致肺癌的唯一因素？专家表示，现有的临床证据表明，因肺癌死亡的患者中80%以上都与吸烟相关，其中包括二手烟（被动吸烟）和三手烟（残留在衣服、头发、家具上，持续危害健康），男性吸烟肺癌患者的死亡率是不吸烟肺癌患者的8~20倍。所以，吸烟是导致肺癌的重要因素。除了人们熟知的肺癌，吸烟还会诱发前列腺癌、食管癌、膀胱癌等。现代社会中女性吸烟人数也呈上升的趋势，由于女性特殊的生理结构，吸烟非常容易引发乳腺癌、卵巢癌和子宫癌，而且吸烟可以引起遗传物质影响下一代。所以，从个人的健康与家庭的幸福角度出发，吸烟者应尽早戒烟。

7.是药三分毒，长期服药也可致癌

药物是一把双刃剑，可治病，也可致病。药物本身有许多毒副作用，如果长期服用，毒素就会积累于体内，并且引发疾病。医学上把因使用药物而引起的癌症称为“药源性癌症”，如一些可引起肝肾损害、骨髓抑制的药物就要谨慎使用。已经发现的具有致癌风险的药物如下。

【西药】

解热镇痛药：如非那西丁、氨基比林、复方阿司匹林、氨非咖片及去痛片等。长期服用可能引起肾盂癌和膀胱癌。

抗癫痫药：如苯巴比妥、苯妥英钠等。长期大剂量使用苯巴比妥可能致恶性脑瘤，孕妇如长时间服用苯妥英钠，其新生儿可能患神经纤维母细胞瘤。

氯霉素：包括氯霉素片剂、针剂和氯霉素滴眼液。长期使用可能导致白细胞减少，引发再生障碍性贫血和急性白血病。

异烟肼：为临床上常用的一种抗结核病药。系统性红斑狼疮患者若长期使用此药可能会诱发癌症。

利血平：能降低血压和减慢心率，对中枢神经系统有持久的安定作用。长期服用利血平的妇女，尤其是处于绝经后的妇女，易患乳腺癌。

睾酮类药：如甲基睾酮、去氢甲基睾酮、庚酸睾酮等。长期大剂量使用易引起肝癌。

砷剂：在临床上常见的砷剂有雄黄、雌黄、砒霜及砒石等。此类药物可用于治疗牛皮癣、贫血等。长期使用可能诱发肝癌、支气管癌和皮肤癌。

黄体酮：是一种天然孕激素，在临床上主要用于治疗原发性痛经、先兆性流产以及更年期综合征等妇科疾病。女性若长期使用可能诱发宫颈癌。

抗肿瘤药： 如环磷酰胺、甲氨蝶呤等。长期使用环磷酰胺，可能诱发膀胱癌、淋巴癌及急性白血病；长期使用甲氨蝶呤，可能诱发皮肤癌、鼻咽癌和乳腺癌。

保泰松： 临床上常用的非甾体抗炎药，该药主要用于治疗类风湿性关节炎、强直性脊柱炎及急性痛风等疾病。长期、大量地应用有可能导致白血病。

乙烯雌酚： 主要用于雌激素低下症及激素平衡失调引起的功能性子宫出血、闭经等病症。长期服用的妇女，尤其是处于绝经期或绝经后的妇女，易患子宫内膜癌；妇女孕期用药有致胎儿先天缺陷的危险，女婴成年后发生阴道腺病或宫颈癌的危险增加。

【中草药】

肉豆蔻： 常用于治疗脾胃虚寒、食欲不振等症。该药所含黄樟醚具有致癌作用。

已霉变的中草药： 已经霉变的中草药中含有黄曲霉素。黄曲霉素具有很强的致癌性，可能诱发肝癌、胃癌等。

巴豆油： 用于治疗中风、气厥、腹胀、便秘等病症。长期服用可能诱发胃肠道肿瘤、皮肤肿瘤、宫颈癌及食管癌等。

此外，土霉素、氯仿、煤焦油软膏、多柔比星、亚硝胺类西药、款冬花、石菖蒲及藿香等药物（西药或中草药）都具有不同程度的致癌作用。对上述有致癌作用的药物，须遵医嘱正确使用，避免长期大剂量使用，必须用较大剂量时，应尽量缩短用药时间。

8.长期接触致癌物导致的职业性肿瘤

工作中长期接触致癌因素，经过较长的潜伏期而患某种特定的肿瘤，称为职业性肿瘤。职业性肿瘤的致癌因素包括化学因素、物理因素和生物因素，其中以化学因素最为常见。比如二十世纪二三十年代，某公司的员工患上膀胱癌的数量较多，分析显示，这与他们密切接触化工原料的工作环境有紧密联系。

【职业性肿瘤备受关注】

2002年4月，我国政府将 8 种职业性肿瘤列为法定职业病。其名单为石棉所致肺癌、间皮瘤；联苯胺所致膀胱癌；苯所致白血病；氯甲醚所致肺癌；砷所致肺癌、皮肤癌；氯乙烯所致肝血管肉瘤；焦炉工人肺癌；铬酸盐制造业工人肺癌。

【物理因素不容忽视】

物理因素占人类肿瘤病因的5%~10%，主要因素包括灼热、机械性刺激、创伤、紫外线、X线、放射性核素、氡及日光中的紫外线等。从事放射性研究的工作者如果长期接触射线并且缺乏有效的防护措施，罹患皮肤癌和白血病的概率比普通人群要高。

【生态环境发出的警告】

日本广岛、长崎曾遭受原子弹袭击，切尔诺贝利核电站、日本福岛核电站的放射性物质泄漏，这些事件发生多年后，当地出现大量癌症患者；城镇盲目发展工业化，如化工、精细化工产业等都会污染水源，如果污染情况没有得到及时治理，城镇居民就会遭受癌症的袭击；氟、氯、碳化合物的排放，使大气平流层变薄，照射到地面的紫外线增强，使全球皮肤癌患者人数上升。

三、需要远离的化学危险

1.警惕环境污染对身体的危害

日常生活中，我们不可避免地接触到各种有害的化学物质。依据美国毒物与疾病登记署的数据显示，美国人目前正在使用超过1万种化学物质，并且每年有超过1000种新的化学物质进入美国人的生活。我们每天接触到的会致癌的化学物质可分为三大类：第一类能够直接损害细胞的基因而引起变化，令正常细胞转化成癌细胞；第二类在体内代谢后成为致癌物质；第三类必须和其他化学物质互相影响才会引起癌症。如果化学物质对细胞的伤害不能够弥补，就会引发细胞死亡或者令它们演变成癌细胞。此外，致癌物质能够干扰激素分泌，从而促进致癌细胞的繁殖，也可以引起炎症，从而增加患上癌症的风险。

水污染

水也会受到微量的有害物质污染，比如农药、清洁剂及人工树脂等，它们中不乏“内分泌干扰素”，会扰乱激素分泌，影响生殖能力且削弱免疫力，提高甲状腺癌、宫颈癌和睾丸癌等癌症的患病风险。

医疗危害

计算机断层扫描（CT）是一种身体检查方式，但不要忽略这种以强烈的X线辐射穿透器官的检查也会带来危害。美国国家癌症研究所估计，仅2007年就有2.9万个癌症个案是因为接受CT扫描而引发的。

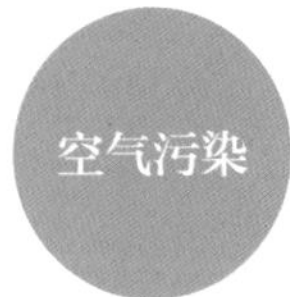

工厂及汽车排放的废气含有各种有毒物质，其中比较常见的苯会在人体内引起癌症，如血癌。室内空气污染是仅次于吸烟导致肺癌的因素，包括装修和家具所释放的化学物质、烹调时产生的油烟以及二手烟。

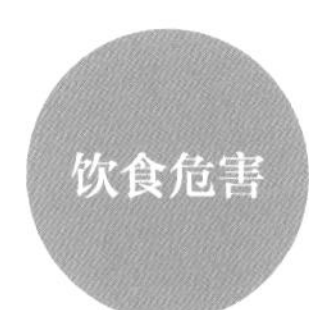

聚碳酸酯制成的塑胶用品及罐头的内层都含有双酚A，它有可能诱发睾丸癌、前列腺癌及乳腺癌等。

2.家用清洁剂中隐藏的致癌物

我们平时使用的清洁剂实际上是室内污染的一种来源。美国环境工作组在2016年的报告中指出，在检查过的最新的家居常用清洁剂中，超过1/2会伤害呼吸系统，1/4含有致癌物质，1/5含有影响内分泌系统、生殖系统以及环境的化学物质。

美国环境工作组在研究中发现，不少的清洁剂含有甲醛。甲醛早就已经被确定为致癌物，尤其是对鼻及喉部的影响较大。此外，1,4-二烷这类在动物身上会致癌的物质在清洁剂的成分中比较常见。清洁剂挥发的烟雾含有多类致敏或者伤害呼吸道的化学物质，被吸入体内有机会在健康人身上引起哮喘。漂白剂烟雾中含有的三氯甲烷（氯仿），也是有可能致癌的物质。除了清洁剂外，杀虫剂也含有会引起血癌、淋巴癌、前列腺癌等的化学物质。

一项调查发现，经常使用家具清洁剂的女性患乳腺癌的概率比较高。清洁剂含有已经确定或者很有可能会伤害生殖系统或发育的化学物质，并且在实验中证明这些物质会从母体转移到胎盘。2010年纽约市卫生署发表报告，明确指出从事清洁工作的女性所生下的孩子有比较高的出生缺陷概率。

所以，建议尽可能少使用清洁剂，且使用时应保持最小分量，佩戴防护手套。杀虫剂也严重损害健康，所以保持家居清洁，避免室内以及植物潮湿，避免随便放置食物或者延迟清理食物残渣等才是消除室内虫蚁的好方法。

3.抗菌物品会削弱机体免疫力

大家听到细菌都会觉得害怕，最近几年抗菌用品流行，从个人卫生用品，包括肥皂、沐浴露、牙膏，到家具、厨房用具、衣服、鞋袜、儿童的用品以及玩具，甚至电器等都宣称是经过抗菌处理的。

三氯生是抗菌产品中常见的化学添加物质。可是研究发现，含有三氯生的抗菌肥皂和普通肥皂在抗菌功效上其实并没有太大的区别。并且积累起来的研究报告显示，三氯生会在小白鼠体内引起肝癌，干扰激素包括睾酮、雌激素和甲状腺素的水平，削弱免疫力功能等。

此外，皮肤、口腔和肠道中遍布益生菌，它们有利于维持身体健康，但是有研究发现，使用三氯生会令皮肤、口腔和肠道中的益生菌减少。虽然现在还没有研究证明三氯生对人类有影响，但是也不能排除三氯生和类似物质有可能伤害人体健康，甚至提高患癌症的风险。

三氯生容易通过皮肤或者口腔进入体内，并且研究发现，被测试的血清、母乳及尿液样本一般都含有三氯生。美国食品药品监督管理局在2016年9月2日发表声明，下令所有抗菌的肥皂液不可加入三氯生。由于这个立法只是针对肥皂液，所以并不能够防止大家从众多别的产品接触到三氯生。因此，建议大家购物时仔细查看用品的标签，确认是否加入三氯生，对一些抗菌用品的使用也要谨慎小心。

4.香味蜡烛可能会释放多种毒素

香味蜡烛能够增加浪漫的气氛，让人精神放松，但是它可能会污染室内空气，成为“隐形的杀手”。

许多的蜡烛由石蜡制成，而石蜡是一种经过漂白除臭的石油产物。石蜡在燃烧时会分解成为一些微细的挥发性有机物质（VOC），其中包括致癌物质丙酮、苯及甲苯等，相当于汽车柴油排放中的成分。这些物质会损害肺部、脑部及神经系统等。临床研究发现，经常使用蜡烛的人会比较容易有哮喘或者偏头痛等问题。蜡烛还会释放许多其他VOC以及化学物质，并且它们的安全性尚未得到评估。

无论是橙子、草莓、柠檬还是薰衣草等味道的香气蜡烛，都可能危害健康。如果香味蜡烛的香味是由人工香料制成，并且也含有人造色素，经过燃烧之后会产生有毒的化学物质。另外，香味蜡烛的烛芯一般会加入铅来增加硬度，燃烧时往往释放出超过安全标准的铅。

研究发现，香味蜡烛即使在没有点燃时也会慢慢地释放出化学物质而污染室内空气。偶

尔使用香味蜡烛不会带来太大的问题，但是点燃时应该把窗户打开，让空气流通。如果频繁使用香味蜡烛，则会因为长时间吸入有害物质而提高患癌风险。

5.空气清新剂污染室内空气

近些年来，有不少关于空气清新剂伤害健康的报告陆续发表。2015年，英国的辐射化学及环境污染中心发表了一份研究报告，指出一般的空气清新剂会释放相当程度的致癌物质甲醛。此外，多项报告也显示，空气清新剂会释放多种毒素、挥发性有机物质（VOC）以及致癌物质如邻苯二甲酸酯及萘（俗称“臭樟脑”）等。

美国自然资源保护委员会（NRDC）曾经化验了13种比较常见的家用空气清新剂，发现了大部分影响生殖系统以及诱发哮喘的化学物质，可惜的是大部分有害物质都没在产品标签上注明。

保持室内空气流通以及放置苏打粉可去除空气中的异味。想要使室内空气清新，可用100毫升的清水，加入100毫升的酒精及数滴纯净天然精油，拌匀，然后再注入喷雾式容器内，就成为天然的空气清新剂。此外，也可多种植室内植物，实验报告显示，普通观叶植物能够帮助减少空气中的有害物质，包括甲醛。

【特别提醒】

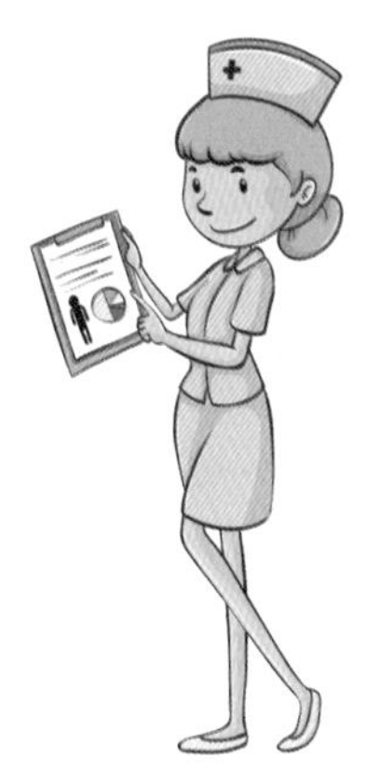

相信不少人对樟脑丸并不陌生，它不仅气味清香，还常被用于衣服防虫。但新生儿衣物不能放樟脑丸，因为樟脑丸的主要成分是萘酚，它具有强烈的挥发性，容易附着在衣物上。新生儿穿上用樟脑丸贮存过的衣服后，萘酚就非常容易进入体内红细胞中。正常成人体内红细胞中含有葡萄糖－6－磷酸脱氢酶（G-6-PD），可与萘酚结合生成无毒物质后随尿液排出体外，但新生儿体内的G-6-PD 很少，会使大量红细胞破坏而导致急性溶血，严重时可危及生命。

6.谨防家具散发的有毒物质

大家可能没有注意到家具通常会受到有毒化学物质的严重污染。实际上从木材或者物料的来源、装配用胶黏剂，到阻燃、增强光泽、防污、抗菌等一系列处理，都是家具受到化学物质污染的途径。

很多木质家具是用经过层压方式制造而成的合成木作为材料的，但是这类合成木在制作过程中通常含有致癌物质甲醛。布料家具若是人工纤维制成的话，含有的有毒化学物质也很多。天然素材中棉花也是容易受到严重污染的农作物，会致癌以及伤害人体的免疫系统。皮质家具一般需要皮革鞣制加工，加工过程中需要使用重金属铬，它会对健康造成损害。

有不少家具（沙发内部的泡沫塑胶垫等）、地毯、电器（电视机、电脑等）以及儿童或者婴儿的泡沫塑胶用品等都含有阻燃剂，这种物质会通过接触或者挥发到空气中被人体吸收并且危害健康。

磷酸三酯（1,3-二氯-2-丙基酯），英文简称TDCPP，是一种比较常见的阻燃剂成分，实验证明它会致癌、干扰激素分泌、毒害生殖及神经系统。研究发现，从家里、办公室及汽车中的尘埃中都能检查出TDCPP，甚至从测试对象的尿液中都能检查出TDCPP的代谢副产物，并且相对成人，年幼儿童往往不能分解这些物质。

由于家具的使用期长，其中的有害物质会长时间通过接触或者空气而影响健康，是室内空气污染的主要因素之一，所以，选购环保家具还是很有必要的。建议选购天然材质的家具，天然材质含有的化学物质比较少，比如天然木材、有机棉等。此外，建议尽量选购没有经过阻燃、防污、抗菌等处理的家具，而且在触摸食物之前先洗手。

7.尘埃是有害化学物质的温床

尘埃到处都是，它到底是由什么组成的？对健康又会造成什么影响？一般家居或者办公室等室内的尘埃当中含有真菌孢子、皮屑、宠物的毛、衣物及地毯的纤维、泥土等物质，并且也是有害化学物质的温床。尘埃是室内空气污染的主要来源之一。室内空气与室外不同，既不流通，又缺乏阳光、自然风，会使得室内的尘埃及化学物质分解速度慢，并且更加容易滞留而影响健康。

报告显示，在家居的尘埃样本中检查出来66种干扰激素分泌的化学物质，其中包括杀虫水、阻燃剂、润滑油、塑化剂以及邻苯二甲酸酯等，其中不少是致癌物。2015年一份研究报告指出，尘埃中一些常见的化学物质会刺激及活化人体内某些负责控制代谢的蛋白质，其中称为过氧化物酶体增殖物激活受体γ（PPARγ）的蛋白质在活化后会影响脂肪贮存及激素分泌。

【减少室内尘埃的10个小贴士】

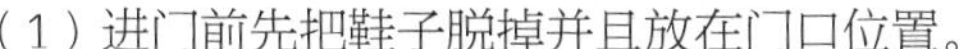

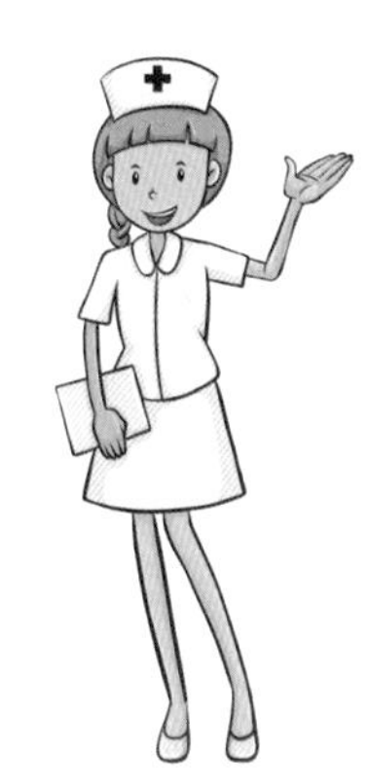

（1）进门前先把鞋子脱掉并且放在门口位置。

（2）尽可能选择含化学成分少特别是不含阻燃剂的电器、家具以及用品。

（3）建议使用天然素材制成的家具，所含的化学物质比较少，如天然木材、有机棉、羽绒或者羊毛。

（4）装修过程中会产生大量有害物质，完成之后应尽快清理干净。

（5）使用湿拖把清理地板比吸尘器更能有效清除尘埃。

（6）使用有高效空气过滤器的吸尘器，并且注意定期更换过滤器。

（7）时常使用湿布擦家具、电器以及窗户，比用干抹布效果更佳。

（8）定期清理窗帘布、床单、被套、坐垫套等。

（9）定期清理柜子内的尘埃。

（10）定期用湿抹布清除植物叶子上的尘埃。

8.个人护理用品中的致癌物可进入身体

大家有没有留意自己每天用多少肥皂、洗面奶、洗发水、沐浴露、护肤产品、化妆品以及防晒乳液等？调查显示，美国女性平均每天使用12种个人护理用品。

可是大家使用这些产品时，有没有考虑过它们的安全性？护理产品的生产商虽然会考虑产品的安全性，但大多数都会使用不同种类的化学物质来合成产品。调查显示，美国女性每天在个人护理用品中平均接触到168种化学物质，其中就可能包含了一些致癌化学物质。

常常出现在加工食品以及护理产品当中的物质丁基羟基苯甲醚，被认为很有可能引发癌症。护肤产品中最为常见的对羟基苯甲酸酯，它有和女性激素相似的作用，从而干扰内分泌系统。永久性的染发产品中常见的成分焦油，则被确认为是致癌物质。有的香水以及散发香味的乳液含有人工麝香成分，它会影响动物的繁殖能力，破坏细胞的基因以及促进人类乳癌细胞生长等。指甲油中含有的丙烯酸盐是一组相似的化学物质，被证明在人体内有可能致癌，也会干扰生殖系统和神经系统。

护理用品的化学物质可通过喷雾或者粉末，从皮肤渗透或者从食管等途径进入体内。更为重要的是，护理用品中的化学物质的分量不像加工食品或者其他受污染的食物以及喝水般微量，而是高水平的。

不少研究报告指出，在人类血液样本、脂肪组织以及母乳中检测出香水的人工麝香或者其他化学成分，以及在乳腺癌组织中检测出对羟基苯甲酸酯等。美国环境工作组曾经化验了一组少女的血液以及尿液样本，发现样本含有16种有毒物质，其中包括抗菌化学物质三氯生、PAE、人工麝香以及对羟基苯甲酸酯等。年轻女性特别偏爱使用化妆品、秀发定型喷雾等产品。但为了健康着想，建议大家谨慎选择，减少对身体的伤害。

【个人护理用品中应避免的化学成分】

护理产品所含的有害化学物质数不胜数，下面只列举其中比较常见的一部分。

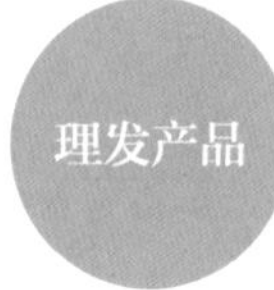

避免使用含有十二烷基硫酸钠、聚乙烯、聚乙二醇、鲸蜡硬脂醇聚醚、焦油、石脑油、对羟基苯甲酸酯、人工麝香及丁基羟基苯甲醚的理发产品，避免使用喷雾式的产品，避免使用永久性的染发产品（含焦油特别多）染发或者化学药剂（含大量甲醛）拉直头发。

护肤产品

避免使用含有氢化棉籽油、对羟基苯甲酸酯、六偏磷酸钠，以及被列作可致癌成分的芳香剂的护肤品。

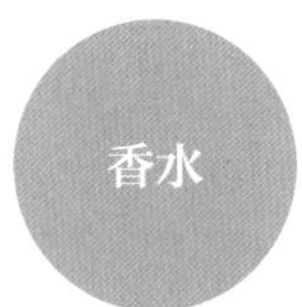

避免使用含有邻苯二甲酸二乙酯、人工麝香、芳香剂及丁基羟基苯甲醚的香水。

避免使用含有乙内酰脲、聚乙二醇及三氯生等化学成分的剃须产品。

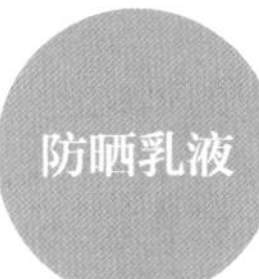

避免使用含有棕榈视黄酯、2-羟基-4-甲氧基二苯甲酮、对氨基苯甲酸、4-氨基苯甲酸及丁基羟基苯甲醚的防晒产品，避免使用喷雾式或者粉末状的产品。防晒乳液适宜选择SPF50以下的产品，有效成分可选择含有氧化锌的。

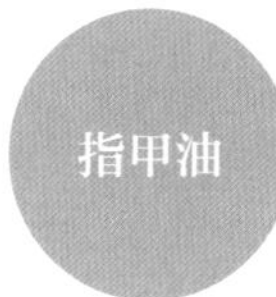

避免使用含有甲醛、甲醛溶液、甲苯、乙酯、丙烯酸盐、甲基丙烯酸甲酯、醋酸铅及邻苯二甲酸二乙酯等化学成分的指甲油。怀孕妇女以及儿童都应该避免使用指甲油。

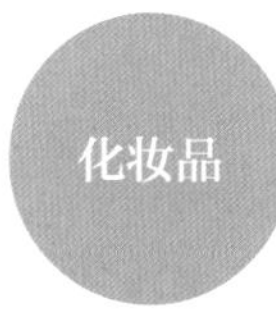

避免使用含有云母、尿素醛、咪唑烷基脲、乙内酰脲、非那西汀、苯、乙烯化氧、铬、镉、石英、三乙醇氨、二乙醇氨、对羟基苯甲酸酯、丁基羟基苯甲醚以及碳黑等化学成分的化妆品。此外，避免使用粉末状的化妆品。

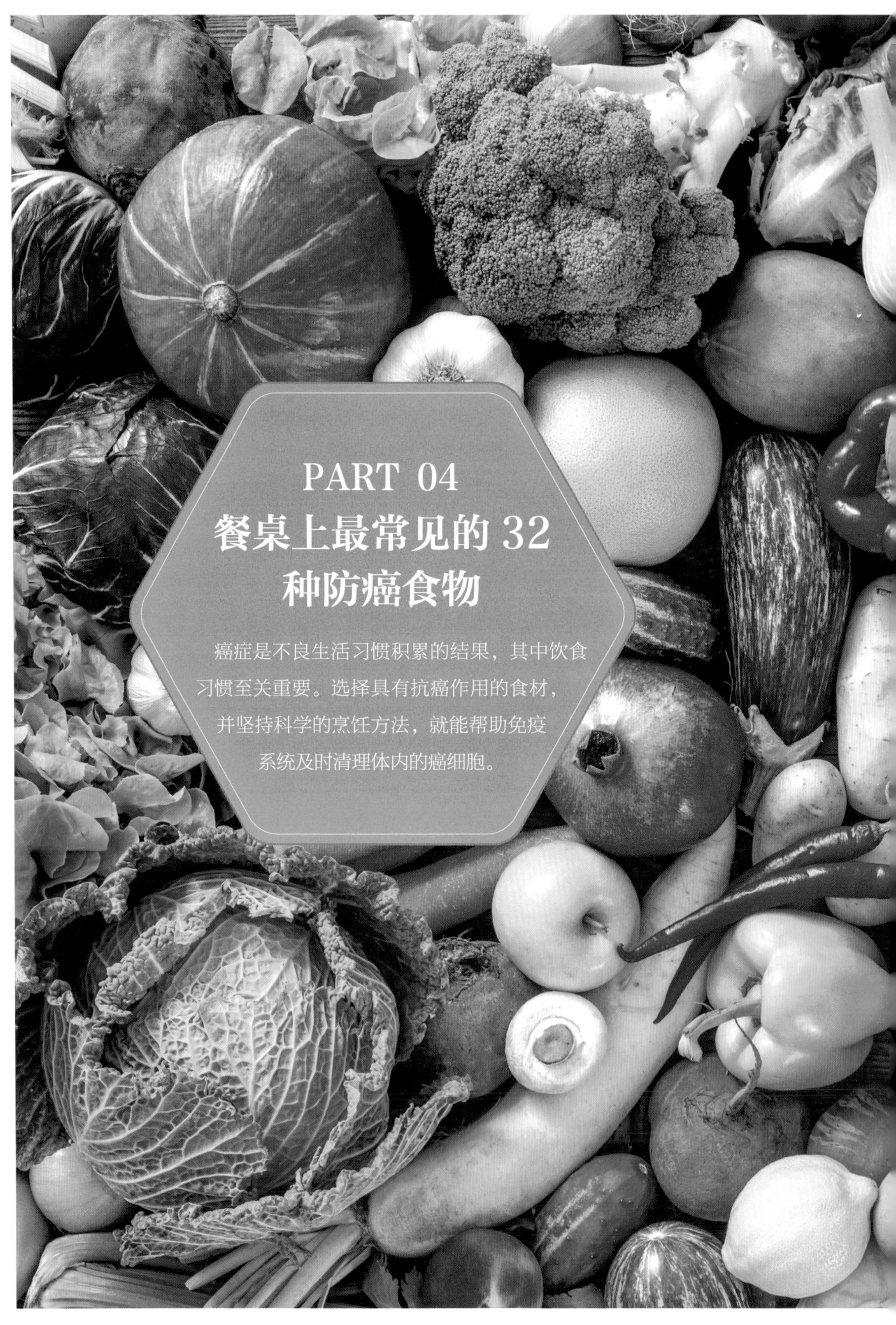

PART 04
餐桌上最常见的 32 种防癌食物

癌症是不良生活习惯积累的结果，其中饮食习惯至关重要。选择具有抗癌作用的食材，并坚持科学的烹饪方法，就能帮助免疫系统及时清理体内的癌细胞。

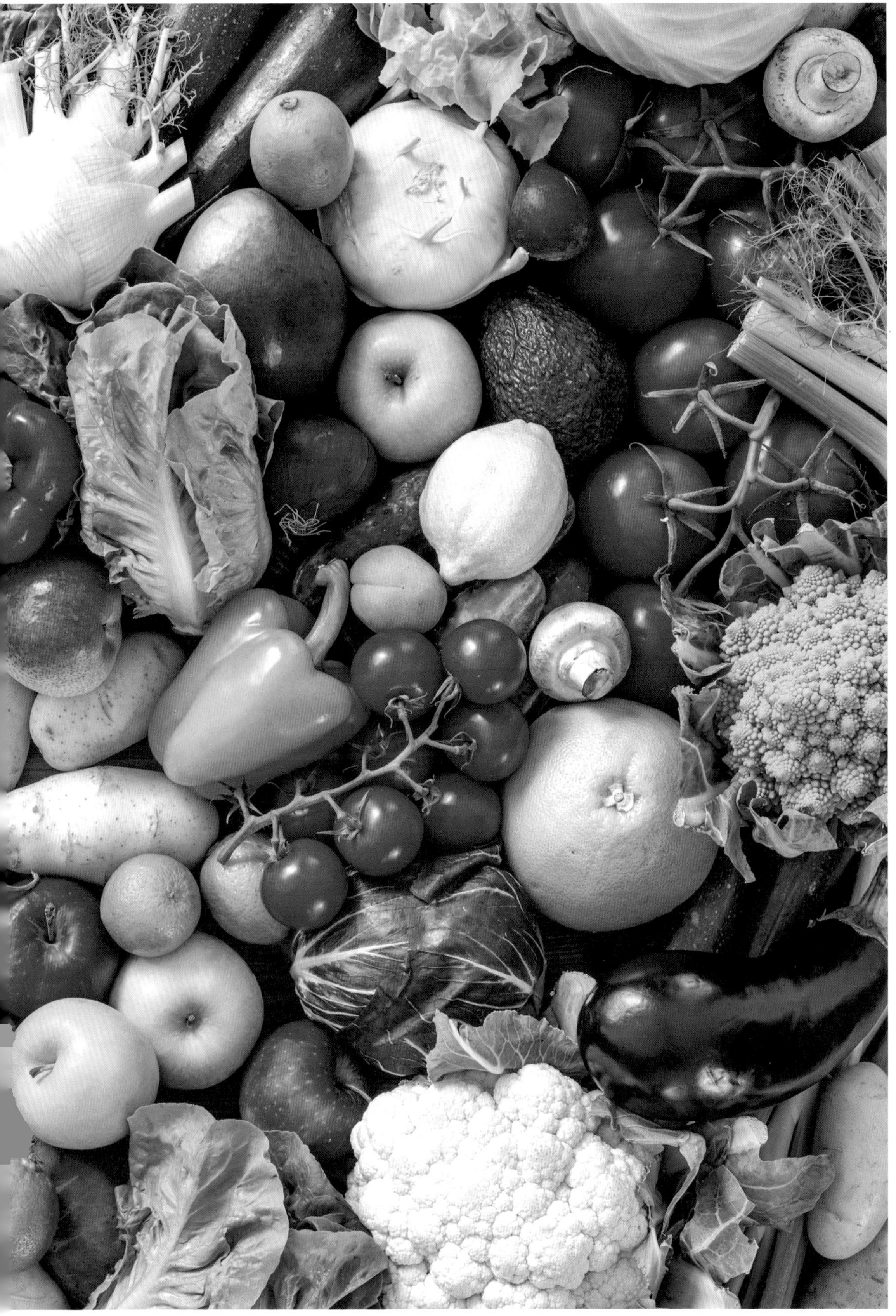

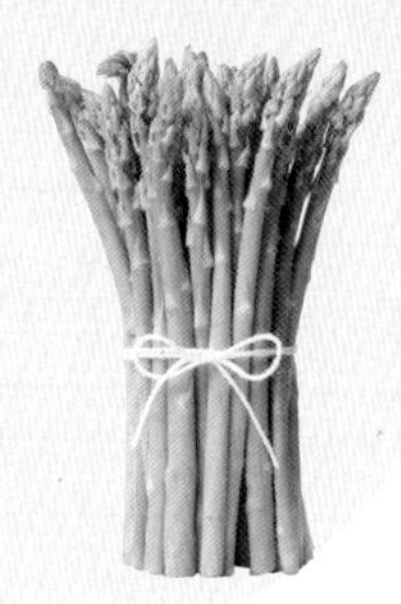

芦笋

预防癌症很重要的一点，就是要避免体内氧自由基的增加。芦笋含有抗氧化作用较强的β－胡萝卜素、维生素C、维生素E等，能有效清除身体内的氧自由基，防止细胞发生癌变。此外，芦笋还富含硒元素，而硒已被证实在防癌抗癌上有重要作用。

• 性味归经

性寒，味甘。归肺、胃经。

• 抗癌有效成分

β－胡萝卜素、维生素C、膳食纤维、皂苷化合物、硒、黄酮类等。

• 选购贴士

形状挺直、基部未老化、尖端未发黄、一折即断的芦笋较为新鲜，抗癌效果也比较好。

• 食用建议

○ 芦笋适合膀胱癌、恶性淋巴瘤、肺癌、皮肤癌、肝癌、胃癌及大肠癌患者食用。食用时应谨慎，不宜生吃，也不宜存放一周以上食用。

○ 芦笋中的叶酸很容易被破坏，所以若用来补充叶酸，应避免高温烹饪，比较常用的食用方法是煮汤或炒食，可先焯水至断生，再滑炒或略煮片刻即可。

• 防癌指南

○ 防癌、排毒养颜：取新鲜芦笋或罐头芦笋150克，倒入榨汁机中搅成糊状，放入冰箱中冷藏，每天食用2次，每次4小汤匙，温开水送服。

○ 预防消化道癌症：取新鲜芦笋100克，洗净切段，去皮南瓜150克，洗净切片。油锅上火，下葱、姜爆香，放入芦笋段和南瓜片翻炒至熟，出锅前撒上盐，炒匀盛出即可。

芦笋马蹄藕汤

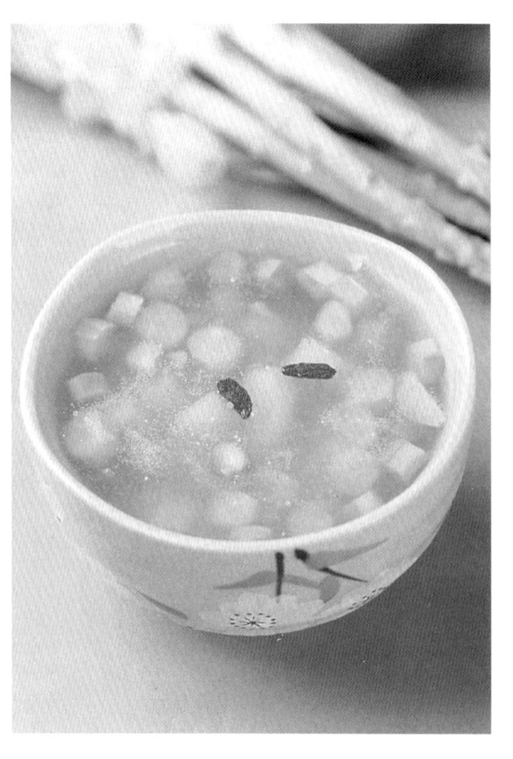

材料

马蹄肉50克，芦笋40克，藕粉30克

做法

1. 将洗净去皮的芦笋切丁。
2. 洗好的马蹄肉切开，改切成小块。
3. 把藕粉装入碗中，倒入适量温开水，调匀，制成藕粉糊，待用。
4. 砂锅中注入适量清水烧热，倒入切好的食材，拌匀。
5. 用大火煮约3分钟，至汤汁沸腾。
6. 倒入调好的藕粉糊，拌匀，至其溶入汤汁中即可。

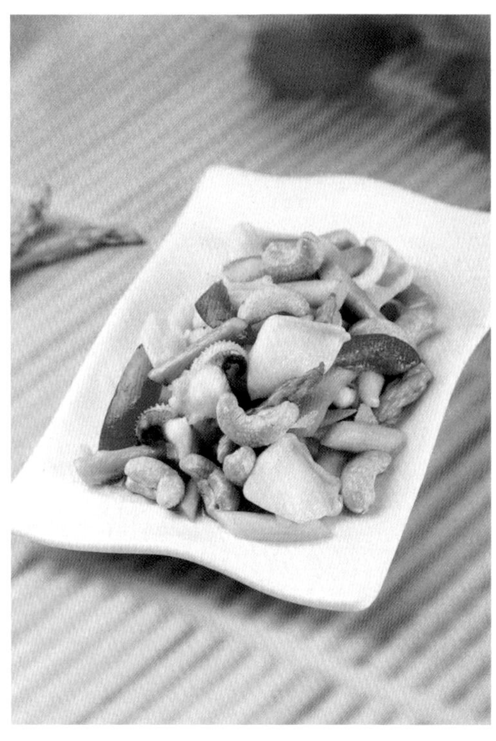

芦笋腰果炒墨鱼

材料

芦笋80克，腰果30克，墨鱼100克，彩椒50克，姜片、蒜末各少许，盐4克，鸡粉、料酒、水淀粉、食用油各适量

做法

1. 芦笋切成段；彩椒切成小块；墨鱼切成片装碗，加入少许盐、鸡粉、料酒、水淀粉，拌匀，腌制10分钟。
2. 彩椒、芦笋、墨鱼分别焯水，捞出。
3. 锅注油烧热，倒入腰果炸香，捞出。
4. 锅底留油，放入姜片、蒜末，爆香，倒入墨鱼、彩椒、芦笋翻炒，加入调味料炒匀，撒上腰果即可。

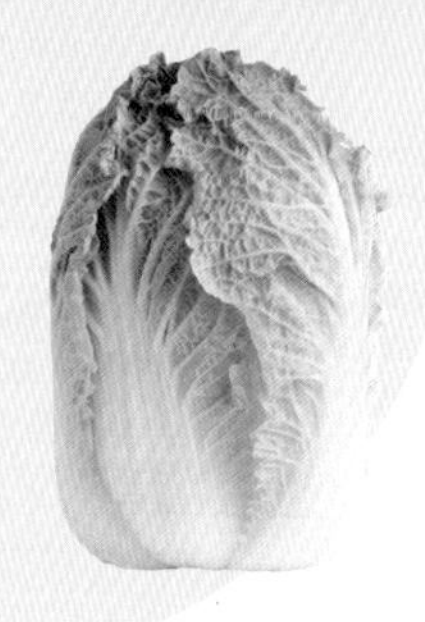

白菜

大白菜中含有吲哚-3-甲醇，这种化合物可使雌激素分解酶增加，帮助分解体内过多的雌激素，从而降低乳腺癌的发生概率。白菜中还含有丰富的钾，能将体内多余的盐分排出，有利于防癌抗癌。白菜搭配富含维生素C 的柑橘类水果食用，抗癌效果更佳。

• 性味归经

性微寒，味甘。归肠、胃经。

• 抗癌有效成分

吲哚-3-甲醇、β-胡萝卜素、维生素C、维生素E、膳食纤维、硒、钼、钾等。

• 选购贴士

以菜身干燥清洁、菜心结实、菜叶软、老帮少、根小、菜头紧、形状圆整者为上品。

• 食用建议

○ 白菜因含有吲哚-3-甲醇成分，所以是乳腺癌患者的首选食疗蔬菜，同时也非常适合大肠癌患者食用。但白菜性微寒，不适宜气虚胃弱、肺寒咳嗽者食用，更不宜凉食。

○ 切大白菜时，宜顺丝切，这样易熟。大白菜在沸水中焯烫的时间不可过长，20~30秒即可，烫得太久营养素会被破坏。

• 防癌指南

○ 润肠、促进排毒：水发粉丝50克，牡蛎肉60克，白菜段80克。锅中倒入适量的清水烧开，倒入白菜、牡蛎肉、水发粉丝，煮至食材熟软，加入盐、鸡粉调味即可。

鲮鱼白菜粥

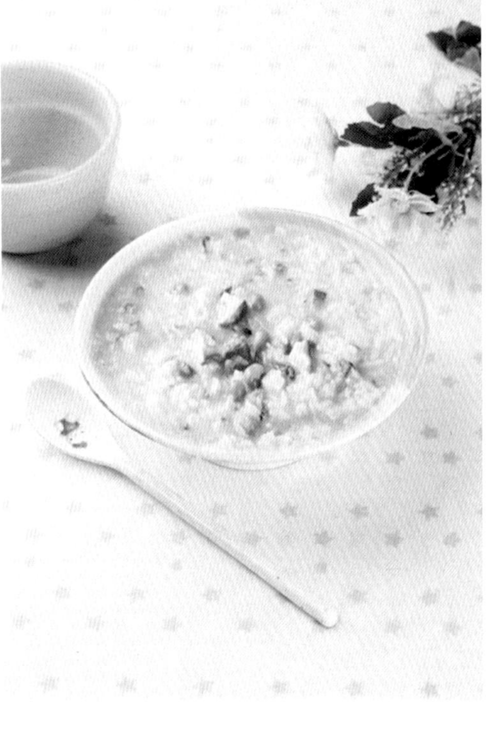

材料

水发大米200克，豌豆120克，大白菜90克，豆豉鲮鱼65克，鲜香菇40克，姜丝、葱花各少许，盐3克，食用油适量

做法

1. 将洗净的大白菜、香菇切成丁；豆豉鲮鱼切成小块。
2. 砂锅中注水烧开，放入洗净的大米，煮至熟软。
3. 下入豌豆、香菇、大白菜，用小火煮至食材熟透。
4. 放入姜丝，倒入豆豉鲮鱼，煮片刻至沸腾。
5. 加入盐，拌匀调味，撒上葱花即可。

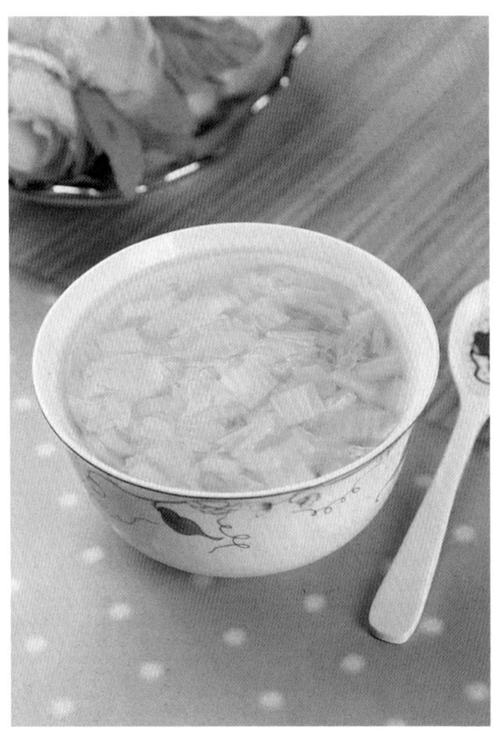

白菜清汤

材料

白菜120克，盐2克，芝麻油3毫升

做法

1. 洗好的白菜切开，切丁，备用。
2. 锅中注水烧开，倒入切好的白菜拌匀，烧开后用小火煮约10分钟。
3. 加入盐、芝麻油，拌煮至汤汁入味。
4. 关火后盛出煮好的白菜汤即可。

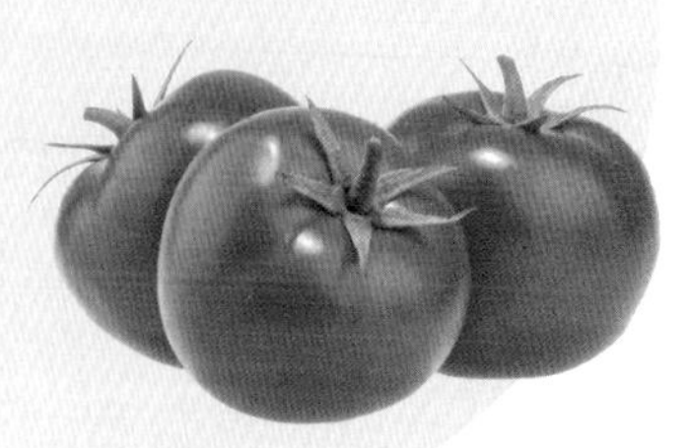

西红柿

西红柿中的番茄红素具有很强的抗氧化能力，能有效清除体内的氧自由基。此外，有学者计算，一个成人每天食用300克左右的西红柿，就可基本满足人体对维生素和矿物质的需要。经常食用西红柿可降低口腔癌、鼻咽癌、食管癌、胃癌、大肠癌和前列腺癌的发生概率。

• 性味归经

性凉，味甘、酸。归肝、胃、肺经。

• 抗癌有效成分

番茄红素、β-胡萝卜素、维生素C、维生素E、谷胱甘肽、膳食纤维等。

• 选购贴士

以果形周正，无裂口、虫咬，圆润、丰满、肉肥厚，心室小者为佳，不仅口味好，而且营养价值高。

• 食用建议

○ 做菜或煮汤时，应先用植物油略炒，这样能让番茄红素充分溶解出来，提高吸收率，抗癌效果更佳。

○ 未完全成熟的西红柿含有龙葵碱，若短时间内大量食用，容易引起中毒。生食西红柿时，应在切开后尽快食用，以防止维生素C流失。

• 防癌指南

○ 祛暑、健胃、防癌：取西红柿120克，洗净去蒂，切成小块。西瓜300克，切成小块。二者榨成果汁即可。

○ 润肠通便、防癌生津：取西红柿200克、芹菜200克，分别洗净切成小块。二者榨汁饮用。

西红柿肉末

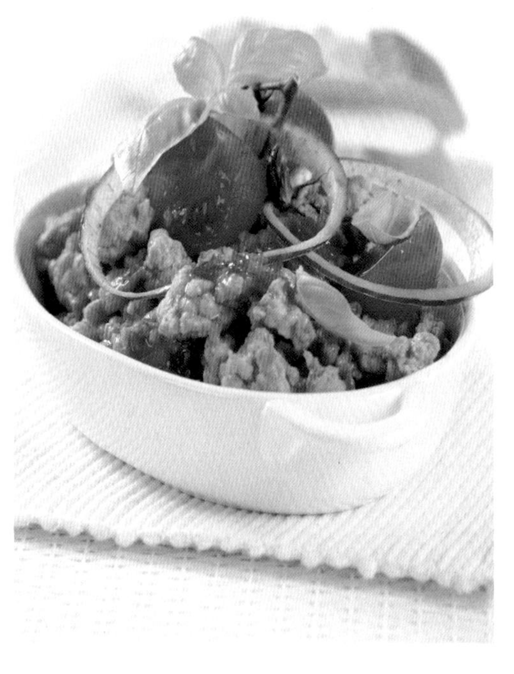

材料

肉末100克，西红柿80克，盐3克，鸡粉3克，料酒10毫升，生抽适量，水淀粉适量，食用油适量

做法

1. 洗净的西红柿切小瓣，再切成丁。
2. 用油起锅，倒入肉末，翻炒匀。
3. 淋入料酒，炒香、炒透。
4. 倒入生抽，加入盐、鸡粉，炒匀调味。
5. 放入切好的西红柿，翻炒匀。
6. 倒入水淀粉勾芡即可。

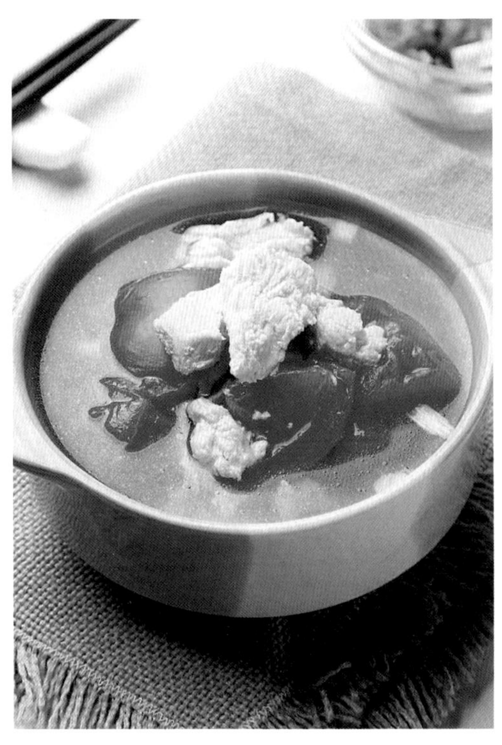

鸡肉西红柿汤

材料

鸡肉200克，西红柿70克，姜片10克，盐3克

做法

1. 处理好的鸡肉切成片，洗净的西红柿切块待用。
2. 备好电饭锅，加入备好的鸡肉、西红柿，再放入姜片、盐，注入适量清水拌匀。
3. 盖上盖，按下“功能”键，调至“靓汤”状态，时间定为30分钟，煮至食材熟透即可。

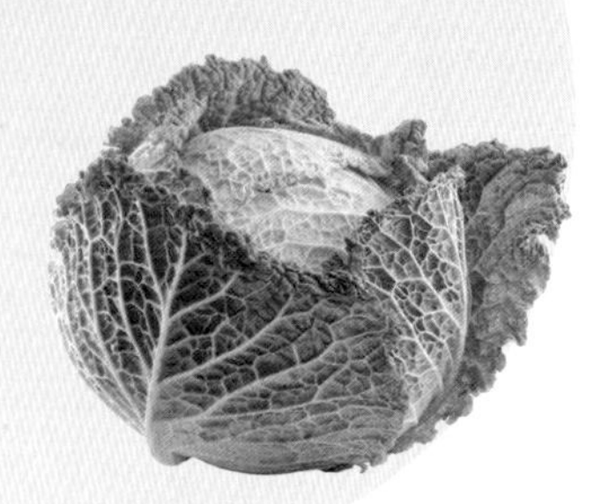

卷心菜

卷心菜等十字花科蔬菜中含有一种叫作异硫氰酸盐的物质，它具有很强的抗癌活性，对食管癌、胃癌、大肠癌、乳腺癌、肝癌、肺癌及膀胱癌均有一定的抑制作用，近年来受到营养学与预防医学界的高度重视。卷心菜中的维生素U还具有保护胃黏膜的作用。

• 性味归经

性平，味甘。归脾、胃经。

• 抗癌有效成分

吲哚、异硫氰酸盐、萝卜硫素、维生素C、β-胡萝卜素、多酚类、锌、硒等。

• 选购贴士

以叶球坚硬紧实者为佳。顶部隆起，表示球内开始挑薹，食用风味稍差，抗癌效果也不佳。

• 食用建议

○ 卷心菜的烹饪方法很多，用作主材与配菜皆可，热炒、凉拌、榨汁，素吃、荤食均非常可口，尤其适合胃癌、肠癌及呼吸道癌症患者食用。

○ 对于胃炎、胃溃疡及胃癌患者，建议每天将新鲜的卷心菜榨汁饮用，每日饮用2次，能杀灭胃中的病菌，消除炎症，促进溃疡面愈合，防癌抗癌。

• 防癌指南

○ 补脾益气、解毒防癌：取卷心菜200克，洗净切丝，加适量盐轻揉几下，挤出汁水。牛肉200克，洗净切丝，用葱花、生姜、酱油加水搅拌后，下油锅用急火熘炒，加料酒、白糖，翻炒均匀出锅。卷心菜下油锅急炒片刻，加入炒好的牛肉丝，加五香粉翻匀后盛出即可。

猪肉卷心菜卷

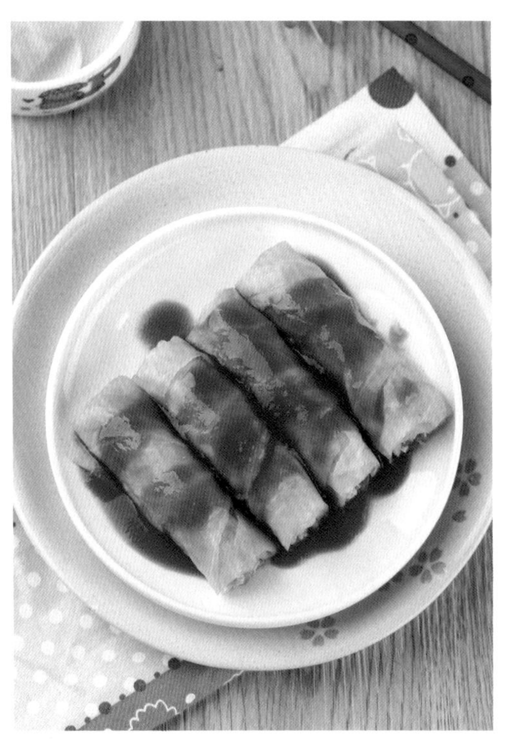

材料

肉末60克，卷心菜70克，西红柿75克，洋葱50克，蛋清少许，姜末少许，盐2克，水淀粉适量，西红柿酱各少许

做法

1. 锅中注水烧开，放入卷心菜煮软，捞出；西红柿去皮，切碎；洋葱切丁。
2. 取碗，放入西红柿、肉末、洋葱、姜末、盐、水淀粉，拌匀制成馅料。
3. 取卷心菜，放入适量馅料，卷成卷，用蛋清封口，制成数个生坯装盘。
4. 蒸锅上火烧开，放入卷心菜卷蒸约20分钟，取出，挤上西红柿酱即可食用。

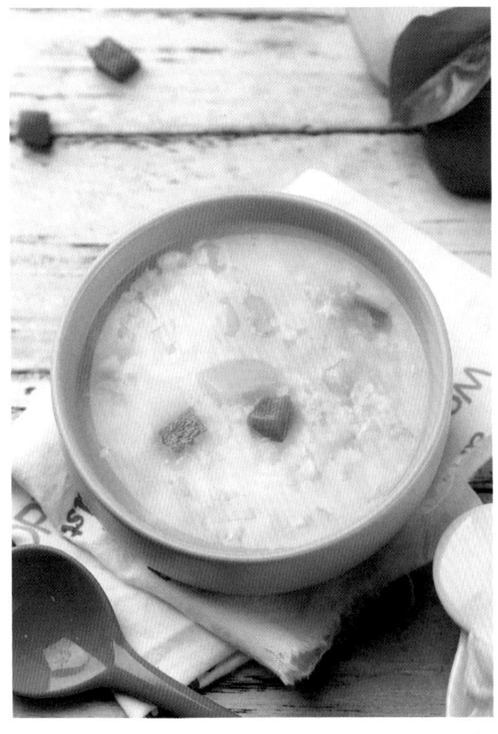

卷心菜甜椒粥

材料

水发大米65克，黄彩椒、红彩椒各50克，卷心菜30克

做法

1. 洗净的卷心菜切碎，红椒、黄椒切丁。
2. 砂锅中注水，放入卷心菜，倒入泡好的大米，炒约2分钟至食材转色，注水搅匀，加盖，用大火煮开后转小火煮30分钟至食材熟软，揭盖，倒入切丁的红黄彩椒，搅匀。
3. 加盖，煮约5分钟至彩椒熟软，揭盖，关火后盛出煮好的粥，装碗即可。

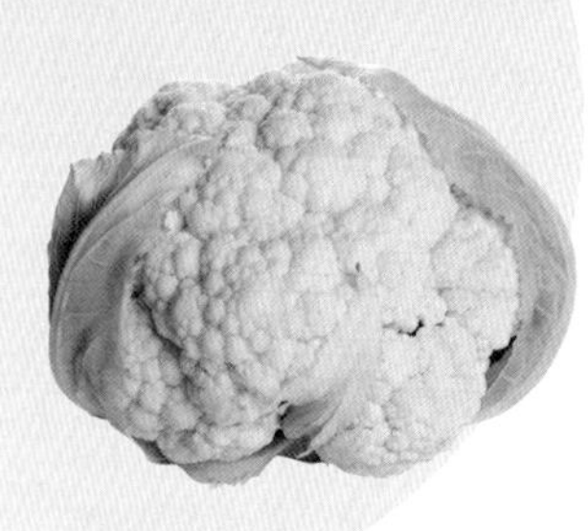

花菜

花菜属于十字花科蔬菜，含有多种抗癌成分，长期食用可以减少乳腺癌、大肠癌、胃癌等癌症的发病概率。花菜还含有丰富的维生素C，可以增强肝脏的解毒能力，提高人体免疫功能。

• 性味归经

性平，味甘。归胃、肝、肺经。

• 抗癌有效成分

异硫氰酸盐、吲哚、萝卜硫素、β-胡萝卜素、维生素C、维生素E、硒等。

• 选购贴士

以花球完整紧密、表面无黑斑、色淡洁白、新鲜脆嫩者为佳。

• 食用建议

○ 烹调花菜时应注意掌握火候，加热时间不宜过长，应采取大火快炒法，若煮汤用则应后放，这样既可以使花菜脆嫩清香，又可减少吲哚、维生素C 等营养素的流失。

○ 花菜茎部的膳食纤维含量及营养价值优于花球部分，对防治大肠癌有良好的效果，所以食用时应将茎部与花球部分一同食用。

• 防癌指南

○ 防癌、益气、健脾：取活鲫鱼一尾约250克，活杀后用盐水浸泡5分钟，去鳞、鳃和内脏后洗净。取花菜100克，洗净掰成小块。锅内放油烧热，下姜片炝锅，放鱼煎至表面微黄，加适量开水，烧开后小火煮半小时，加入花菜煮熟，最后以胡椒粉和盐调味，盛出即可。

肉酱花菜泥

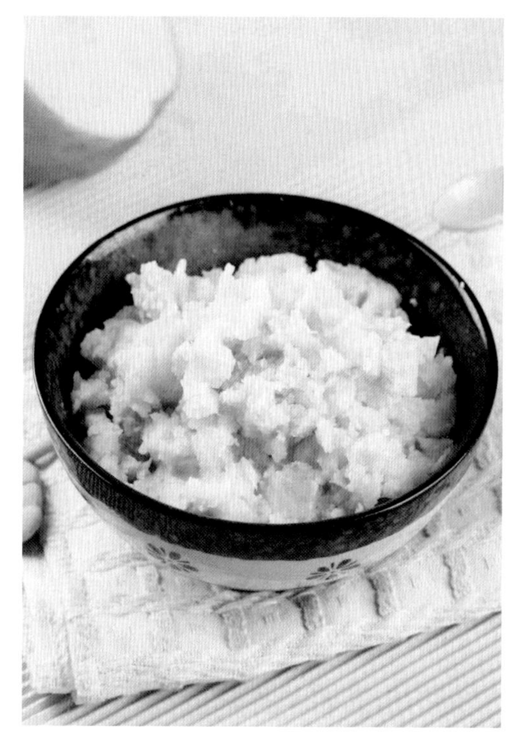

材料

土豆120克，花菜70克，肉末40克，鸡蛋1个，盐少许，料酒2毫升，食用油适量

做法

1.将去皮洗好的土豆切成条；洗净的花菜切碎；鸡蛋打入碗中，取蛋黄，备用。

2.用油起锅，倒入肉末，淋入料酒，炒香，倒入蛋黄，炒熟，盛出食材。

3.蒸锅置旺火上烧开，放入土豆、花菜，蒸至食材完全熟透，取出。

4.将土豆倒入大碗中，用勺子压成泥，加入熟花菜末，放入盐，再加入炒好的蛋黄肉末，快速搅拌至入味即成。

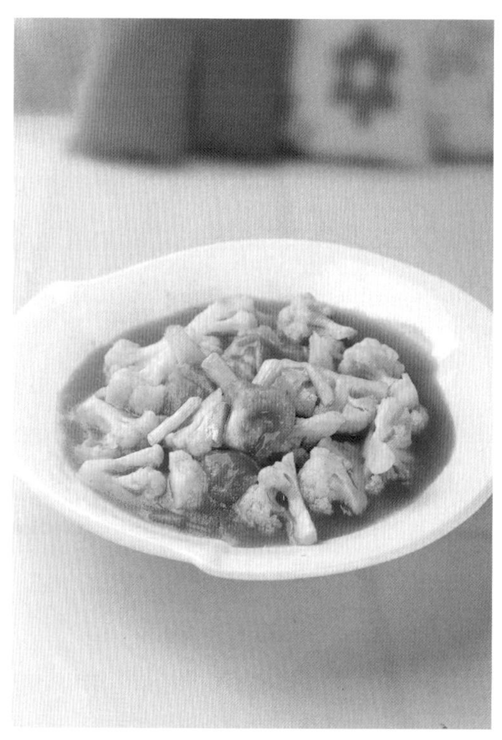

西红柿烩花菜

材料

西红柿100克，花菜140克，葱段少许，盐4克，鸡粉2克，西红柿酱10克，水淀粉5毫升，食用油适量

做法

1.洗净的花菜、西红柿切成块，备用。

2.锅中注水烧开，加入少许盐、食用油，倒入花菜，煮至其八成熟，捞出备用。

3.用油起锅，倒入西红柿，翻炒片刻，放入焯过水的花菜，翻炒均匀。

4.倒入适量清水，加入盐、鸡粉、西红柿酱、水淀粉，翻炒匀，调味勾芡。

5.盛出炒好的食材，撒上葱段即可。

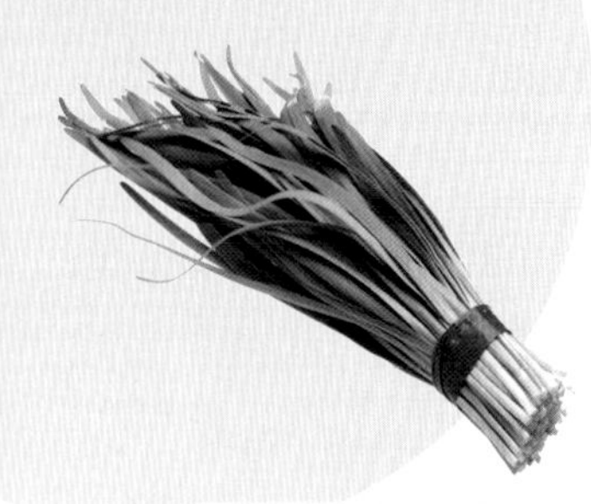

韭菜

韭菜含有辛香气味成分硫化丙烯，对胃癌、肺癌、食管癌及大肠癌均有一定的抑制作用。韭菜中丰富的β-胡萝卜素和维生素C能够阻断致癌物亚硝胺的合成，并抑制人体对它的吸收。韭菜中的人参三醇经研究具有较强的防癌作用。韭菜富含膳食纤维，能促进肠胃蠕动，对预防大肠癌作用尤为显著。

• 性味归经

性温，味甘、辛。归肾、肝经。

• 抗癌有效成分

硒、硫化丙烯、维生素C、人参三醇、β-胡萝卜素、膳食纤维。

• 选购贴士

选购的时候宜选择带有光泽、结实而新鲜水嫩的韭菜。

• 食用建议

○ 韭菜性温，经常手脚冰凉、下腹冷、腰酸或月经迟来的女性可以多吃，可以增强体力及促进血液循环，对身体有益。

○ 阴虚火旺的人不宜多吃韭菜，吃多了会“火上浇油”、心烦意燥，加重阴虚症状，对身体不利。

• 防癌指南

○ 温中、散寒、防癌：取韭菜200克，择洗干净后切成细碎末。取粳米100克，洗净后放入砂锅，加入适量水，大火煮沸后小火慢煮30分钟，待粳米熟烂后加入韭菜碎末，搅拌均匀后继续小火煮沸，盛出即可。

韭香肥牛

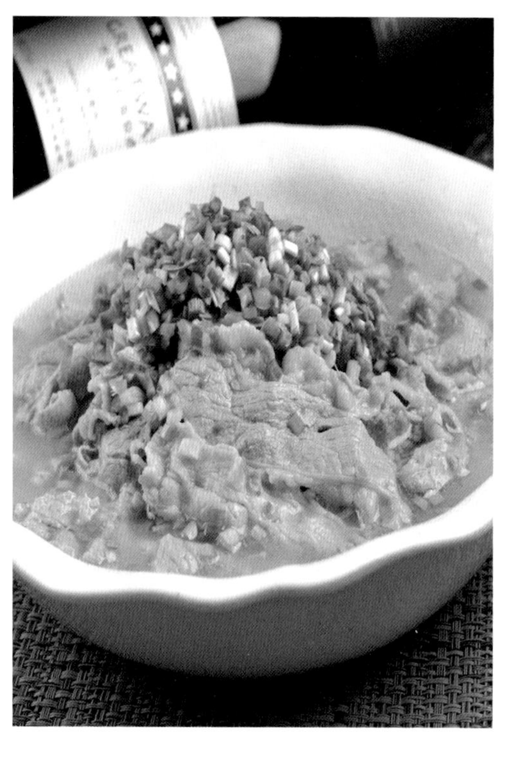

材料

肥牛卷300克，韭菜80克，盐2克，鸡粉2克，料酒10毫升，水淀粉适量，食用油适量

做法

1.韭菜择洗干净，切碎待用。
2.锅中加清水烧开，倒入肥牛卷拌匀，煮沸后捞出。
3.起油锅，倒入肥牛卷，加入料酒炒香。
4.倒入韭菜，加盐、鸡粉调味。
5.加入水淀粉勾芡，淋入熟油拌匀，烧煮约1分钟至入味即可。

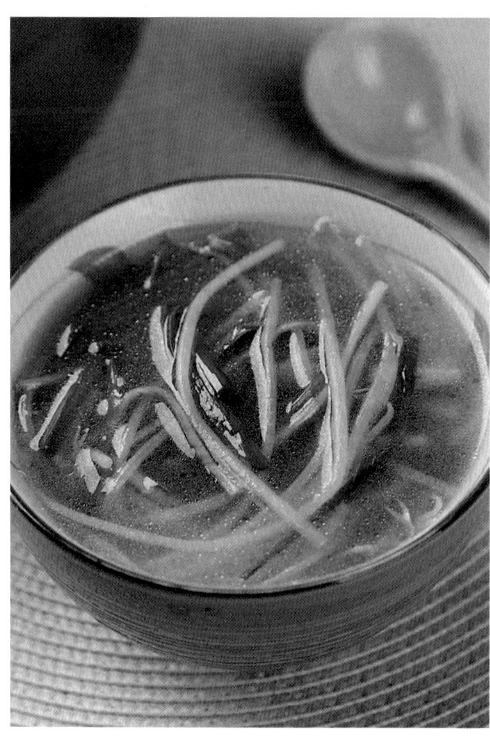

绿豆芽韭菜汤

材料

韭菜60克，绿豆芽70克，高汤适量，鸡粉2克，盐2克，食用油适量

做法

1. 韭菜择洗干净后切长段。
2. 热锅注油烧热，放入韭菜段，炒香。
3. 倒入洗净的绿豆芽，炒匀炒香。
4. 加入备好的高汤，用勺拌匀，用大火煮约1分钟至食材熟透。
5. 加鸡粉、盐调味，拌煮片刻至食材入味即可。

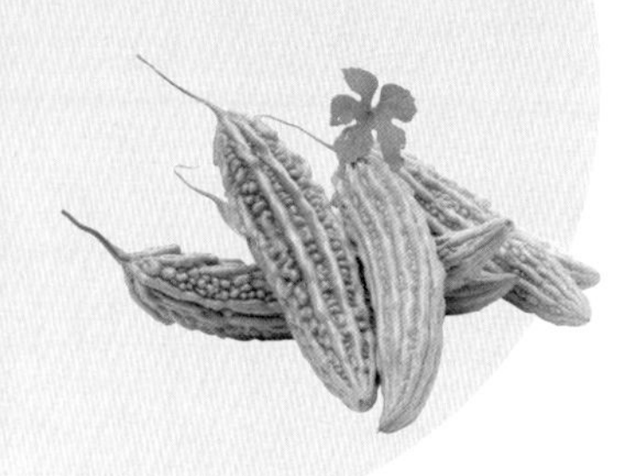

苦瓜

苦瓜中富含独特的苦瓜蛋白和葫芦素，这些物质能够有效抑制氧自由基，同时活化免疫细胞，有助于杀灭体内的癌细胞。苦瓜最好的烹调方式是凉拌，这样能够很好地保留苦瓜中所含的维生素，更有助于提高免疫力、防癌抗癌。苦瓜尤其适合恶性淋巴瘤和白血病患者食用。

• 性味归经

性寒，味苦。归心、肝、肺经。

• 抗癌有效成分

葫芦素、苦瓜蛋白、胰蛋白酶抑制剂、维生素C等。

• 选购贴士

苦瓜中的苦味成分主要是苷类物质，也是苦瓜的抗癌成分，以绿色和浓绿色品种的苦味最浓，绿白色次之。

• 食用建议

○ 生食苦瓜虽然有更佳的抗癌作用，但脾胃虚寒者不宜生食，以免引起呕吐、腹泻、腹痛。此外，孕妇也不宜大量食用苦瓜。

○ 苦瓜与其他食材同煮，如用苦瓜煮鱼汤，鱼肉及鱼汤均不沾苦味，因此苦瓜又有“君子菜”的美名，可放心搭配多种食材一起食用。

• 防癌指南

○ 去火、降糖、防癌：取苦瓜10克，洗净，去瓤、去子，切丁。取粳米50克，淘洗干净。将粳米和苦瓜放入砂锅，加适量清水熬成粥。可加冰糖调味。

○ 清热、祛暑、防癌：取苦瓜200克，洗净切丁，放入榨汁机中榨汁。将苦瓜汁与苦瓜渣混合，加入白糖拌匀，静置2小时后沥去汁即可饮用。

苦瓜炒鸡蛋

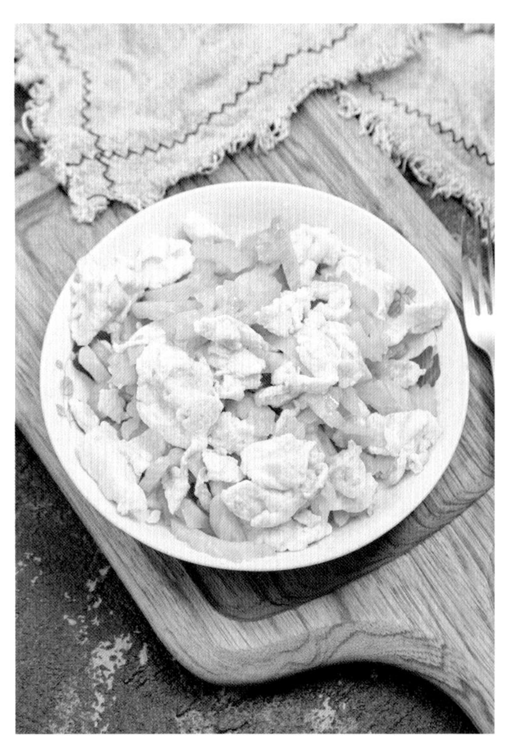

材料

苦瓜350克，鸡蛋1个，蒜末适量，盐2克，鸡粉2克，生抽5毫升，食用油适量

做法

1.苦瓜洗净去瓤，切片，待用。
2.鸡蛋打入碗内，加少许盐打散。
3.用油起锅，倒入蛋液，炒熟盛出。
4.热锅注油，倒入蒜末爆香，倒入苦瓜翻炒至熟。
5.倒入鸡蛋，炒匀，加入盐、鸡粉、生抽，炒匀入味即可。

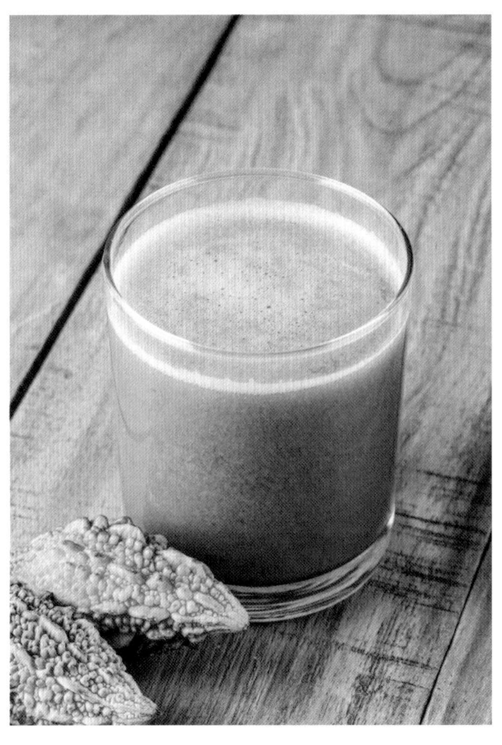

苦瓜黄瓜汁

材料

苦瓜30克，芹菜30克，黄瓜20克

做法

1.苦瓜洗净，去子，切成块。
2.芹菜洗净，切段。
3.黄瓜洗净，去皮，切块。
4.将苦瓜、芹菜、黄瓜放入榨汁机中，加入适量冷开水。
5.启动榨汁机榨成汁，倒入杯中即可。

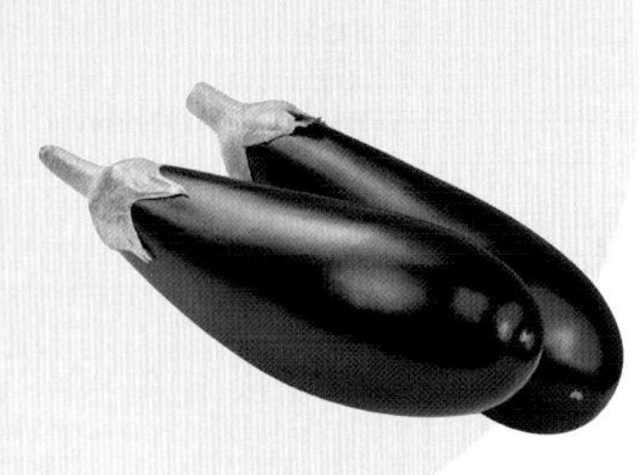

茄子

茄子的紫色来源于一种叫作花色素苷的多酚类化合物，它具有很强的还原性，能够清除身体内的氧自由基，从而抑制细胞发生癌变，同时具有降低胆固醇的作用。此外，茄子中还含有另一种防癌能力很强的物质——绿原酸。这两种物质大量存在于紫色的茄子皮中。

• 性味归经

味甘，性凉。归脾、胃、大肠经。

• 抗癌有效成分

龙葵碱、花色素苷、绿原酸、生物碱、维生素E、膳食纤维等。

• 选购贴士

由于紫茄子中龙葵碱含量较其他品种高，因此紫茄子的抗癌效果比较好，宜选购。

• 食用建议

○ 茄子的皮和蒂中营养素含量更丰富，可用作抗癌食疗。茄子蒂可摘下来晒干，冬天用来煲汤。

○ 茄子的吸油能力很强，用植物油烹炒，或者将茄子与瘦肉搭配食用，能使茄子和瘦肉中的脂溶性维生素更好地被吸收，防癌抗癌效果也更佳。

• 防癌指南

○ 清热活血、止痛防癌：取茄子300克，洗净后切成片，上锅蒸25分钟后取出凉凉。将蒸过的茄子沥水，加入香油、盐、芝麻酱、蒜末，拌匀即可。

○ 宽中活血、降压防癌：取茄子300克，洗净后切成条。取猪瘦肉50克，洗净切丝。炒锅置火上，加植物油烧至七成热后加入肉丝煸炒，再加入蒜末、豆瓣酱炒至肉丝发红，倒入茄条炒至皱皮，加入调味料调味即可。

粉蒸茄子

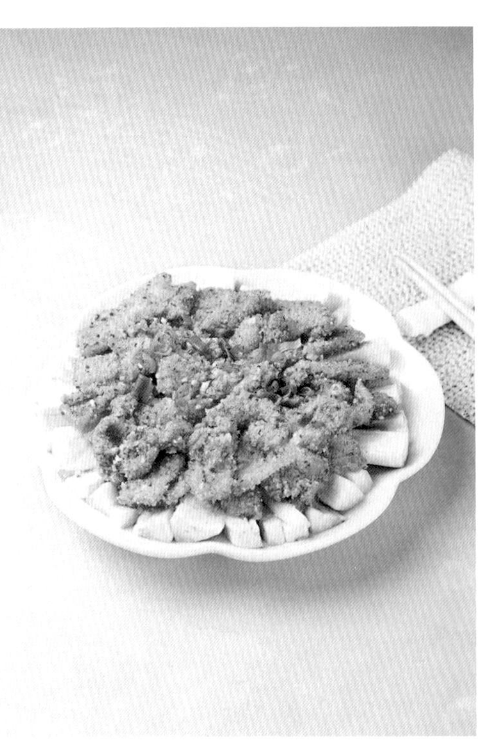

材料

茄子350克，五花肉200克，蒜末、葱花各少许，盐2克，鸡粉2克，料酒4毫升，生抽6毫升，芝麻油4毫升，蒸肉粉40克

做法

1.洗净的茄子切条；五花肉切薄片。

2.把肉片装入碗中，加入料酒、盐、鸡粉、生抽、蒜末、蒸肉粉、芝麻油拌匀，腌至入味。

3.取一蒸盘，摆上茄条，上方均匀地铺上腌渍后的材料。

4.上蒸锅蒸10分钟至其熟透，最后撒上葱花即可。

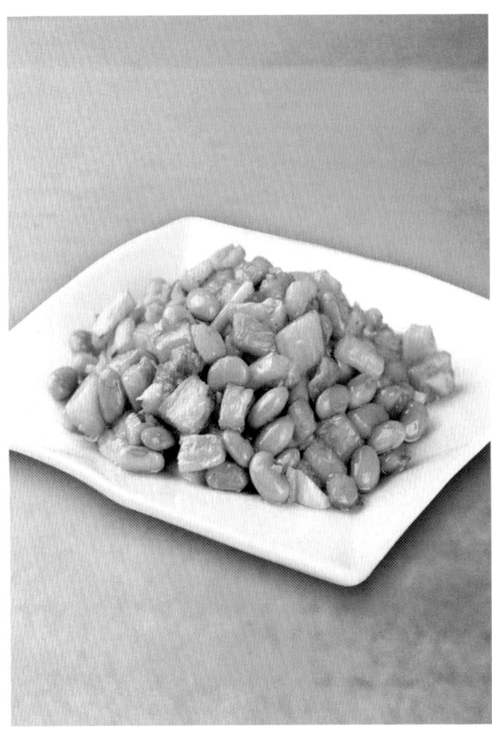

青豆烧茄子

材料

青豆200克，茄子200克，蒜末、葱段各少许，盐3克，鸡粉2克，生抽6毫升，水淀粉、食用油各适量

做法

1.洗净的茄子切成小丁块，待用。

2.锅中注水烧开，倒入青豆，汆水，捞出待用。

3.热锅注油烧热，倒入茄子丁，炸至其色泽微黄，捞出，沥干油，待用。

4.锅底留油，放入蒜末、葱段，爆香，倒入青豆、茄子丁，炒匀，加入盐、鸡粉、生抽、水淀粉，翻炒匀即可。

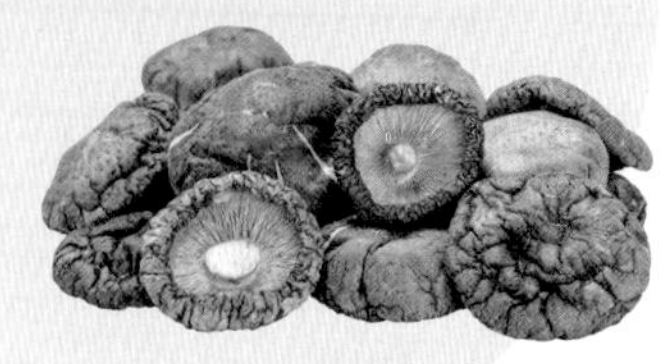

香菇

菌菇类食物具有卓越的抗癌效果，这主要来自其含有的香菇多糖，它能提高巨噬细胞的吞噬功能，强化免疫系统杀伤癌细胞的能力。研究人员发现，在癌症患者免疫功能受抑制时，食用香菇能使免疫功能增强。癌症患者手术后，如每天坚持食用10克香菇干品，有防止癌细胞转移的作用。

• 性味归经

性平，味甘。归肝、胃经。

• 抗癌有效成分

香菇多糖、膳食纤维、锌、硒、维生素D等。

• 选购贴士

优质香菇菇盖大且肉厚浑圆，盖边完整，色泽鲜明，气味香浓，抗癌效果也好。

• 食用建议

○ 香菇用作抗癌食疗，以煮粥为佳。将新鲜的香菇切成小丁，与大米及其他食材一起熬煮成粥即可，尤其适合消化道癌症、肺癌及宫颈癌患者食用。

○ 如果新鲜香菇比较干净，只要用清水冲净即可，这样可以保存香菇的鲜味。如果是干蘑菇，泡发香菇的水不要丢弃，很多营养物质都溶在水中，可用来做高汤。

• 防癌指南

○ 增强免疫力、防癌：取牛肉丸350克，切上十字花刀。鲜香菇、口蘑少许，洗净切成小块。香菜洗净切段。锅中注油烧至五成热，倒入牛肉丸，滑油片刻后捞出备用。锅留底油，放入姜片，倒入料酒和浓汤，煮沸后下入牛肉丸，大火烧开，倒入香菇和口蘑，加入盐、味精、鸡粉拌匀，煮1～2分钟至熟，撒入备用香菜末，盛出即可。

栗焖香菇

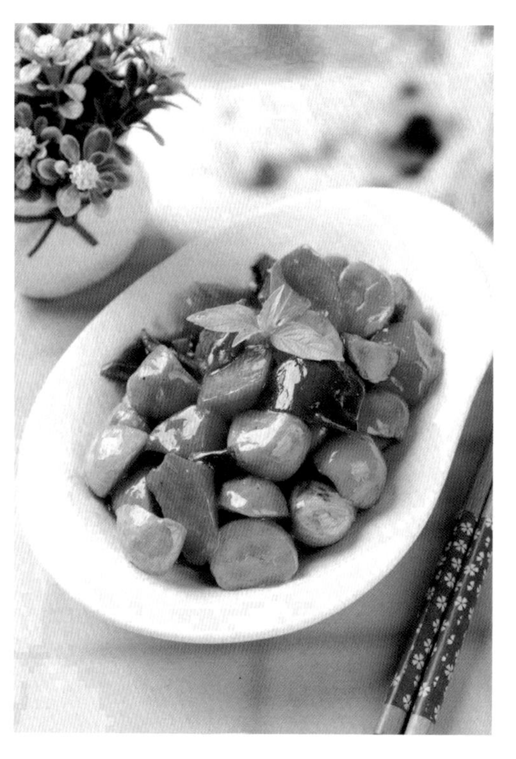

材料

去皮板栗200克，鲜香菇40克，去皮胡萝卜50克，盐、鸡粉、白糖各1克，生抽、料酒、水淀粉各5毫升，食用油适量

做法

1.洗净的板栗对半切开；洗好的香菇切成小块状；洗净的胡萝卜切滚刀块。

2.用油起锅，倒入切好的板栗、香菇、胡萝卜，将食材翻炒均匀。

3.加入生抽、料酒及200毫升左右的清水，加入盐、鸡粉、白糖充分拌匀，用大火煮开后转小火焖15分钟使其入味，最后用水淀粉勾芡即可。

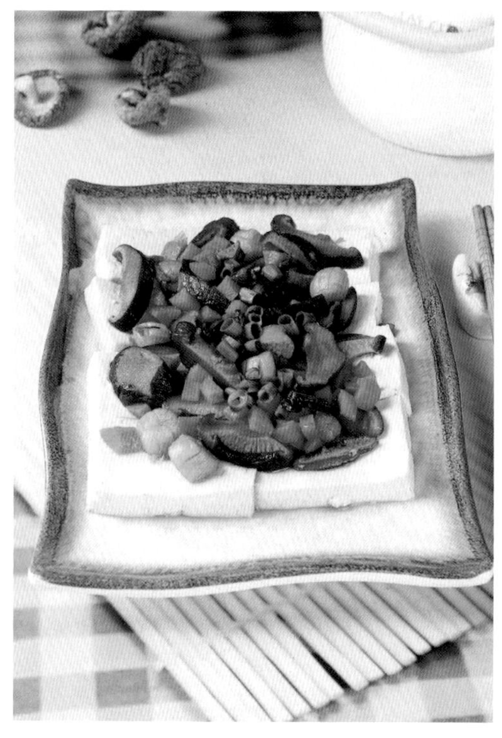

干贝香菇蒸豆腐

材料

豆腐250克，水发香菇100克，干贝40克，胡萝卜80克，葱花少许，盐2克，鸡粉2克，生抽、料酒、食用油各适量

做法

1.泡发好的香菇切粗条；胡萝卜去皮切成粒；豆腐切成块，摆放在盘子上。

2.热锅注油烧热，倒入香菇、胡萝卜，翻炒匀，倒入干贝，注入少许清水，加入调味料炒匀，大火收汁，关火，将炒好的材料盛出放入豆腐中。

3.蒸锅上火烧开，放入豆腐，大火蒸8分钟，取出，撒上葱花即可。

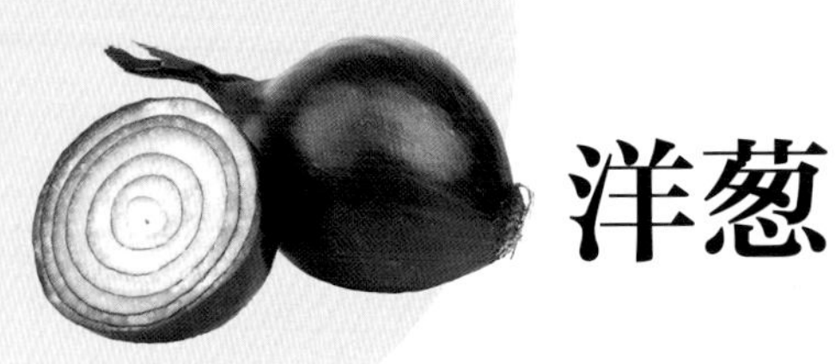

洋葱

洋葱中的防癌抗癌物质主要是硒元素和槲皮素。硒元素既能增强人体免疫功能，又能抑制癌细胞生长，槲皮素也能显著抑制癌细胞的生长。美国医学家主张每人每天食用50克左右的洋葱预防胃癌，其实不仅是胃癌，常食洋葱还能降低大肠癌、卵巢癌等多种癌症的发病风险。

• 性味归经

性温，味辛。归心、脾经。

• 抗癌有效成分

大蒜素、槲皮素、硫化物、维生素E、B族维生素、维生素C、硒等。

• 选购贴士

新鲜的洋葱，按压时有坚实感，外皮薄，干爽且带深茶色，富有光泽。

• 食用建议

○ 紫色洋葱通常辣味不太浓，可以生吃，如凉拌、泡水等。深茶色洋葱辛辣味浓，宜熟食，如炒食、煮汤等。

○ 洋葱性温，味辛辣，阴虚火旺、容易“上火”的人需慎食。皮肤瘙痒性疾病、眼疾、胃病患者宜少吃。

• 防癌指南

○ 解毒、降压、防癌：取洋葱100克，洗净切成细丝，放入砂锅，加适量清水，煎煮10分钟。停火后趁热调入适量蜂蜜，搅拌均匀即可。

○ 润肠健脾、散寒、防癌：取排骨300克，洋葱60克，胡萝卜80克，盐适量。食材处理好后一起焖煮。

肉泥洋葱饼

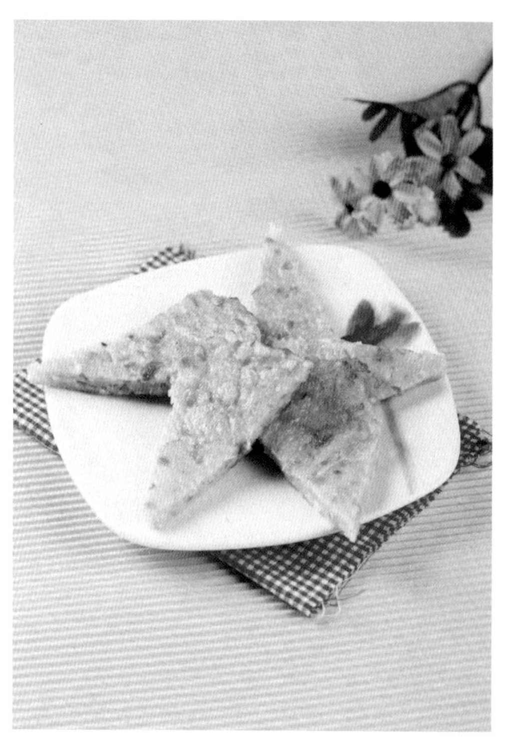

材料

瘦肉90克，洋葱40克，面粉120克，盐2克，食用油适量

做法

1.取榨汁机，选绞肉刀座组合，放入瘦肉搅成肉泥，放在小碟子中，备用。

2.将去皮洗净的洋葱切成粒。

3.把面粉倒入碗中，加适量清水，倒入肉泥，顺一个方向，搅至面团起劲。

4.加入洋葱，撒上盐，搅拌至盐分融于面团中，制成面糊，待用。

5.煎锅中注油烧热，倒入面糊，压成饼状，用小火煎至两面金黄色即可。

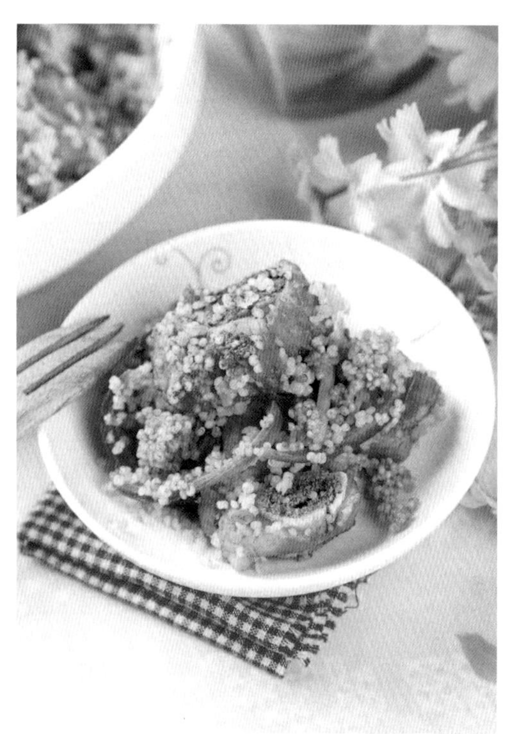

小米洋葱蒸排骨

材料

水发小米200克，排骨段300克，洋葱丝35克，姜丝少许，盐3克，白糖、老抽各少许，生抽3毫升，料酒6毫升

做法

1.把洗净的排骨段装碗中，放入洋葱丝，撒上姜丝，搅拌匀。

2.加入少许盐、白糖，淋上适量料酒、生抽、老抽，拌匀。

3.倒入洗净的小米，搅拌一会儿，把拌好的材料转入蒸碗中，腌制约20分钟。

4.蒸锅上火烧开，放入蒸碗，盖上盖，用大火蒸约35分钟即可。

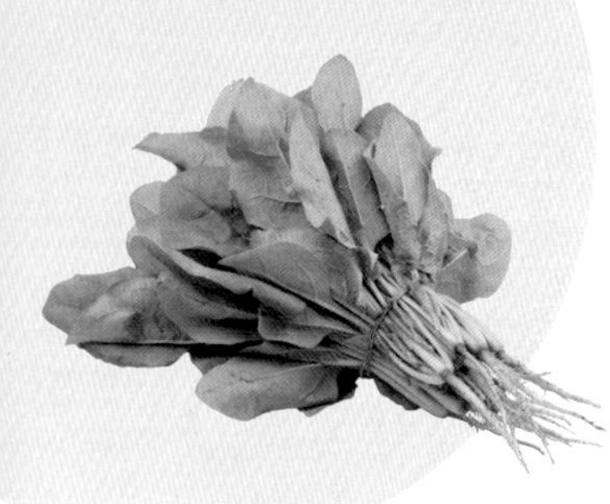

菠菜

菠菜不仅是抗贫血的食疗佳品，而且还具有良好的防癌抗癌作用。100克菠菜可满足人体一天对维生素C的需要和两天对胡萝卜素的需要。维生素C和维生素E等成分可抑制体内过多的氧自由基，起到防癌作用。另外，菠菜还含有膳食纤维等营养成分，可以帮助清除肠道内的有害物质。

• 性味归经

性凉，味甘。归大肠、胃经。

• 抗癌有效成分

β-胡萝卜素、隐黄素、叶绿素、维生素B_{12}、维生素C、维生素E、膳食纤维、酚类。

• 选购贴士

菠菜要选嫩叶小颗，且保留菠菜根的。以菜梗红短，叶子伸张良好，且叶面宽、叶柄短者为佳。

• 食用建议

○ 菠菜很容易熟，烫煮的时间不宜过长，否则会导致维生素损失过多，降低抗癌功效，再则煮得太烂，吃起来口感发腻。

○ 菠菜含草酸较多，因此具有涩味，摄入过多草酸还会影响身体对矿物质的吸收。烹调之前先将洗干净的菠菜快速在开水里焯一下，可去除草酸。

• 防癌指南

○ 防癌益肾、补血养颜：取菠菜150克，洗净切段。取虾仁200克，洗净。炒锅上火，放油烧热，下菠菜，大火快炒，调入盐、料酒，出锅装盘。锅底留油烧热，下蒜末、姜片煸香，倒入虾仁翻炒，加调味料炒匀，倒在菠菜上即可。

西蓝花菠菜汁

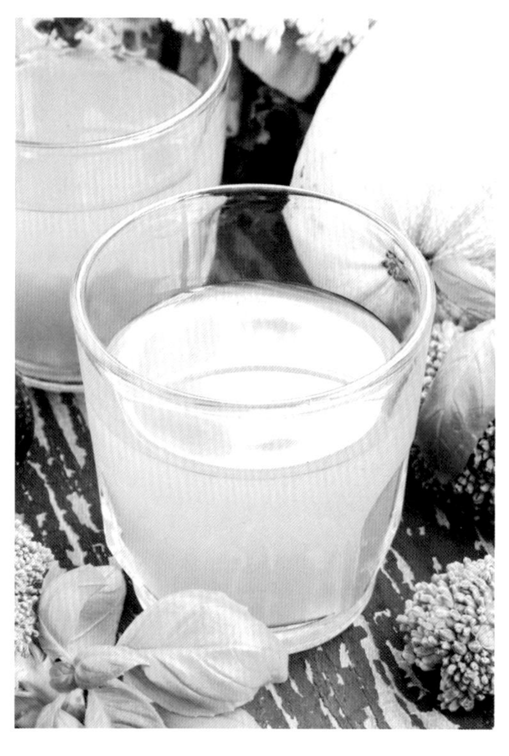

材料

西蓝花100克，菠菜100克，蜂蜜适量

做法

1. 将西蓝花洗净，切成小片，待用。
2. 将菠菜清洗干净，去掉根须，切成小段，待用。
3. 将西蓝花和菠菜倒入榨汁机内榨成汁。
4. 依据个人口味添加适量蜂蜜食用。

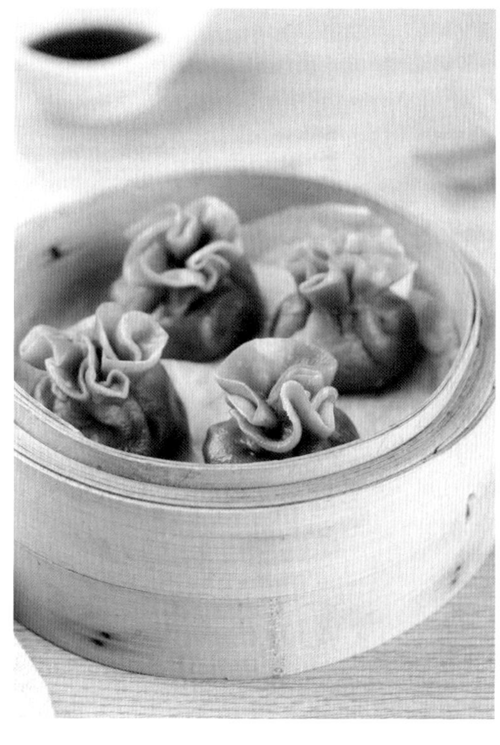

菠菜烧麦

材料

中筋面粉200克，豆沙馅适量，菠菜汁50克

做法

1. 将面粉、菠菜汁混在一起搅拌均匀，揉成软面团。
2. 将菠菜面醒10分钟左右，搓成长条，切成小剂子。
3. 将小剂子压扁，擀成面片，中间放入豆沙馅，虎口收拢，往中间捏紧成型。
4. 将烧麦生坯放上蒸屉，放入煮好沸水的锅中，蒸20分钟左右至熟透即可。

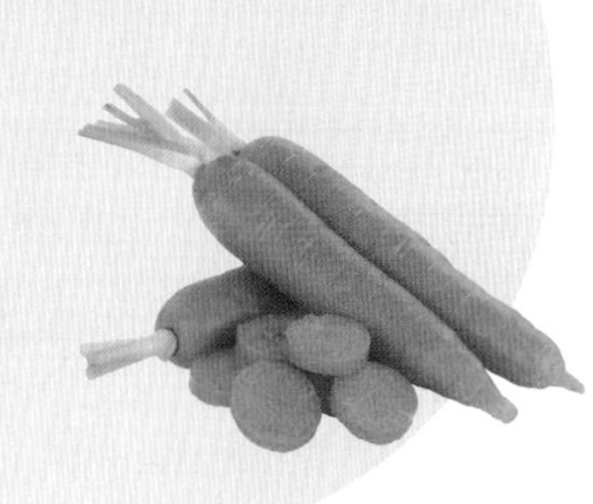

胡萝卜

营养丰富又美味的胡萝卜，含有很多可以抑制氧自由基的β－胡萝卜素，含量远远超越其他黄绿色蔬菜。此外，胡萝卜还含有丰富的钾、钙、铁等矿物质。在进行饮食疗法时，建议多多摄取。胡萝卜是适合每天榨成蔬果汁饮用的第一名食材。

• 性味归经

性平，味甘。归脾、肺经。

• 抗癌有效成分

β－胡萝卜素、B族维生素、维生素A、维生素C、维生素E等。

• 选购贴士

宜挑选外表光滑、无伤痕、比较重的胡萝卜，存放时间长的胡萝卜会变轻。

• 食用建议

○ 胡萝卜素为脂溶性物质，用油炒或与肉一同烹调，食用后易在肠内一系列酶的作用下转变为维生素A，从而被充分吸收。

○ 胡萝卜切得越碎，其营养物质越容易被吸收，与肉一起炖时可切成小块，炒时最好切成细丝，便于其中的胡萝卜素充分与油接触。

• 防癌指南

○ 益气、生津、防癌：取胡萝卜200克，洗净切成薄片。猪瘦肉100克，洗净切成薄片，加盐、料酒、姜末和湿淀粉拌匀。炒锅里热油，倒入胡萝卜炒至八成熟后盛入碗中。锅中留余油烧热，倒入肉片，炒至将熟时加少许水，加入胡萝卜片，翻炒3分钟，加盖焖熟，加盐炒匀，盛出即可。

○ 养肝、明目、防癌：取胡萝卜100克，洗净切片。取黄豆40克，洗净后加水浸泡2小时。将胡萝卜和黄豆放入榨汁机中，加适量水榨成汁，煮沸即可。

玉米胡萝卜鸡肉汤

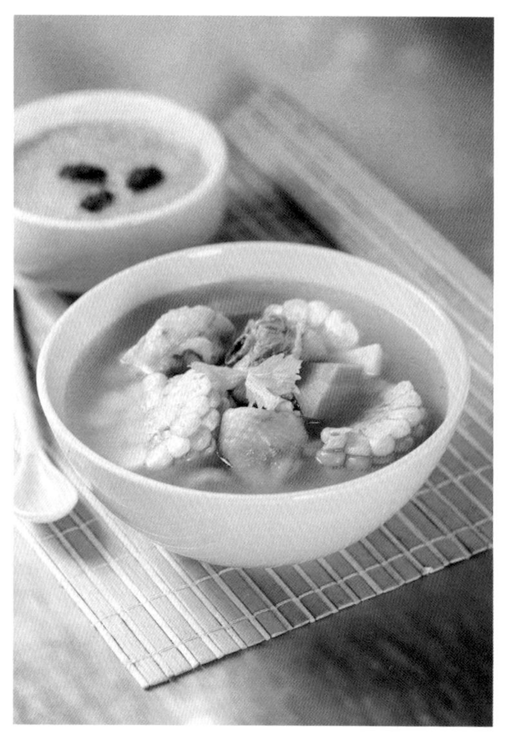

材料

鸡肉块350克，玉米块170克，胡萝卜120克，姜片少许，盐、鸡粉各3克，料酒适量

做法

1. 洗净的胡萝卜切成小块，备用。
2. 锅中注水烧开，倒入洗净的鸡肉块，加入料酒，用大火煮沸，汆去血水，捞出，沥干水分，待用。
3. 砂锅中注水烧开，倒入鸡肉、胡萝卜、玉米块、姜片，拌匀，烧开后用小火煮约1小时至食材熟透，放入盐、鸡粉，拌匀调味即可。

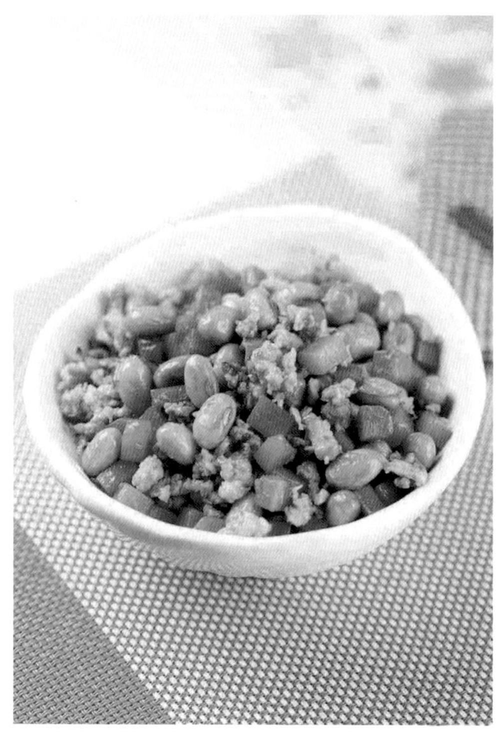

肉末胡萝卜炒青豆

材料

肉末90克，青豆90克，胡萝卜100克，姜末、蒜末、葱末各少许，盐3克，鸡粉少许，生抽4毫升，水淀粉、食用油各适量

做法

1. 将洗净的胡萝卜切条形，再切成粒。
2. 锅中注水烧开，加入少许盐，倒入胡萝卜粒、青豆煮至断生，捞出待用。
3. 用油起锅，倒入肉末，翻炒均匀，倒入姜末、蒜末、葱末，炒香、炒透，再淋入生抽，拌炒片刻。
4. 倒入焯煮过的食材，翻炒匀，加入盐、鸡粉、水淀粉调味勾芡即可。

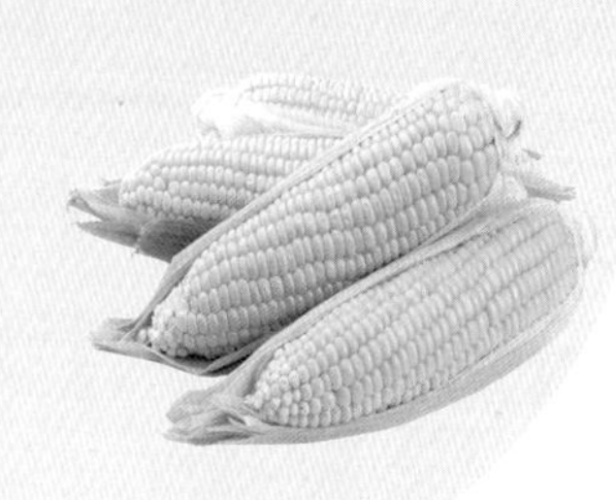

玉米

玉米中的黄色成分隐黄素、玉米黄质和叶黄素，全都具有很强的抗氧化效果，其中玉米黄质又有保护视网膜的作用。另外，玉米中还含有丰富的膳食纤维，可以抑制脂肪的吸收，刺激肠道蠕动，预防大肠癌的发生。

• 性味归经

性平，味甘。归胃、肾经。

• 抗癌有效成分

隐黄素、叶黄素、玉米黄质、胡萝卜素、B族维生素、维生素C、膳食纤维、硒等。

• 选购贴士

用手捏捏，以软硬适中的玉米为上乘。过硬的太老，过软的太嫩。玉米粒应没有凹陷，饱满有光泽。

• 食用建议

○ 玉米虽有一定的抗癌作用，但切勿食用霉变的玉米或玉米淀粉。因为霉变的玉米中感染有黄曲霉菌，它产生的黄曲霉毒素具有很强的致癌活性。

○ 若购买了带须的新鲜玉米，不要将玉米须丢弃，可以将其洗净后用水煎服，具有利尿、利胆、降压、止血、预防癌症的作用。

• 防癌指南

○ 补脾健胃、强体防癌：取鲜玉米100克，牛奶250毫升，红糖20克。玉米洗净后剥粒，捣烂成泥糊状后放入锅中，加适量清水，煨煮30分钟。过滤后取汁，加入牛奶和红糖，煮至将沸时盛出即可。

松仁玉米

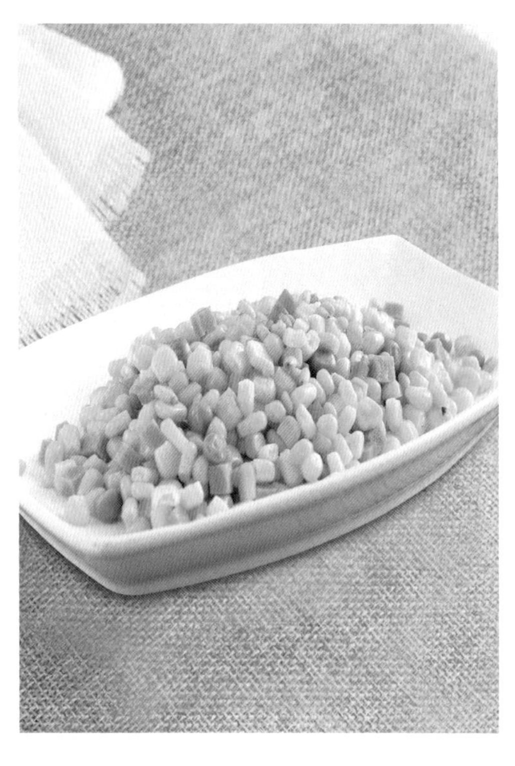

材料

玉米粒130克，火腿、豌豆、去皮胡萝卜各30克，松仁70克，青椒、红椒、蒜末各适量，盐3克，鸡粉3克，生抽10毫升，食用油适量

做法

1.胡萝卜切小丁；火腿切小丁，青椒、红椒切丁。
2.玉米粒、胡萝卜丁、豌豆丁分别焯熟，待用。
3.热锅注油，倒入蒜末爆香。
4.倒入胡萝卜丁、豌豆、玉米粒拌匀。
5.倒入松仁、火腿丁炒匀。
6.加入盐、鸡粉、生抽拌匀入味。
7.关火后，将炒好的食材盛入碗中即可。

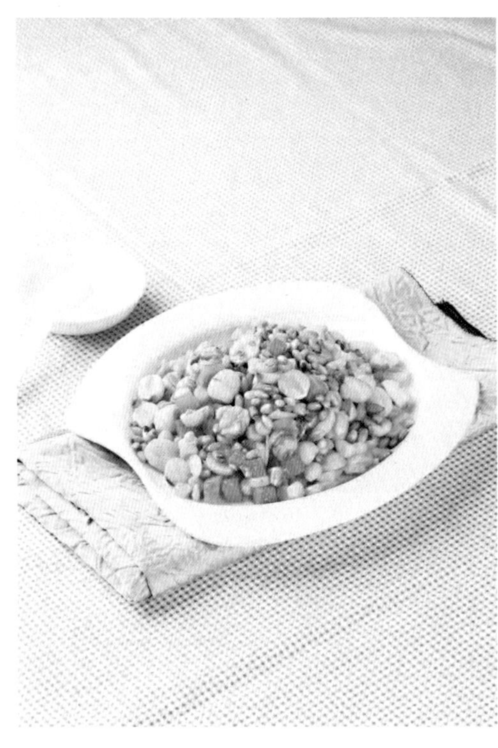

莲子松仁玉米

材料

鲜莲子150克，鲜玉米粒160克，松子70克，胡萝卜50克，蒜末、葱花各少许，盐4克，水淀粉、食用油各适量

做法

1.胡萝卜去皮切丁，莲子去心。
2.锅中注水烧开，放入胡萝卜、玉米粒、莲子，煮至八成熟，捞出备用。
3.松子下油锅，滑油至熟，捞出待用。
4.用油起锅，放入蒜末，爆香，倒入玉米粒、胡萝卜、莲子，拌炒匀。
5.加入盐、水淀粉，调味勾芡，盛出装盘，撒上松子、葱花即可。

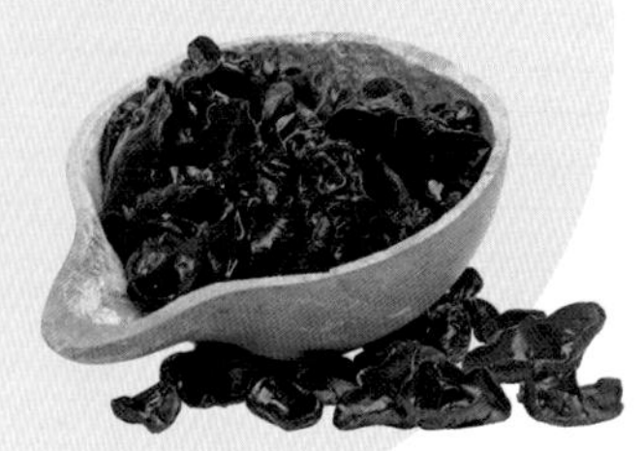

黑木耳

木耳中的胶质可把残留在人体消化系统内的灰尘、杂质吸附集中起来排出体外，从而起到清胃涤肠的作用。另外，木耳中还含有丰富的纤维素，同样也会促进胃肠蠕动，及时排出有害物质。黑木耳含有抗肿瘤活性物质，能增强机体免疫力，经常食用可防癌抗癌，尤其适用于宫颈癌、肠癌患者。

• 性味归经

性平，味甘。归胃、大肠经。

• 抗癌有效成分

木耳多糖、膳食纤维、胶质、维生素B_1、维生素B_2、维生素E、铁等。

• 选购贴士

以朵面乌黑有光泽、朵背略呈灰白色者为上品。整耳收缩均匀，干薄完整，手感轻盈，拗折脆断，互不粘结。

• 食用建议

○ 干木耳泡发时，建议用热水，这样可以缩短泡发时间。泡发时间超过8小时的木耳，容易滋生细菌，引起食物中毒。

○ 黑木耳通过高温烹煮后，可以增加抗癌成分木耳多糖的溶解度，有助于身体吸收和利用，所以黑木耳务必要煮熟后再食用。

• 防癌指南

○ 润肺生津、解毒防癌：取黑木耳50克，泡发、洗净、切碎。红枣5枚洗净。大米100克，淘洗干净。锅中加水，放入大米和红枣同煮，煮至五成熟时，加入黑木耳、冰糖，煮至黏稠后盛出即可。

肉末木耳

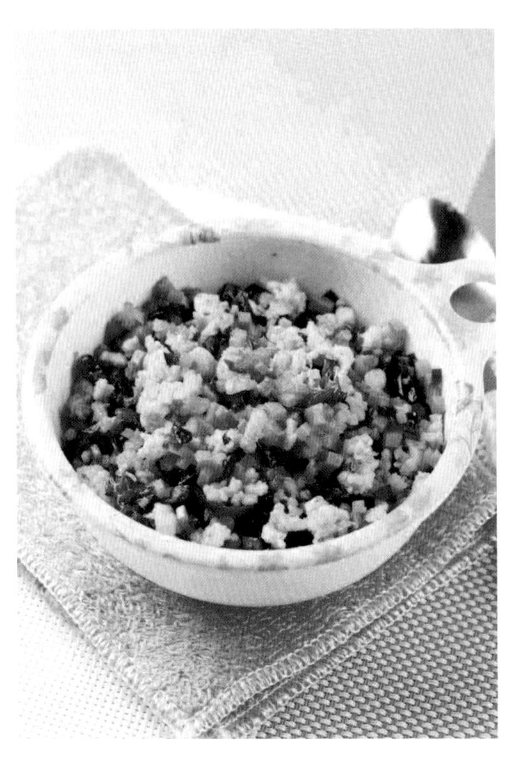

材料

肉末70克，水发木耳35克，胡萝卜40克，盐少许，生抽、高汤、食用油各适量

做法

1.将洗净的胡萝卜切成粒；把水发好的木耳切成粒。
2.用油起锅，倒入肉末，炒至转色，淋入生抽，拌炒香。
3.倒入胡萝卜，炒匀，放入木耳，炒香，倒入适量高汤，拌炒匀。
4.再加入盐，炒匀调味。
5.把炒好的材料盛出，装入碗中即可。

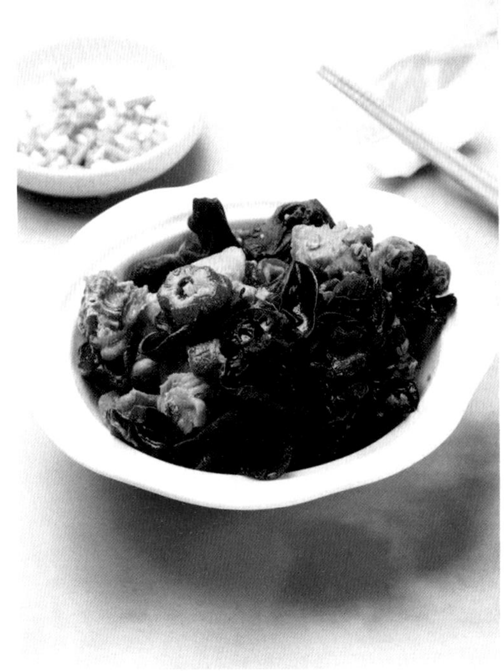

山楂木耳蒸鸡

材料

鸡块200克，水发木耳50克，山楂10克，葱花4克，生抽3毫升，生粉3克，盐、白糖各2克，食用油适量

做法

1.取一碗，放入鸡块，加入生抽、盐、白糖、生粉、食用油、葱花、木耳、山楂，拌匀，腌制15分钟。
2.取电饭锅，注入适量清水，放上蒸笼，放入拌好的食材，选择“蒸煮”功能，时间为20分钟，开始蒸煮。
3.按“取消”键断电，开盖，取出蒸好的菜肴即可。

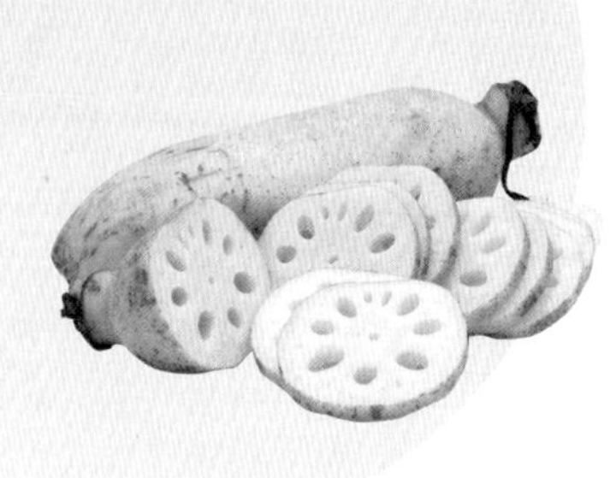

莲藕

莲藕含丰富的维生素C，可以清除自由基，提升人体的免疫力。莲藕中的黏液蛋白具有改善肠胃功能及减少油脂吸收的作用。莲藕中还有能提升肝功能的大量维生素B_{12}与膳食纤维，以及铁、钙、钾等营养物质，因此常吃莲藕能增强体质，从而达到防癌抗癌的效果。

• 性味归经

性凉，味甘。归肺、胃经。

• 抗癌有效成分

多酚类、黏液蛋白、维生素C、维生素B_{12}、维生素K、膳食纤维等。

• 选购贴士

藕节之间的间距越大，代表莲藕的成熟度越高，口感更好。在挑选时可以挑选较粗短、两头均匀的藕节。

• 食用建议

○ 藕可生食、烹食、捣汁饮，或晒干磨粉煮粥。熟食适用于炒、炖、炸及作菜肴的配料。煮藕时忌用铁器，以免引起藕发黑。

○ 藕生食性凉，清热除烦、凉血、止血、散瘀的功效较好；熟食性温，补心生血、滋养强壮、健脾胃的功效较好。可根据需要选择烹饪方式。

• 防癌指南

○ 补中益气、健脾养胃：水发糯米95克，莲藕110克，蜂蜜30克。将泡发好的糯米灌入洗净的莲藕的小洞中，放入电蒸锅中蒸1小时至熟透。取出莲藕切成均匀的片状，摆入盘中，浇上蜂蜜即可。

排骨莲藕汤

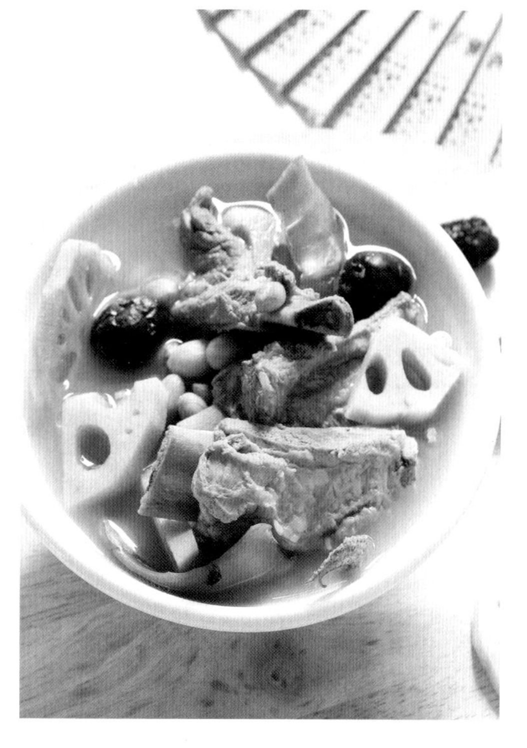

材料

排骨400克，莲藕200克，玉竹、水发莲子各60克，姜片适量，盐、鸡粉各2克

做法

1.排骨斩成块；莲藕切成块。
2.锅内注水烧开，倒入排骨，汆去血水后捞出。
3.取一砂锅，倒入姜片、排骨、莲藕、玉竹、莲子，拌匀。
4.盖上锅盖，大火煮开后转小火煮1小时。
5.揭盖，加入盐、鸡粉拌至入味即可。

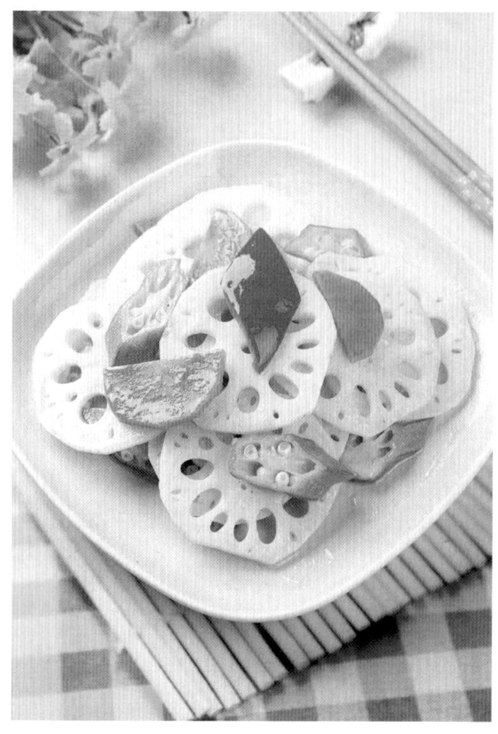

莲藕炒秋葵

材料

去皮莲藕250克，去皮胡萝卜150克，秋葵50克，红彩椒10克，盐2克，鸡粉1克，食用油5毫升

做法

1.洗净的胡萝卜、莲藕、红彩椒切片；洗好的秋葵斜刀切片。
2.锅中注水烧开，加入食用油、盐，倒入胡萝卜、莲藕、红彩椒、秋葵，焯煮约2分钟至食材断生，捞出沥干水，装盘待用。
3.用油起锅，倒入焯好的食材，翻炒均匀，加入盐、鸡粉，炒匀即可。

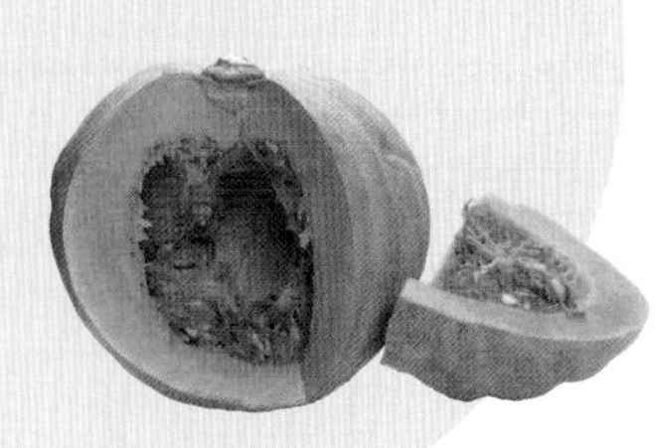

南瓜

南瓜中含有抗氧化能力很强的β-胡萝卜素、维生素C、维生素E，能够清除体内自由基，预防正常细胞癌变。另外，南瓜中还含有丰富的膳食纤维和果胶，能够促进肠蠕动，加快有害物质的排出。

• 性味归经

性温，味甘。归脾、胃经。

• 抗癌有效成分

β-胡萝卜素、B族维生素、维生素C、维生素E、膳食纤维、多酚类、硒等。

• 选购贴士

选购时以外皮红色、无黑点，外形完整，梗部新鲜坚硬者为佳。表面略有白霜的南瓜又面又甜。

• 食用建议

○ 南瓜皮含有丰富的胡萝卜素和维生素，所以最好连皮一起食用，如果皮较硬，用刀将最硬的部分削去即可，不宜削得太厚。

○ 南瓜尤其适宜肥胖者、糖尿病患者和中老年人食用，抗癌效果佳。但南瓜性温，胃热炽盛、气滞中满者及患脚气的人应少吃。

• 防癌指南

○ 增强免疫、防癌清热：南瓜250克，洗净后去皮、去子，切成块状备用。绿豆100克，洗后放入锅中，加水煮至绿豆开花，放入准备好的南瓜块，煮熟后放入适量冰糖，待冰糖溶化后即可食用。

小米南瓜粥

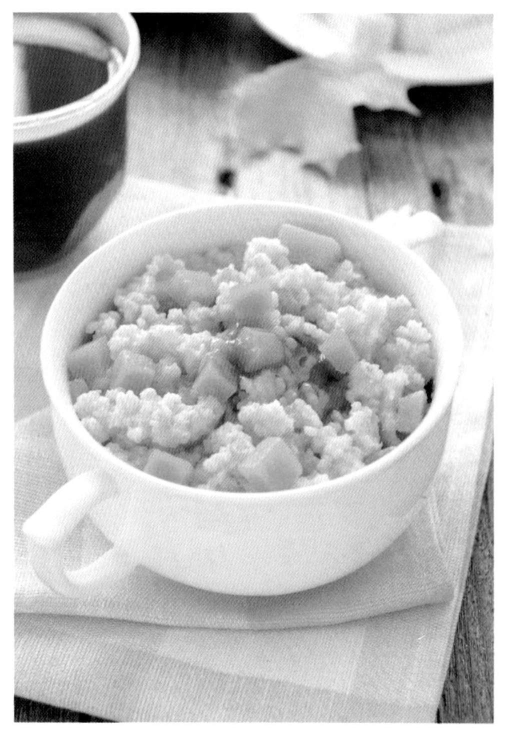

材料

南瓜50克，小米50克

做法

1.将南瓜清洗干净，去皮，切成碎粒。

2.将小米清洗干净，放入小锅中，再加入400毫升的水，中火烧开，转小火继续煮制20分钟。

3.将切好的南瓜粒放入粥锅中，小火再煮10分钟，煮至南瓜软烂即可。

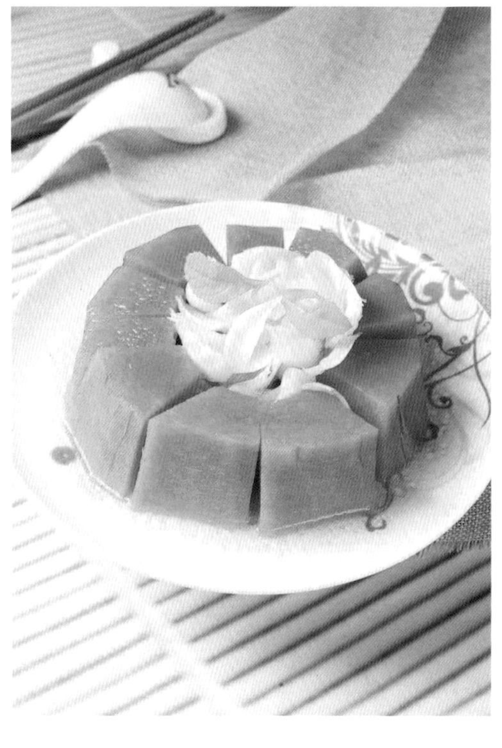

百合蒸南瓜

材料

南瓜200克，鲜百合70克，冰糖30克，水淀粉4毫升，食用油适量

做法

1.洗净去皮的南瓜切块摆盘，在南瓜上摆上冰糖、百合，待用。

2.蒸锅注水烧开，放入南瓜盘，盖上锅盖，大火蒸25分钟至熟软。

3.揭开锅盖，将南瓜取出。

4.另取一锅，倒入南瓜盘中的糖水，加入水淀粉拌匀，淋入食用油，调成糖汁。

5.将调好的糖汁浇在南瓜上即可。

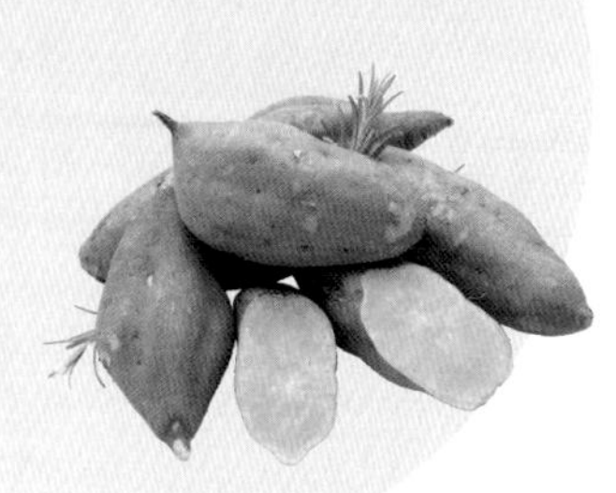

红薯

红薯中不仅含有丰富的膳食纤维，其维生素C含量也极高，足以和葡萄柚等柑橘类食物匹敌，而且因为其中淀粉的保护作用，使得红薯即使经过加热，其维生素C遭受的破坏程度也很低。另外，红薯中也含有丰富的β-胡萝卜素，有助于清除体内的自由基。

• 性味归经

性平，味甘。归脾、胃、大肠经。

• 抗癌有效成分

脱氢表雄酮、胡萝卜素、果胶、维生素C、膳食纤维等。

• 选购贴士

选购红薯时，以纺锤形状、表面光滑、表皮鲜艳无黑斑、无霉味者为佳。

• 食用建议

○ 红薯中的淀粉颗粒若不经高温破坏，难以消化，生吃或一次食入过多，会导致胃脘部嘈杂胀满、嗳气等不适，因此食用时要烹饪熟透，一次不可吃太多。

○ 红薯藤、红薯茎、红薯叶与红薯一样具有抗癌功效，可在抗癌强身的药膳食疗中配合使用，如炒红薯叶、红薯叶肉片汤、红薯茎焗蛋等。

• 防癌指南

○ 补虚、健脾、防癌：取红薯150克，去皮洗净后切成丁。小米30克淘洗干净。锅中倒入约800毫升清水，用大火烧热后倒入淘洗好的小米，放入红薯丁，用大火煮沸后转小火煮约20分钟至食材熟软，加入白糖，拌匀，煮约2分钟至白糖溶化，淋入少许水淀粉，拌匀，关火后盛出即可。

红薯板栗排骨汤

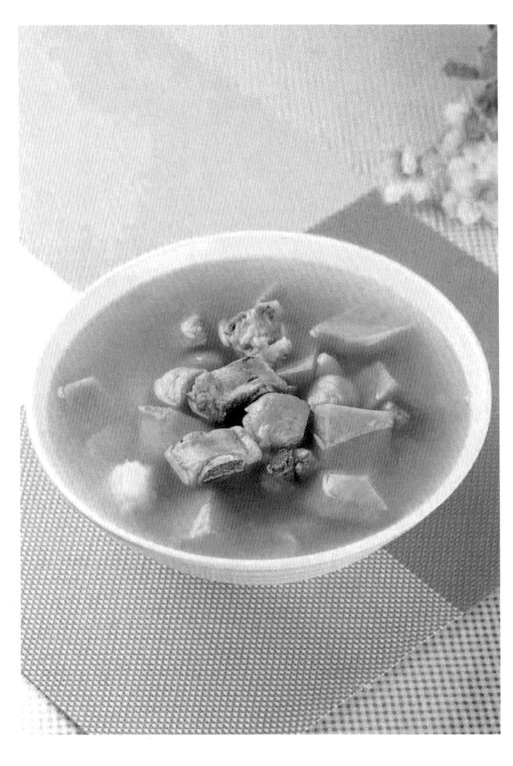

材料

红薯150克，排骨段350克，板栗肉60克，姜片少许，盐、鸡粉各2克，料酒5毫升

做法

1.将洗净去皮的红薯切成小块；洗净的板栗肉切块。

2.锅中注水烧开，放入洗净的排骨段，搅匀汆煮，捞出沥水，待用。

3.锅中注水烧开，倒入排骨、板栗肉，加入姜片、料酒，煮至食材熟软。

4.倒入红薯块，续煮约15分钟，至全部食材熟透，加盐、鸡粉调味即可。

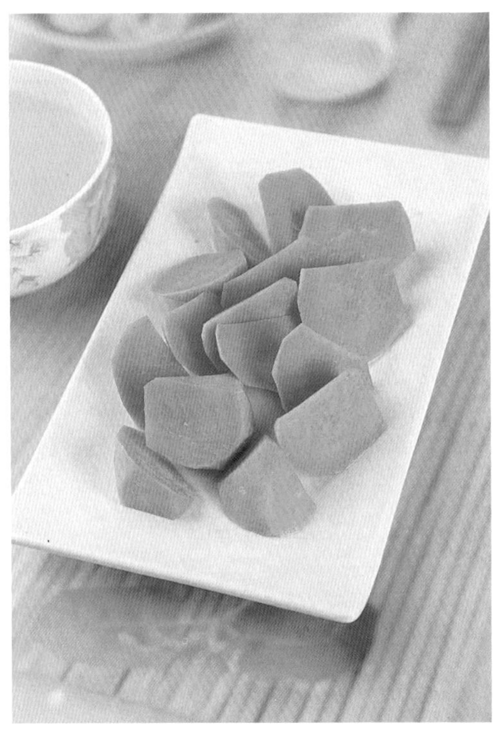

清蒸红薯

材料

红薯350克

做法

1.洗净去皮的红薯切滚刀块。

2.装入蒸盘中，待用。

3.蒸锅上火烧开，放入蒸盘，盖上盖，用中火蒸约15分钟，至红薯熟透。

4.揭盖，取出蒸好的红薯，待稍微放凉后即可食用。

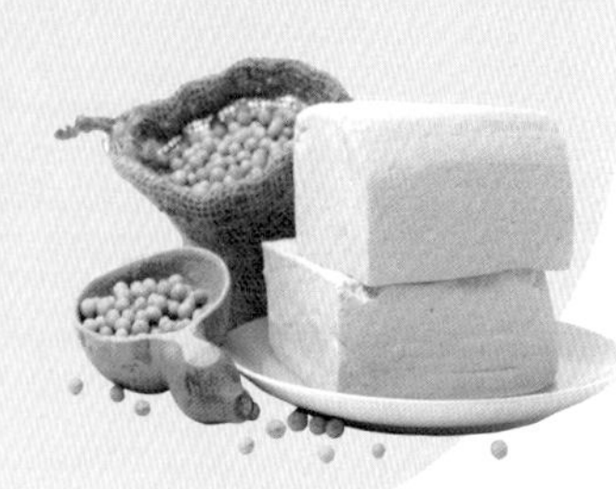

豆腐

豆腐中含有一种黄酮类植物雌激素，叫作大豆异黄酮，它能延缓女性衰老、缓解更年期症状、降血脂，同时还能防治多种癌症。研究指出，食用富含大豆异黄酮的食物能显著降低乳腺癌、前列腺癌、结肠癌等癌症的发病率。

• 性味归经

性凉，味甘。归脾、胃、大肠经。

• 抗癌有效成分

大豆异黄酮、氨基酸、不饱和脂肪酸、卵磷脂、维生素E、钙等。

• 选购贴士

豆腐本身略带点黄色，优质豆腐切面比较整齐，无杂质，有弹性。劣质豆腐切面不整齐，容易破碎，表面发黏。

• 食用建议

○ 豆腐中水分较多，很容易变质，因此，买回后应立刻浸泡于凉水中，并置于冰箱中冷藏，待烹调前再取出。

○ 豆腐的烹饪方法较多，拌、煮、蒸、炒皆可。如果需要煎炸豆腐，要注意控制好用油量、油温和加热时间，以油量少、油温低、加热时间短为宜，以免烹调过程中产生致癌物。

• 防癌指南

○ 滋阴清热、生津止渴、防癌：取沙参10克，葛根10克，豆腐250克，冬瓜200克。豆腐切小块，冬瓜去皮后切薄片，北沙参、葛根洗净备用。锅中加水，放入豆腐、冬瓜、沙参、葛根同煮，煮沸后加少量油、盐调味即可食用。

西红柿豆腐汤

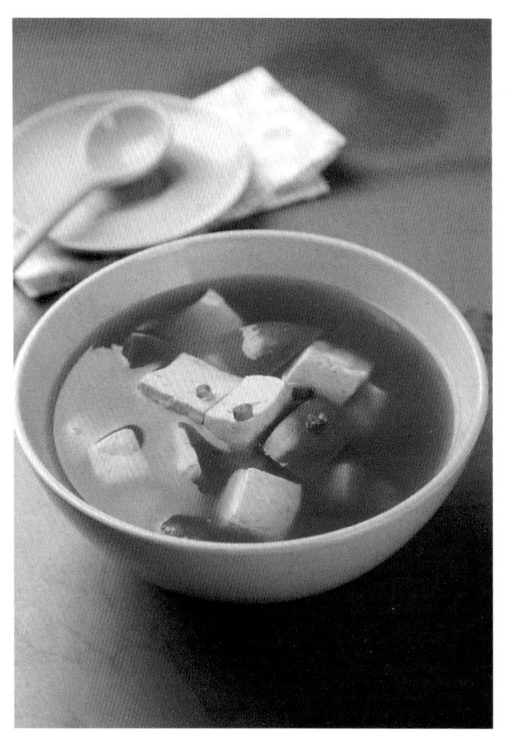

材料

豆腐块180克，西红柿块150克，葱花少许，盐、鸡粉各2克，西红柿酱适量

做法

1. 锅中注水烧开，倒入洗净切好的豆腐，煮约2分钟，捞出，装盘备用。
2. 锅中注水烧开，倒入切好的西红柿，搅拌匀，加入盐、鸡粉，煮约2分钟。
3. 加入少许西红柿酱，搅拌匀，倒入汆煮好的豆腐，拌匀，煮约1分钟至熟。
4. 盛出煮好的汤料，装入碗中，撒上葱花即可。

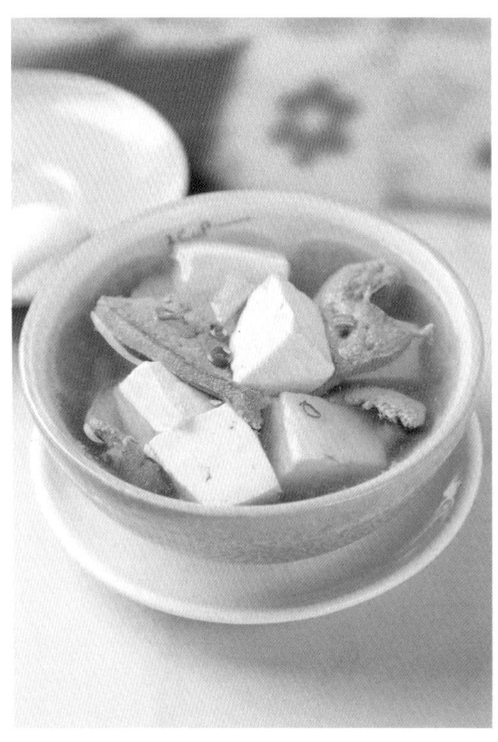

猪肝豆腐汤

材料

猪肝100克，豆腐150克，葱花、姜片各少许，盐2克，生粉3克

做法

1. 锅中注水烧开，倒入洗净切块的豆腐，拌煮至断生。
2. 放入已经洗净切好，并用生粉腌渍过的猪肝，撒入姜片、葱花，煮沸，加盐拌匀调味。
3. 用小火煮约5分钟，至汤汁收浓，关火后盛出汤料，装碗即可。

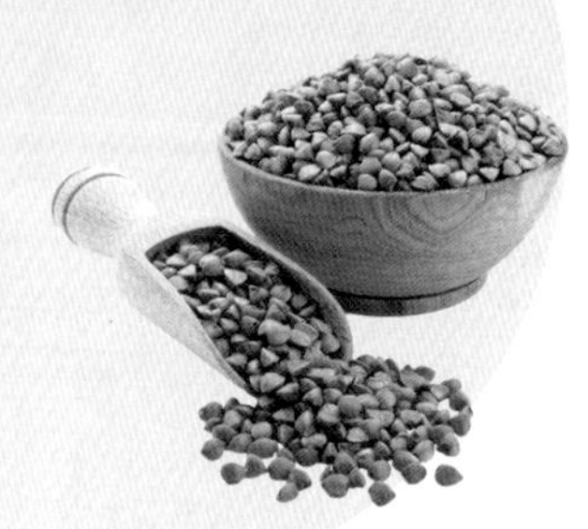

荞麦

荞麦中富含蛋白质、多种维生素、膳食纤维、黄酮类化合物及镁、钾、钙、铁、锌、硒等矿物质。其中，维生素、膳食纤维、黄酮类化合物、锌、硒等均能起到防癌抗癌的作用。且荞麦中的硒为天然有机硒，以绿色植物为载体，非常珍贵。

• 性味归经

性凉，味甘。归脾、大肠经。

• 抗癌有效成分

膳食纤维、维生素B_1、维生素B_2、维生素E、氨基酸、亚油酸、黄酮类、硒等。

• 选购贴士

荞麦的形状略呈三角形，黄色或青褐色，表皮光滑。挑选时，以颗粒饱满完整、无虫蛀、干燥、大小均匀的为佳品。

• 食用建议

○ 淘洗时，将荞麦放在干净的盆里，轻轻地搅动，去除杂质即可。注意清洗次数不要过多，以免造成营养成分流失。

○ 荞麦可以和大米一起煮粥，还可加工成面粉食用，尤其适宜肠胃不好、食欲欠佳、便秘的人食用，但脾胃虚寒的人不宜食用。

• 防癌指南

○ 益五脏、补虚损：取鸡胸肉120克，荞麦面100克。将洗净的鸡胸肉切成丝装入碗中，放入调味料，腌渍入味。锅中注入适量清水烧开，放入少许食用油，倒入荞麦面，煮至断生后放入鸡肉丝，续煮1~2分钟，至全部食材熟透即可。

苦瓜荞麦饭

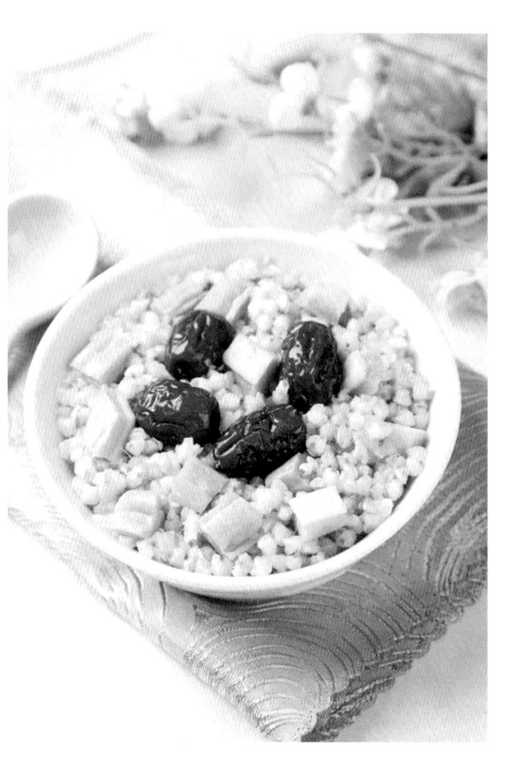

材料

水发荞麦100克，苦瓜120克，红枣20克

做法

1. 砂锅中注入适量清水烧开，倒入切好的苦瓜，焯煮30秒。
2. 将焯煮好的苦瓜捞出，沥干水分，装盘备用。
3. 取一个蒸碗，分层次放入荞麦、苦瓜、红枣，铺平。
4. 倒入适量清水，使水没过食材约1厘米的高度。
5. 蒸锅中注入适量清水烧开，放入蒸碗，中火蒸40分钟至食材熟软即可。

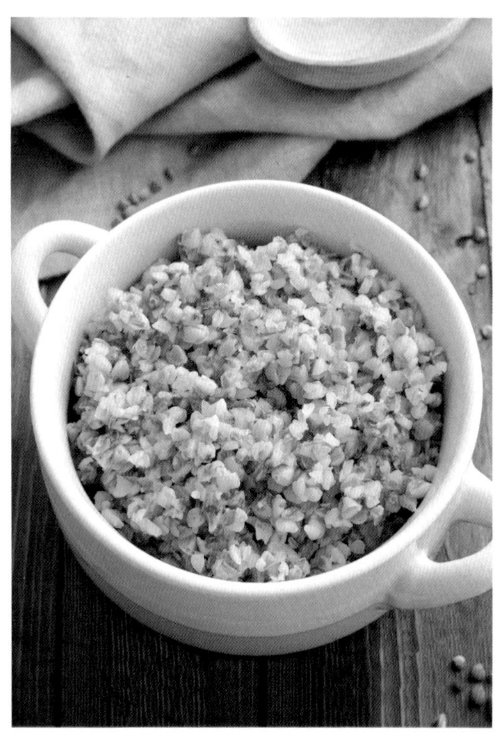

荞麦粥

材料

荞麦50克，大米50克

做法

1. 将荞麦淘洗净，加适量清水浸泡2~3小时，荞麦更易煮熟。
2. 砂锅中注入适量清水，用大火将水烧开。
3. 倒入大米和荞麦搅拌均匀，加盖煮沸后转小火煮约30分钟，至荞麦和大米都熟软。
4. 将煮好的杂粮粥盛出，装入碗中即可。

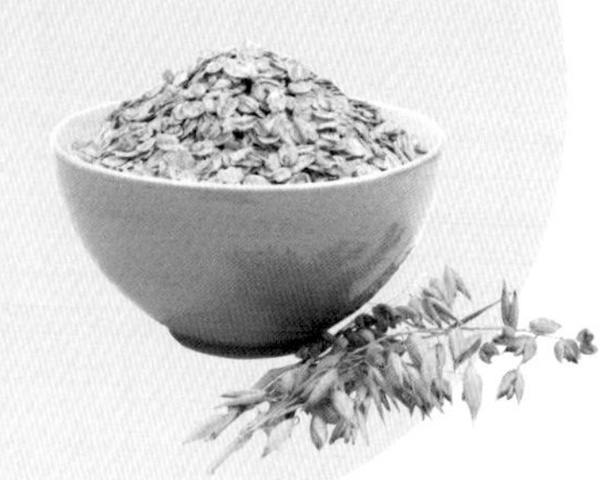

燕麦

燕麦片中富含丰富的膳食纤维，是小麦的4.7倍，就像“天然肠道清洁工”，能有效预防便秘。此外，燕麦还具有改善血糖、降压降脂、改善情绪、美白保湿以及延缓肌肤衰老等作用，有很好的保健功能和美容功能。研究发现，常吃燕麦片可以降低罹患肠癌和乳腺癌的概率。

• 性味归经

性平，味甘。归肝、脾、胃经。

• 抗癌有效成分

维生素B_1、维生素B_2、维生素E、叶酸、膳食纤维、氨基酸等。

• 选购贴士

尽量选择能看得见燕麦片特有形状的产品，即便是速食产品，也应当看到已经散碎的燕麦片。

• 食用建议

○ 燕麦多用来煮粥，煮八宝粥时加一把燕麦更加营养，还可用来做汤，也经常被制成麦片食用，适合烹制健康早餐、下午茶甜点等。

○ 在食用烧烤类食物时，可以搭配燕麦粥食用，有利于加速有害物质的排出，起到防癌作用。

• 防癌指南

○ 排毒通便、健脾润肠：将2个罗汉果和200克燕麦洗净，放进锅中，加上适量水，大火煮沸后转小火煮至熟烂，加盐调味，搅拌均匀即可食用。

○ 补虚强身、益气健脾、防癌：取燕麦50克，牛奶适量，草莓适量。将草莓洗净，去蒂。将燕麦放进锅中，倒入牛奶，大火煮沸后转小火煮10分钟，可依个人口味加上适量盐或是白糖调味，最后在燕麦牛奶上摆放好草莓即可。

燕麦红薯米糊

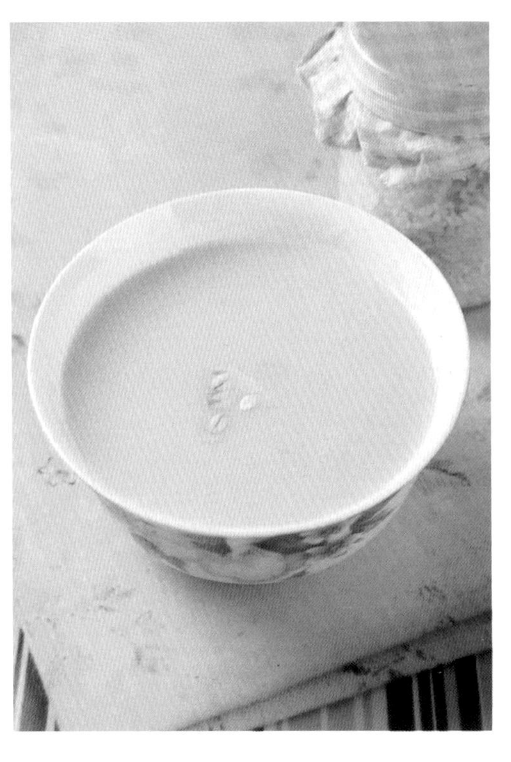

材料

去皮红薯100克，燕麦80克，水发大米100克，姜片少许

做法

1.洗净的红薯切成块。

2.取豆浆机，倒入燕麦、红薯、姜片、大米。

3.注入适量清水，至水位线即可。

4.盖上豆浆机机头，按“选择”键，选择“快速豆浆”选项，再按“启动”键开始运转。

5.待豆浆机运转约20分钟，即成米糊。

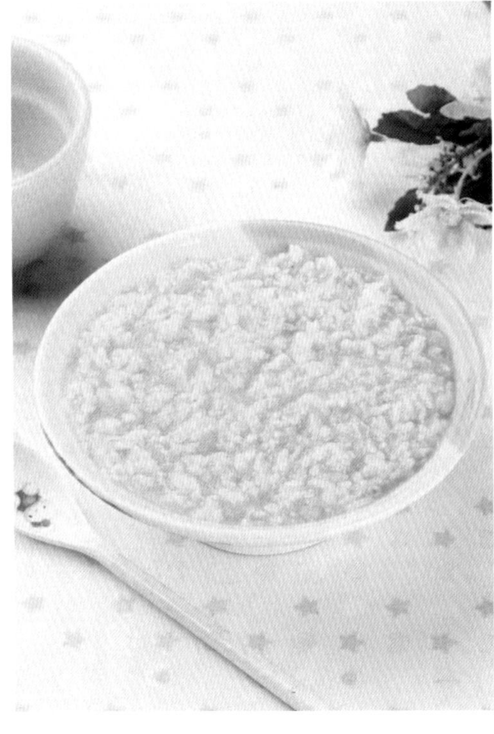

南瓜燕麦粥

材料

南瓜190克，燕麦90克，水发大米150克，白糖20克，食用油适量

做法

1.将装好盘的南瓜放入烧开的蒸锅中，用力火蒸10分钟至熟，取出。

2.用刀将南瓜压烂，剁成泥状备用。

3.砂锅注入适量水烧开，倒入大米拌匀，加食用油拌匀，慢火煲20分钟至大米熟烂。

4.揭盖，放入备好的南瓜、燕麦拌匀，大火煮沸，加入白糖拌匀至融化。

5.将煮好的粥盛出，装碗即可。

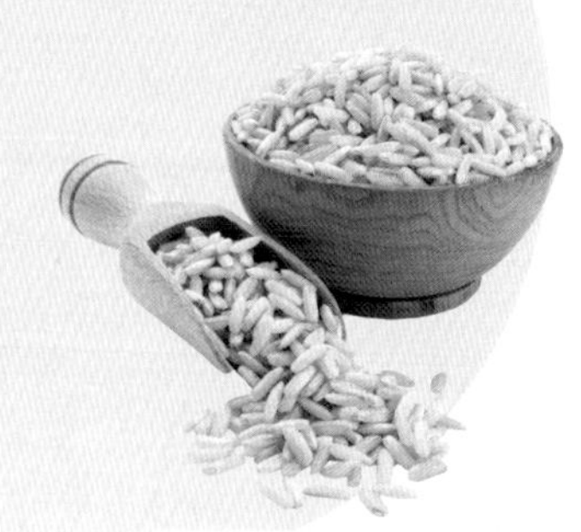

糙米

糙米中保留了胚芽（精米中仅剩胚乳，不含胚芽），它的维生素、矿物质、膳食纤维等营养素的含量均高于精米。糙米的米糠和胚芽部分富含B族维生素和维生素E，能够提高人体免疫力，改善情绪。糙米中所含的大量膳食纤维可促进胃肠蠕动，加快有害物质排出，预防肠癌。另外，糙米中的钾、镁、锌、铁等矿物质能起到提高免疫力、防癌抗癌的作用。

• 性味归经

性温，味甘。归脾、胃经。

• 抗癌有效成分

膳食纤维、维生素B_1、维生素B_2、维生素E、维生素K、铁、锌、钾等。

• 选购贴士

好的糙米表面光滑，无斑点，胚芽颜色呈黄色。如胚芽颜色发暗发黑，则说明糙米存放时间过长。

• 食用建议

○ 清洗时切忌次数过多，以免造成营养成分的流失。一般来说，加入适量清水，淘洗1～2次，无悬浮杂质即可。

○ 煮糙米粥时，最好用文火慢慢熬，熬得越稠越好。粥熬稠后，会有一层厚厚的“油”浮在表面，切勿搅动。吃了这层粥油，人会气色好、精神旺、中气足。

• 防癌指南

○ 降低血压、防癌抗癌：水发糙米50克，黑糖25克。取一个杯子，放入泡发好的糙米，加入黑糖，注入适量清水，再用保鲜膜盖住杯口。电蒸锅注水烧开，放入食材杯，定时蒸1小时。将杯子取出，揭去保鲜膜即可。

芹菜糙米粥

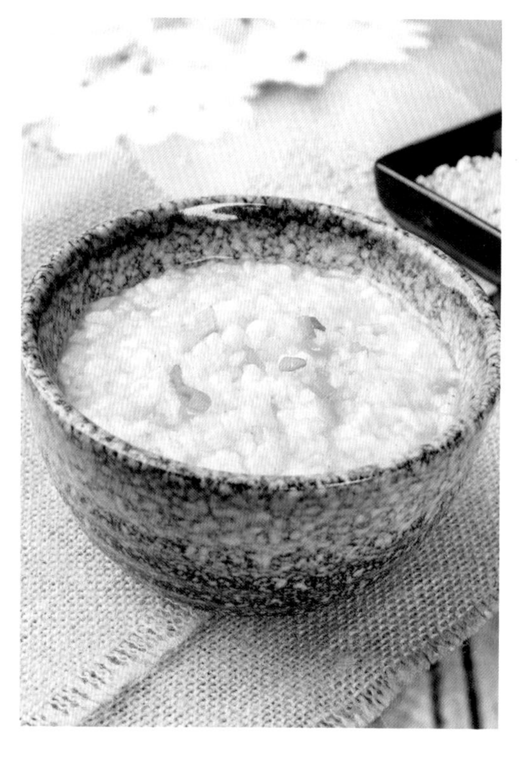

材料

水发糙米100克，芹菜30克，葱花少许，盐适量

做法

1.洗净的芹菜切碎，待用。

2.砂锅中注入适量的清水烧热。

3.倒入泡发好的糙米，拌匀。

4.盖上锅盖，大火煮开后转小火煮45分钟至米粒熟软。

5.掀开锅盖，倒入芹菜碎，加入盐，拌煮至食材熟软。

6.将煮好的粥盛出装入碗中，撒上葱花即可。

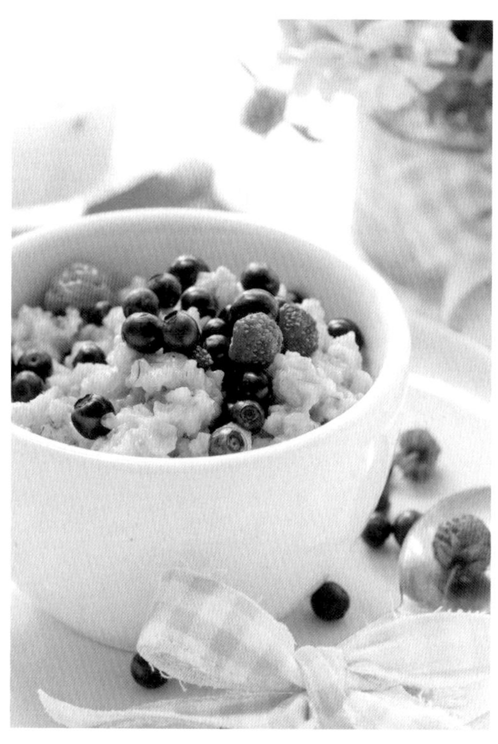

糙米双莓粥

材料

水发糙米200克，蓝莓40克，草莓40克，白糖3克

做法

1.草莓切小块。

2.砂锅注水烧开，放入糙米拌匀。

3.盖上锅盖，烧开后用小火煮约30分钟至大米熟软。

4.揭盖，倒入糙米、蓝莓，加入适量白糖拌匀。

5.关火后将粥盛入碗中即可。

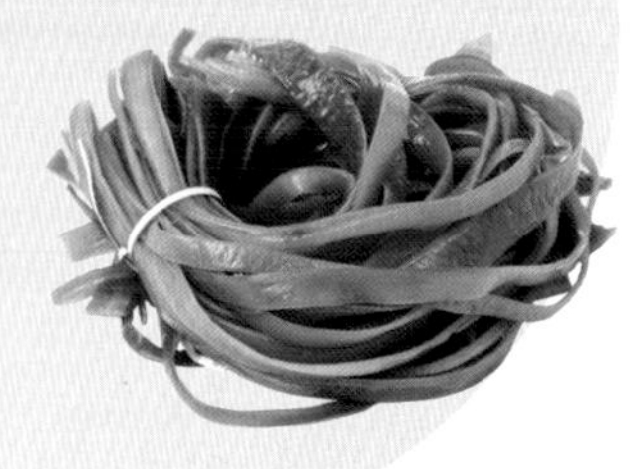

海带

海带中含有一种叫作海带多糖的物质，它是一种免疫调节剂，能提升人体的免疫力。研究发现，甲状腺癌、肺癌、乳腺癌、恶性淋巴瘤、消化道恶性肿瘤及妇科肿瘤患者在进行药物治疗的同时，辅以海带制作的药膳食疗，对控制肿瘤生长甚至杀灭肿瘤细胞具有一定的效果。

• 性味归经

性寒，味咸。归肝、胃、肾经。

• 抗癌有效成分

海带多糖、多种氨基酸、碘、钙、膳食纤维、B族维生素、维生素C等。

• 选购贴士

海带以质厚、宽长、身干燥、色浓黑褐或深绿、边缘无碎裂或黄化者为佳。

• 食用建议

○ 海带食用之前，须先在水中浸泡约6小时，并勤换水。需要注意的是，海带在水中浸泡的时间最好不要超过1天，否则会使营养物质流失，影响抗癌效果。

○ 海带不宜长期大量食用，摄入的碘过多会导致“高碘性甲状腺肿”。海带性寒，烹饪时可适量加些姜，中和寒性。脾胃虚寒者不宜食用。

• 防癌指南

○ 降压降糖、防癌：取白萝卜200克，海带180克。将洗净去皮的白萝卜切成丝，洗好的海带切成丝。用油起锅，放入姜片，爆香，倒入白萝卜丝，炒匀，注入适量清水，烧开后煮3分钟至熟，稍加搅拌，倒入海带，拌匀，煮沸，放入适量盐、鸡粉。用勺搅匀，煮沸。把煮好的汤料盛出，装入碗中，放上葱花即可。

海带排骨汤

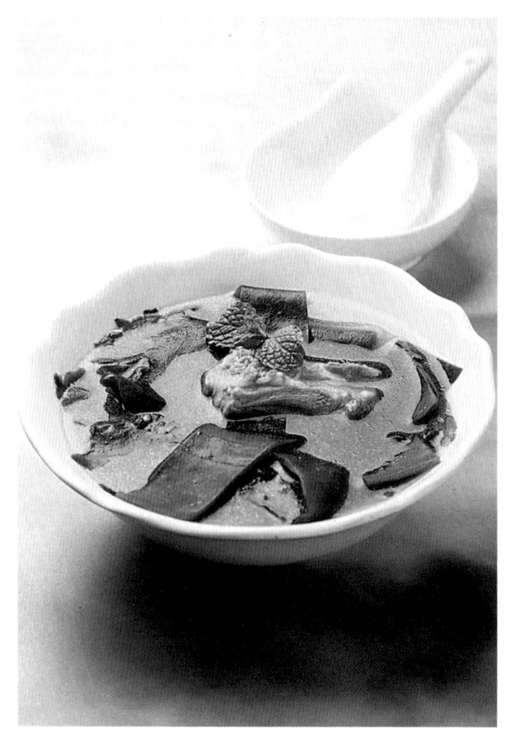

材料

排骨260克，水发海带100克，姜片4克，盐3克，鸡粉2克，料酒5毫升

做法

1.泡好的海带切小块，待用。

2.沸水锅中倒入洗好的排骨，汆煮一会儿至去除血水和脏污，捞出沥干水分，装碗。

3.取出电饭锅，打开盖，通电后倒入排骨、海带，加入料酒、姜片，再加入适量清水至没过食材，搅拌均匀，盖上盖，煮90分钟至食材熟软。

4.打开盖，加入盐、鸡粉搅匀调味，断电后将煮好的汤装入碗中即可。

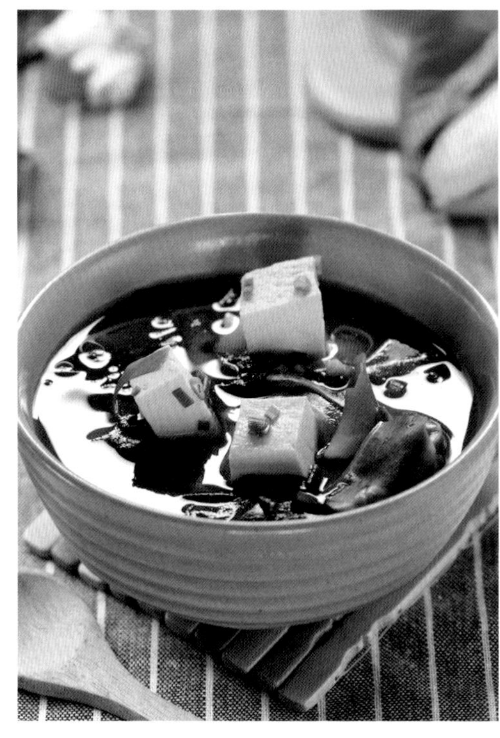

海带豆腐汤

材料

豆腐170克，水发海带120克，姜丝、葱花各适量，盐3克，胡椒粉2克，鸡粉3克

做法

1.将洗净的豆腐切小方块，备用。

2.锅中注入适量清水烧开。

3.撒上姜丝，倒入豆腐块，再放入洗净的海带丝，用大火煮约4分钟，至食材熟透。

4.加入盐、鸡粉、胡椒粉，拌匀，略煮一会儿至汤汁入味。

5.关火后盛出煮好的汤料，装入碗中，撒上葱花即可。

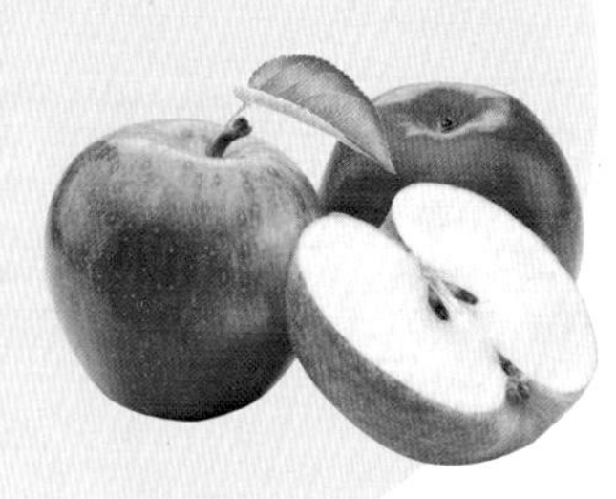

苹果

苹果的果皮和果肉中含有槲皮素、花色素苷等多种抗氧化物质，这些抗氧化物质能够有效清除体内的氧自由基，防止细胞癌变。苹果中还含有大量的果胶，能吸附胃肠道中的有害物质并将其排出体外，从而有效降低大肠癌的发生率。

• 性味归经

性平，味甘、酸。归脾、肺经。

• 抗癌有效成分

花色素苷、槲皮素、果胶、B族维生素、维生素C、膳食纤维、黄酮类等。

• 选购贴士

苹果熟了以后会散发出香味，选购时可以闻一下。另外，表面有伤痕、虫洞、斑点的不能要。

• 食用建议

○ 苹果可鲜食，亦可榨苹果汁喝；可做酱，也可作为菜肴的点缀；做成沙拉或熬粥也是不错的选择。

○ 吃苹果的时间最好在两餐之间，饭后不宜吃苹果。若进餐时间不规律，尽量将吃苹果的时间安排在饭前1小时或饭后2小时的时间段中。

• 防癌指南

○ 杀菌、美白、抗衰老、防癌：取苹果4个，米醋适量，冰糖适量。苹果洗净，擦干表面水分，再切成小片。在干净无水的玻璃瓶子底部铺上一些冰糖，再将苹果片一层层铺满，表面再撒上冰糖，倒入米醋，醋要完全没过苹果片。在瓶口盖上一层保鲜膜，再拧上盖子，置阴凉干燥处放置3个月以上。当醋呈金黄色，去渣取醋液即可。

蒸苹果

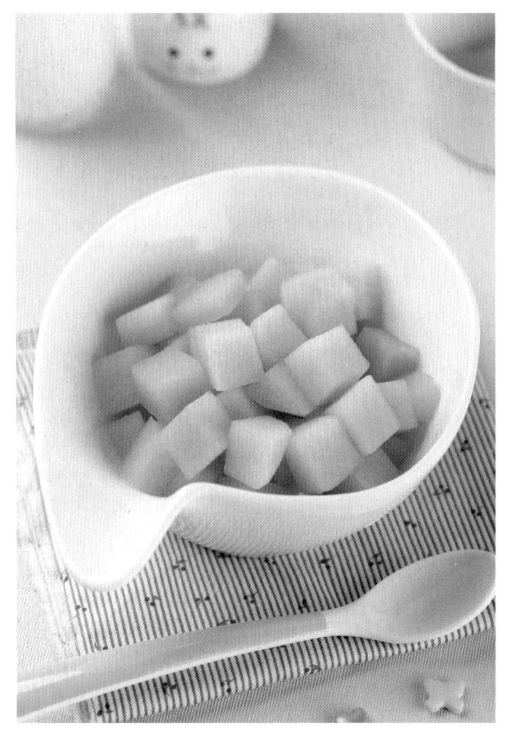

材料

苹果1个

做法

1.将洗净的苹果对半切开，削去外皮，切瓣，去核，切丁，装入碗中。
2.将装有苹果的碗放入烧开的蒸锅中。
3.盖上盖，用中火蒸10分钟。
4.揭盖，将蒸好的苹果取出，冷却后即可食用。

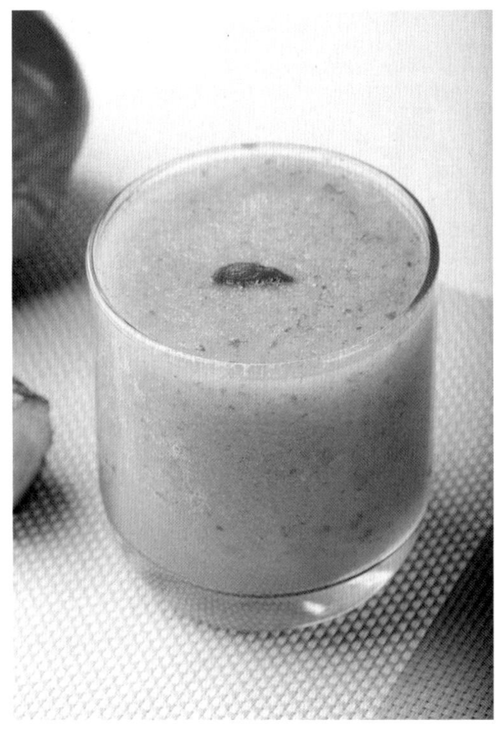

黄瓜苹果汁

材料

黄瓜120克，苹果120克，蜂蜜15毫升

做法

1.洗好的黄瓜切条，改切成丁。
2.洗净的苹果切瓣，去核，再切成小块，备用。
3.取榨汁机，选择搅拌刀座组合，倒入黄瓜、苹果，倒入适量矿泉水，选择“榨汁”功能，榨取果蔬汁。
4.加入蜂蜜，选择“榨汁”功能，搅拌均匀，将榨好的果蔬汁倒入杯中即可。

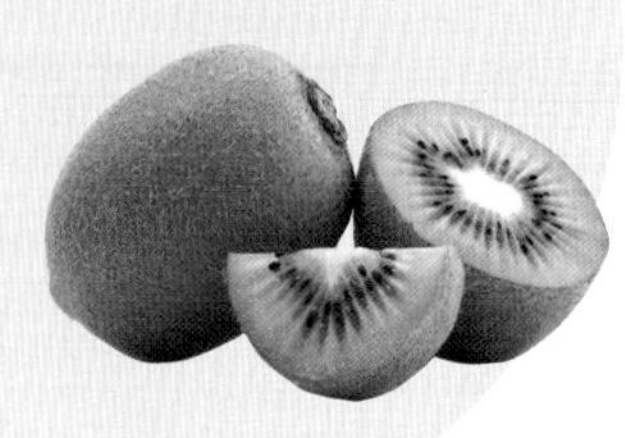

猕猴桃

猕猴桃中的维生素C 和膳食纤维含量都非常高，还含有人体所需的17种氨基酸及多种矿物质，常吃可以提高免疫力，防止癌症的发生。此外，猕猴桃中还含有多种消化酶类，能分解蛋白质，促进肉类食物的消化与吸收，尤其适合吃肉之后食用。

• 性味归经

性寒，味酸、甘。归胃、膀胱经。

• 抗癌有效成分

膳食纤维、蛋白水解酶、果胶、维生素B_1、维生素C、维生素E、果胶、钾等。

• 选购贴士

猕猴桃体型饱满，说明日照时间比较长，味道会更甜一些。头部尖尖的猕猴桃没用激素或激素用得少一些，宜挑选。

• 食用建议

○ 有些较硬的猕猴桃皮很难剥，只要将猕猴桃两端切掉，再用勺子沿着皮刮一圈，就可轻松剥掉猕猴桃皮，取出果肉。

○ 消化不良、食欲下降、便秘患者以及心血管疾病患者宜多吃猕猴桃，而脾胃虚寒者应少吃。

• 防癌指南

○ 清热解毒、健胃消食、降压防癌：猕猴桃80克，橙子90克，蜂蜜10毫升。洗净的橙子切瓣，去皮，切成小块；洗好的猕猴桃去皮，切开，去除硬芯，切成小块，待用。取榨汁机，选择搅拌刀座组合，倒入猕猴桃、橙子，加入适量矿泉水，盖上盖，选择“榨汁”功能，榨取果汁，揭开盖子，放入蜂蜜，盖上盖，再次选择“榨汁”功能，搅拌均匀，揭盖，把搅拌匀的果汁倒入杯中即可。

猕猴桃薏米粥

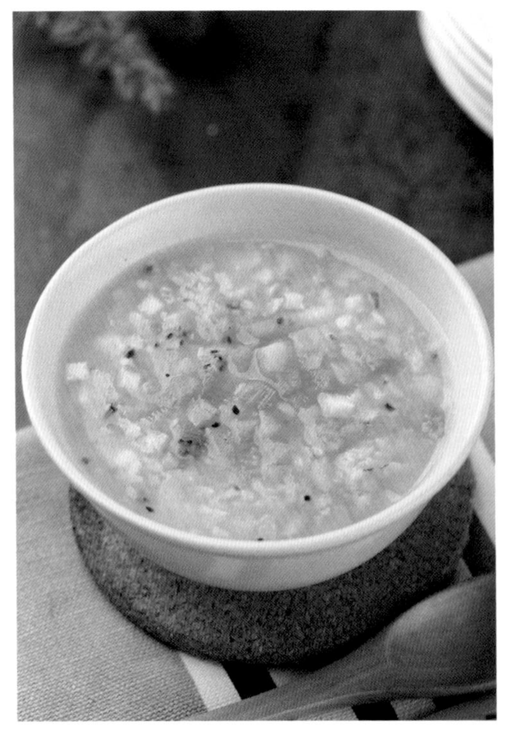

材料

水发薏米220克，猕猴桃40克，冰糖适量

做法

1.洗净的猕猴桃切去头尾，削去果皮，切开，去除硬芯，切成片，再切成碎末，备用。

2.砂锅注水烧开，倒入洗净的薏米，拌匀。

3.盖上锅盖，煮开后用小火煮1小时至薏米熟软。

4.揭开锅盖，倒入猕猴桃末。

5.加入冰糖，搅拌均匀，煮2分钟至冰糖完全溶化。

6.关火后盛出煮好的粥，装入碗中即可。

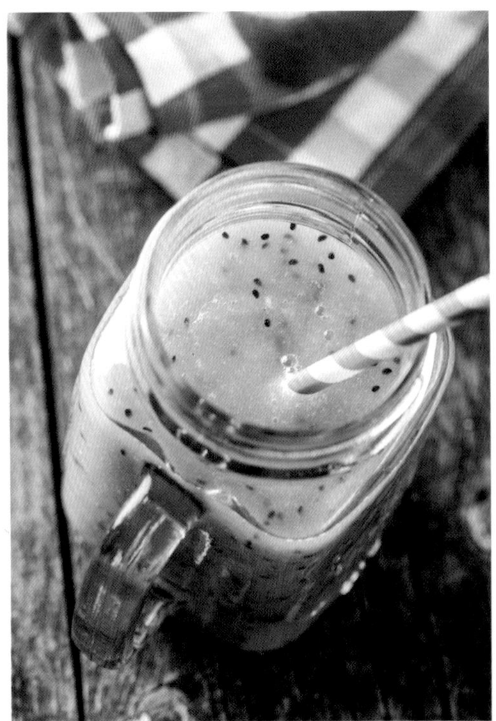

猕猴桃香蕉汁

材料

猕猴桃30克，香蕉1根，蜂蜜适量

做法

1.将猕猴桃洗净，去皮，切成片。

2.香蕉去皮，切成段。

3.将两种材料放进榨汁机中榨成果汁，倒进杯中，加上蜂蜜，搅拌均匀即可。

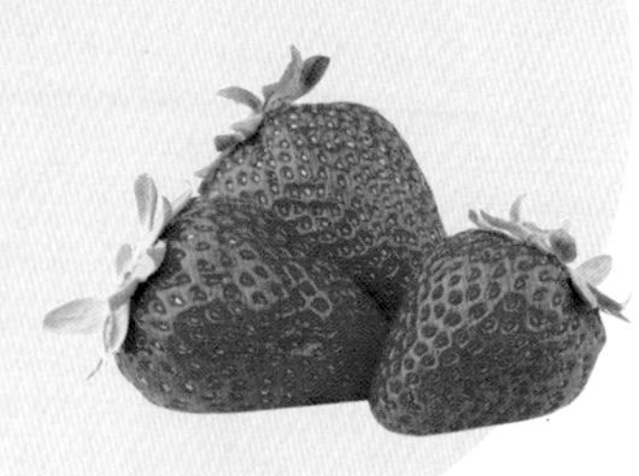

草莓

草莓的红色色素里含有一种抗氧化能力很强的多酚，叫作花色素苷，可以抑制致癌物质的生成。再加上草莓含有丰富的维生素C，因此能发挥双倍的抗氧化作用。而其中的果胶成分，也能促进肠道内有害物质的排出，起到防癌作用。

• 性味归经

性凉，味甘、酸。归肺、脾经。

• 抗癌有效成分

果胶、花色素苷、胡萝卜素、维生素A、维生素C、维生素B_1、维生素B_2等。

• 选购贴士

选择蒂头叶片鲜绿、心形、有香味、无损伤腐烂的草莓。另外，自然成熟、无染色的草莓籽是白色的，染色、畸形的草莓不要选。

• 食用建议

○ 草莓尤其适合鼻咽癌、肺癌、扁桃体癌、喉癌患者食用，但脾胃虚寒、腹泻、胃酸过多者不宜多吃。

○ 草莓不要去叶头，先用自来水不断冲洗干净，而后择去叶子，用淡盐水或淘米水浸泡15分钟左右，去蒂，清洗干净即可。

• 防癌指南

○ 健脾和胃、养心、防癌：取草莓100克，粳米100克，红糖20克。将草莓洗净，放入碗中捣成糊状。将淘洗干净的粳米入锅，加适量水，煨煮成稠粥，加入红糖和草莓糊，拌匀煮沸即可。

草莓土豆泥

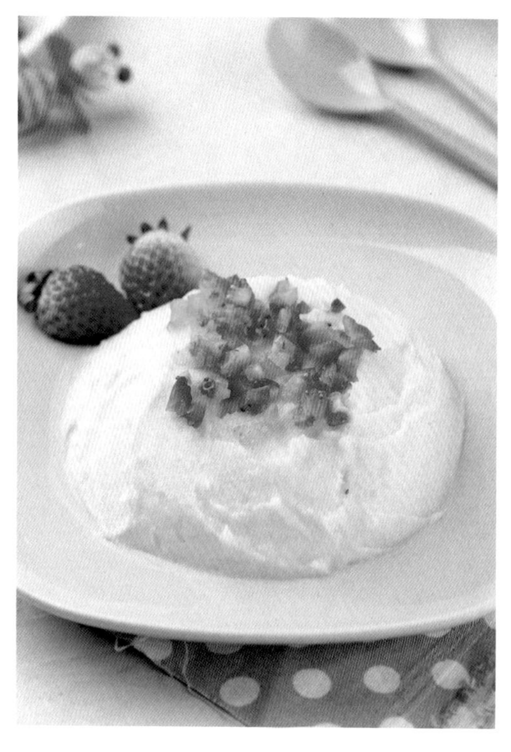

材料

草莓35克，土豆170克，牛奶50毫升，黄油、奶酪各适量

做法

1.将洗净去皮的土豆切成薄片，装入盘中。

2.洗好的草莓去蒂，剁碎，备用。

3.蒸锅注水烧开，放入土豆片和少许黄油，用中火蒸10分钟。

4.取出蒸好的土豆，放凉，倒入碗中，捣成泥状，放入奶酪，搅拌均匀，注入牛奶，拌匀。

5.取一个小碗，盛入拌好的材料，点缀上草莓碎即可。

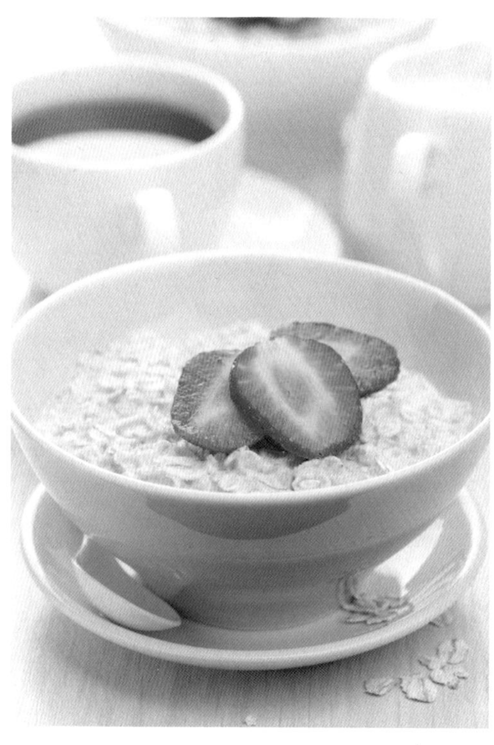

草莓燕麦片

材料

燕麦片200克，草莓30克

做法

1.草莓切块。

2.砂锅中注入适量清水烧开，倒入燕麦片。

3.加盖，大火煮3分钟至熟。

4.稍煮片刻至食材熟软。

5.揭盖，将燕麦片盛入碗中，摆放上草莓即可。

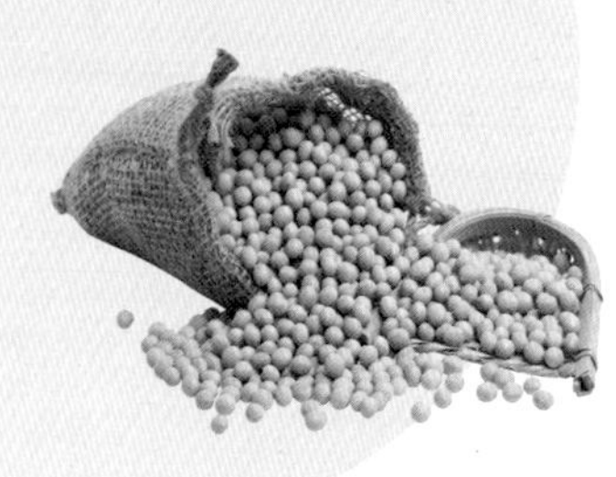

黄豆

黄豆含有的植物脂醇类和皂角苷两种成分，是强有力的防癌物质。植物脂醇类能抑制癌细胞的分化及增生，皂角苷则能刺激免疫系统，甚至能够逆转癌细胞的增生。

• 性味归经

性平，味甘。归脾、大肠。

• 抗癌有效成分

植物脂醇类、皂角苷。

• 选购贴士

选购黄豆时应选鲜艳有光泽、颗粒饱满且整齐均匀、无破瓣、无缺损、无虫害、无霉变的好黄豆。

• 食用建议

○ 黄豆在消化吸收过程中会产生过多的气体，造成腹胀，因此消化功能不良、慢性消化道疾病者应少吃。

○ 少吃干炒黄豆。因为将黄豆干炒着吃，不仅妨碍人体对蛋白质的吸收，而且黄豆中的胰蛋酶抑制物和尿酶、血球凝集素等有害因子不能在干热条件下被分解。

• 防癌指南

○ 润肠、排毒、防癌：取芹菜100克，黄豆200克。芹菜洗净，切段；黄豆洗净浸泡；干辣椒洗净，切段。锅内注水烧沸，分别放入芹菜和黄豆焯熟，捞起沥干，装入盘内。将干辣椒入油锅中炝香，加入调味料拌匀，淋在黄豆、芹菜上即可。

○ 益气养血、滋补防癌：取胡萝卜100克，水发黄豆250克。去皮洗净的胡萝卜切丁。锅中倒入适量清水烧开，倒入黄豆，加少许盐，煮开后用小火焖15分钟至熟软。加入胡萝卜丁，煮2分钟，捞出，倒入碗中，加入调味料拌匀即可。

芹菜炒黄豆

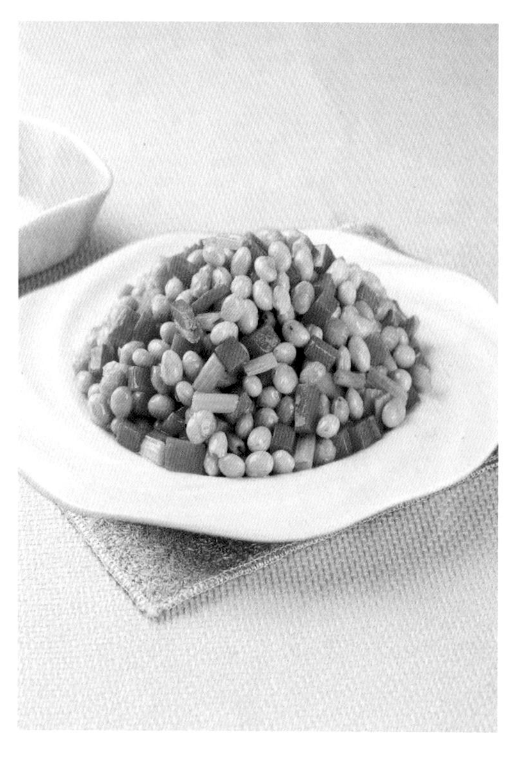

材料

熟黄豆220克，芹菜梗80克，胡萝卜30克，盐3克，食用油适量

做法

1.将洗净的芹菜梗切小段；洗净去皮的胡萝卜切丁。

2.锅中注水烧开，加适量盐，倒入胡萝卜丁搅拌，煮约1分钟至其断生后捞出，沥水，待用。

3.用油起锅，倒入芹菜炒至变软，再倒入胡萝卜丁、熟黄豆快速翻炒，加入盐，炒匀调味即可。

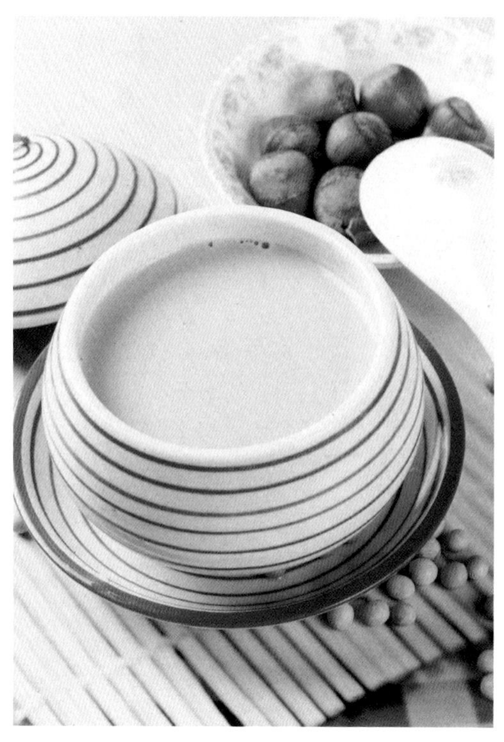

榛仁豆浆

材料

榛子仁150克，水发黄豆230克，白糖适量

做法

1.取豆浆机，倒入备好的榛子仁、黄豆。

2.注入适量清水，至水位线即可。

3.盖上豆浆机机头，选定“湿豆”键，启动机器打浆。

4.待豆浆机运转约15分钟，即成豆浆。

5.将豆浆机断电，取下机头。

6.将豆浆盛入碗中，加入白糖搅拌溶化即可。

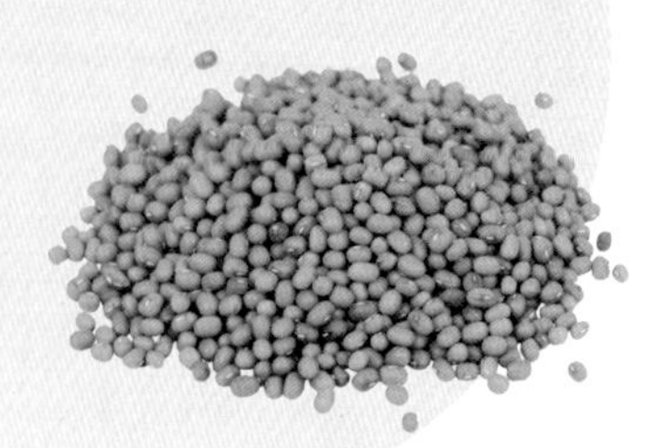

绿豆

绿豆含有类黄酮，能够诱导体内多种酶的活性，促进致癌物的转化。绿豆含有大量膳食纤维，能有效地促进肠胃蠕动，排出毒素，预防大肠癌。绿豆中含有皂苷，对多种癌细胞有抑制作用。

• 性味归经

性凉，味甘。归心、胃经。

• 抗癌有效成分

膳食纤维、类黄酮、皂苷。

• 选购贴士

选购绿豆要挑选无霉烂、无虫口、无变质者。新鲜的绿豆是鲜绿色的，干绿豆颜色会发黄。看绿豆是否被污染：一是看绿豆是否干瘪有皱纹，二是看绿豆是否有刺激性的化学气味。

• 食用建议

○ 脾胃虚寒、肾气不足、易泻、体质虚弱和正在吃中药者忌食绿豆。

○ 将绿豆衣配上适量干菊花，做成枕头，枕之，既能明目，又能对头痛、头风有一定的调理效果。

• 防癌指南

○ 清热解毒、益气防癌：取大米、绿豆各40克，苋菜100克，枸杞、冰糖各少许。大米、绿豆均泡发洗净；苋菜洗净，切碎；枸杞洗净，备用。锅置火上，倒入清水，放入大米、绿豆、枸杞煮至开火，待煮至浓稠状时，加入苋菜、冰糖稍煮即可。

土茯苓绿豆老鸭汤

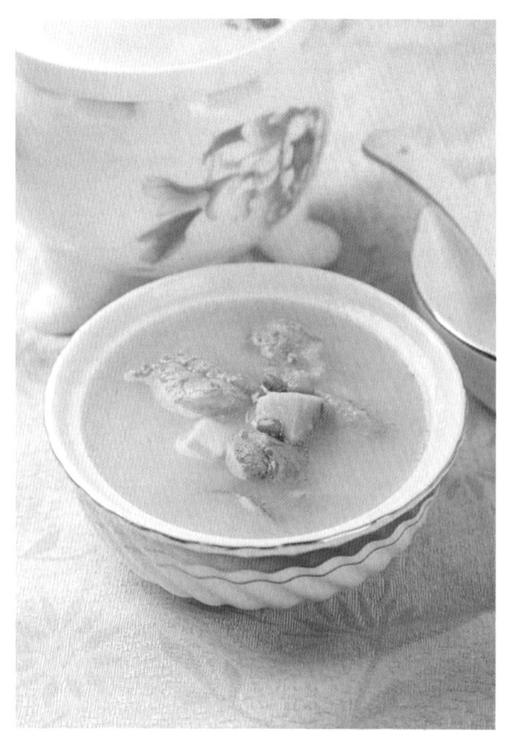

材料

绿豆250克，土茯苓20克，鸭肉块300克，陈皮1片，高汤适量，盐2克

做法

1. 锅中注入适量清水烧开，放入洗净的鸭肉，煮2分钟，汆水捞出后过冷水，盛盘，备用。
2. 另起锅，注入高汤烧开，加入鸭肉、绿豆、土茯苓、陈皮，拌匀。
3. 盖上锅盖，炖3小时至食材熟透。
4. 揭开锅盖，加入盐进行调味，搅拌均匀至食材入味即可。

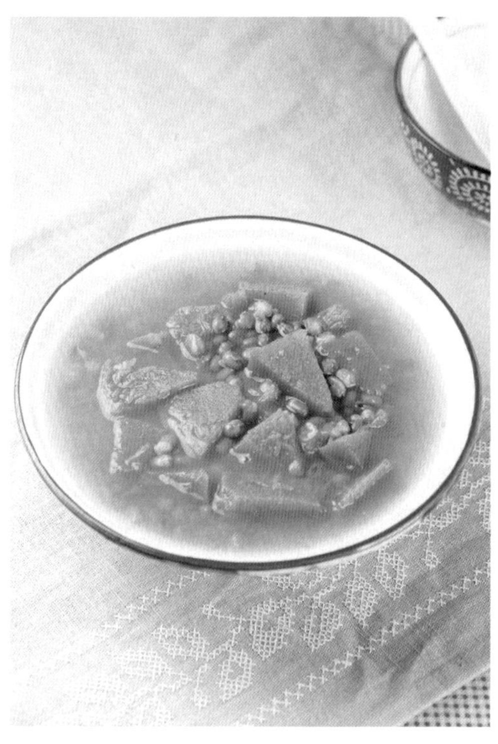

南瓜绿豆汤

材料

水发绿豆150克，南瓜180克，盐、鸡粉各2克

做法

1. 将洗净去皮的南瓜切成小块，放在盘中，待用。
2. 砂锅中注水烧开，放入洗净的绿豆，煮沸后用小火续煮约30分钟，至绿豆熟软。
3. 倒入南瓜，搅拌匀，用小火续煮约20分钟，至全部食材熟透。
4. 加入盐、鸡粉，搅匀调味，略煮至食材入味即可。

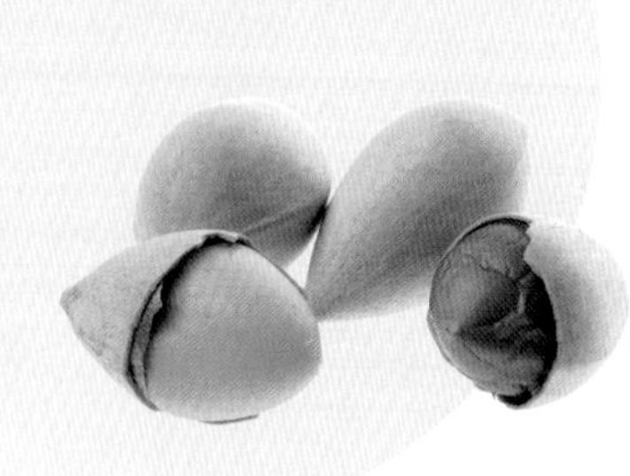

白果

白果中含有胡萝卜素，能够抑制人体对致癌物的吸收。白果中的维生素C能够通过增强细胞间质来防癌。白果中含有矿物质镁，镁既能抑制癌细胞的形成和发展，又能促进体内废物排出体外，有防癌功效。

• 性味归经

性平，味甘、苦、涩。归肺经。

• 抗癌有效成分

镁、维生素C、胡萝卜素。

• 选购贴士

挑选白果应该以外壳光滑洁白、新鲜、大小均匀、果仁饱满坚实、无霉斑者为好。如果外壳泛糙米色，一般是陈货。取白果摇动，无声音者果仁饱满，有声音者，或是陈货，或是僵仁。

• 食用建议

○ 白果有微毒，焯煮前可将其泡发，这样能有效去除其所含的有毒物质。

○ 经常食用白果，可以滋阴养颜抗衰老，扩张微血管，促进血液循环，使人面部润泽，精神焕发，延年益寿。

• 防癌指南

○ 养颜、清热、抗衰、防癌：取薏米100克，白果10粒左右，糯米50克，百合30克，冰糖适量。白果去壳后放入热水中浸泡半分钟，撕去皮，用牙签捅去心。锅中加1升水，下入洗净的薏米、糯米、百合，用中火烧沸后改小火煮约20分钟，下入白果续煮20分钟，放入冰糖，煮约2分钟盛出即可。

白果莲子粥

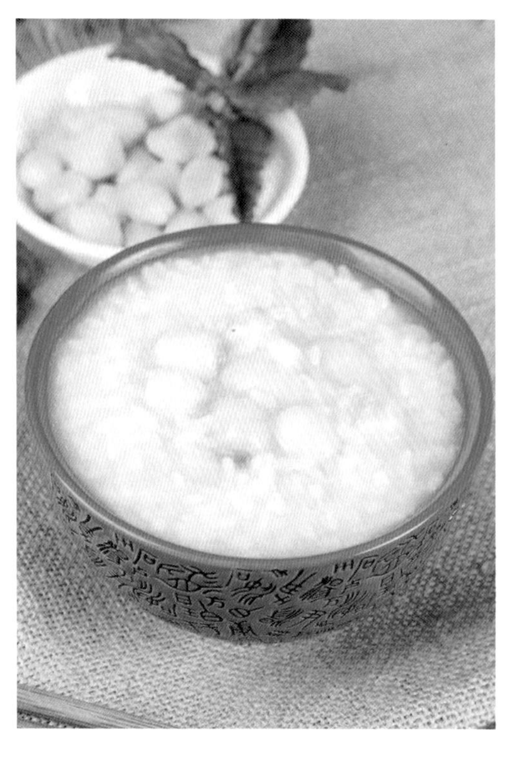

材料

白果30克，水发莲子30克，水发大米70克，盐3克

做法

1. 在备好的沸水砂锅中，放入大米、白果、水发莲子，搅拌一会儿。
2. 盖上锅盖转小火，煲30分钟。
3. 揭盖，放入盐，搅拌均匀。
4. 关火，将煮好的白果莲子粥盛入备好的碗中即可。

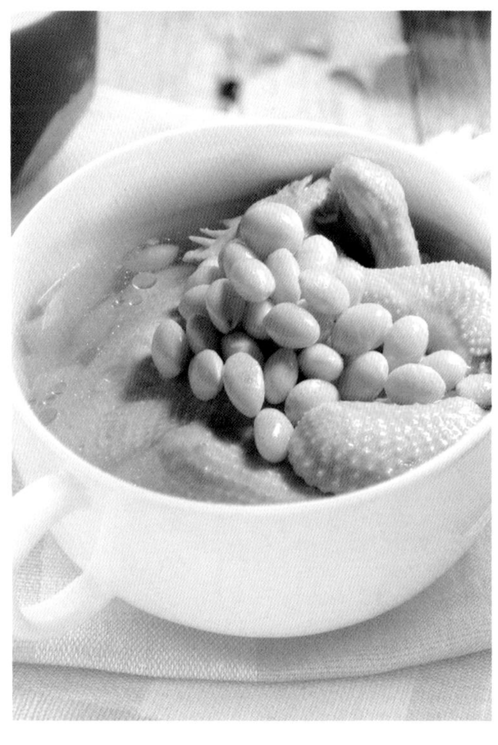

白果炖鸡汤

材料

鸡肉200克，白果90克，姜片、葱段各适量，盐3克，胡椒粉3克

做法

1. 鸡肉洗净，切块；姜拍扁。
2. 砂煲置旺火上，加适量水，放入姜片、葱段。
3. 倒入鸡肉和白果。
4. 加盖，烧开后转小火煲2小时。
5. 揭盖，调入盐、胡椒粉拌匀。
6. 挑去葱片、姜，盛入碗中即可。

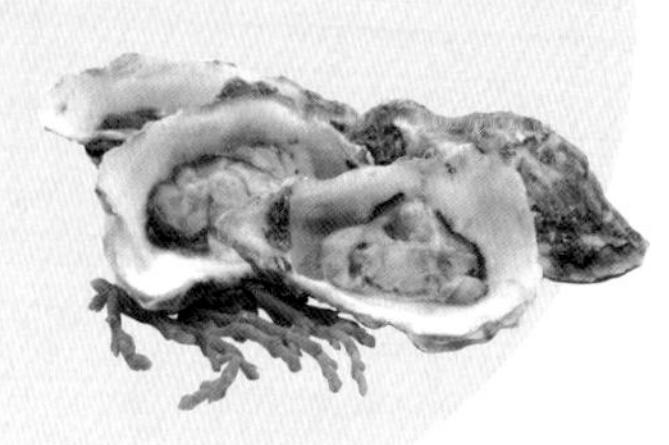

牡蛎

牡蛎中含有鲍灵，这是一种糖蛋白，对于各种癌症细胞都有抑制作用。有实验表明，牡蛎肉提取物具有一定的防癌作用。

• 性味归经

性微寒，味咸。归肝、肾经。

• 抗癌有效成分

鲍灵、牡蛎肉提取物。

• 选购贴士

在选购优质牡蛎时应注意选体大肥实、颜色淡黄、个体均匀的。

• 食用建议

○ 煮熟的牡蛎，如果壳是稍微打开的，表示煮之前是活的；如果是死后再煮，壳是紧闭的。

○ 新鲜的牡蛎在温度很低的情况下，可以多存活5~10天，但是其肥度就会降低，口感也会变化，所以尽量不要存放，现买现吃。

• 防癌指南

○ 润肺止咳、排毒防癌：取牡蛎肉100克，白萝卜170克。白萝卜去皮切成细丝，装入盘中，待用。锅中倒水烧开，加入少许食用油、姜丝，倒入切好的白萝卜丝、牡蛎肉搅拌，淋入少许料酒，用大火烧开后转中火煮5分钟至食材熟透，揭盖，加入盐、鸡粉、胡椒粉、芝麻油，用锅勺拌匀调味，把煮好的汤盛出，装入汤碗中，再撒入葱花即可。

白萝卜牡蛎汤

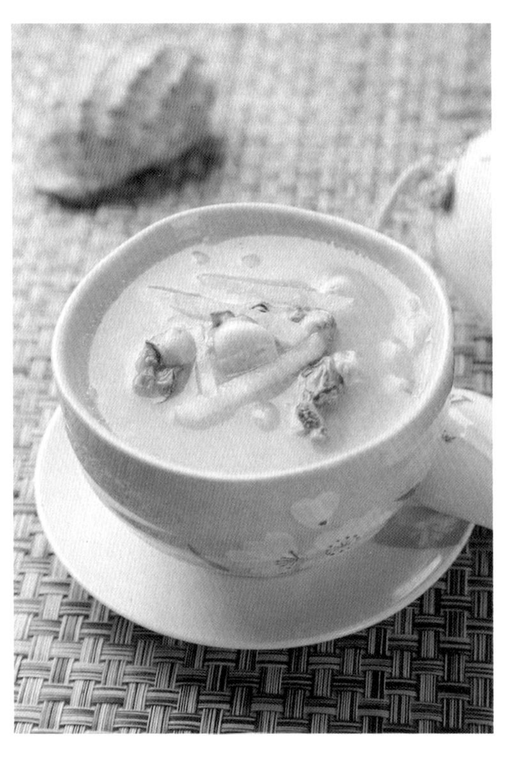

材料

白萝卜丝30克，牡蛎肉40克，姜丝、葱花各少许，料酒10毫升，盐2克，鸡粉2克，芝麻油、胡椒粉、食用油各适量

做法

1.锅中注水烧开，倒入白萝卜、姜丝、牡蛎肉、食用油、料酒，搅匀，焖煮至食材熟透。

2.淋入少许芝麻油，加入胡椒粉、鸡粉、盐，搅拌片刻，使食材入味。

3.将煮好的汤水盛出，装入碗中，撒上葱花即可。

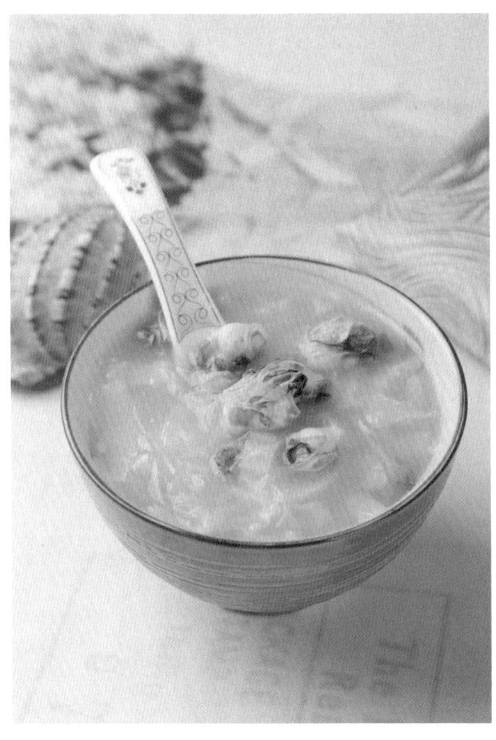

白菜粉丝牡蛎汤

材料

水发粉丝50克，牡蛎肉60克，白菜段 80克，葱花、姜丝各少许，盐2克，料酒10毫升，鸡粉、胡椒粉、食用油各适量

做法

1.锅中注水烧开，倒入白菜、牡蛎肉，加入姜丝，稍微搅散。

2.淋入食用油、料酒，搅匀提鲜，盖上锅盖，烧开后煮3分钟。

3.揭开锅盖，加入鸡粉、盐、胡椒粉，搅拌片刻，使食材入味。

4.往锅中加入粉丝，搅拌均匀，煮至粉丝熟透，盛出装碗，撒上葱花即可。

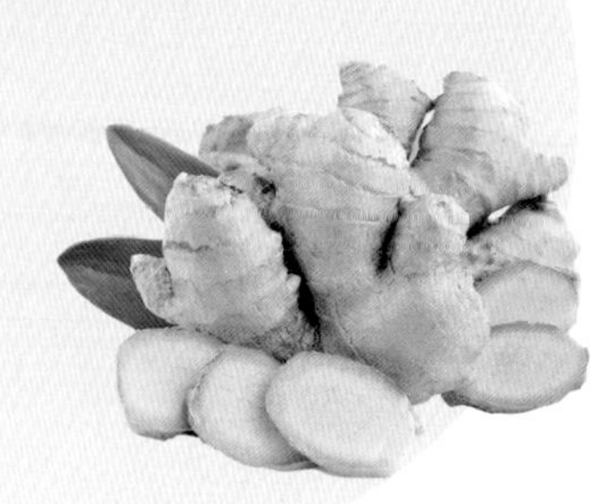

生姜

生姜含有香辣味成分姜油酮及其异构体鲜姜油，它们有抑菌和抑制癌细胞活性的作用。有研究表明，生姜水提取液对子宫颈癌细胞有明显的抑制作用，抑制率高达90%以上。生姜汁也能在一定程度上抑制癌细胞生长。生姜还对艾氏腹水癌有抑制作用。

• 性味归经

性微温，味辛。归肺、脾经。

• 抗癌有效成分

姜油酮、鲜姜油。

• 选购贴士

在选购优质生姜时应注意选形状饱满，色泽鲜明润泽。

• 食用建议

○ 生姜适合伤风感冒、寒性痛经、晕车晕船者食用。生姜性温、味辛，阴虚内热及邪热亢盛者忌食。

○ 生姜和醋同食能减缓恶心和呕吐；生姜和羊肉搭配食用能够温中补血，调经散寒。

• 防癌指南

○ 解毒散寒、止呕防癌：取生姜500克，茶叶5克。把生姜洗净，在冷水中浸泡30分钟，取出后切片，放入榨汁机中榨取汁，装到干净的瓶子中，放进冰箱冷藏。饮用时，将茶叶放入茶杯，用沸水冲泡后加入3滴姜汁，加盖闷5分钟即可。

核桃姜醋

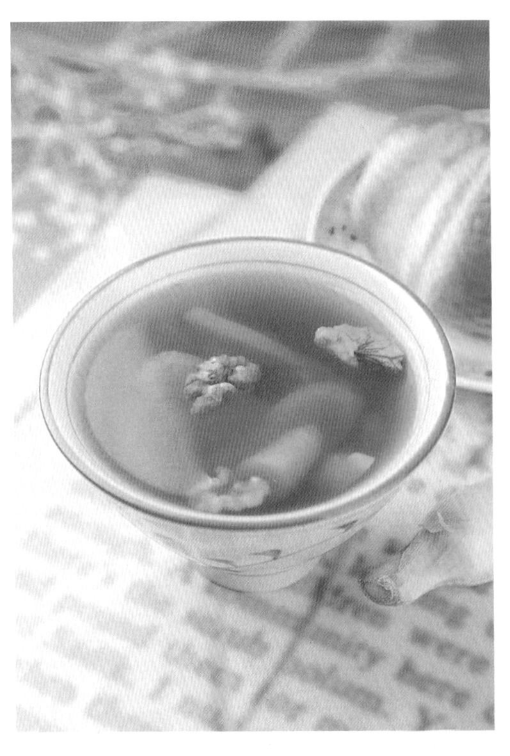

材料

嫩姜65克，核桃仁12克，红米醋450毫升

做法

1. 将洗净的嫩姜用斜刀切厚片，备用。
2. 砂锅置旺火上，倒入备好的红米醋。
3. 放入姜片，倒入洗净的核桃仁，搅拌均匀。
4. 盖上盖，烧开后用小火煮约20分钟，至食材熟透。
5. 揭盖，搅拌几下，关火后盛出煮好的汤汁即可。

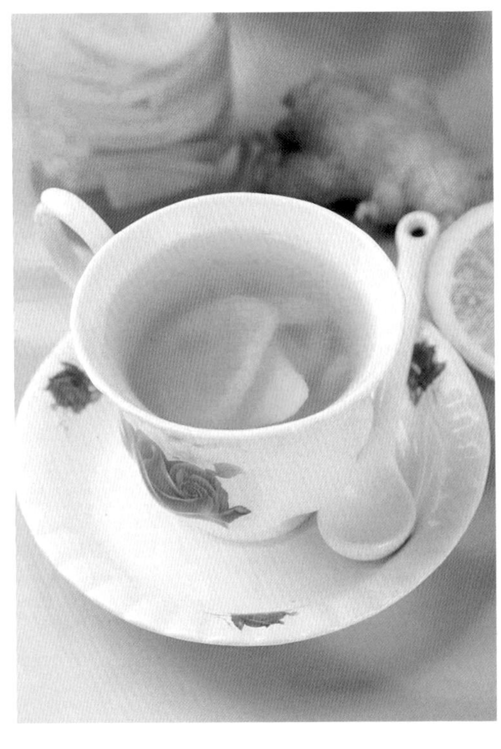

柠檬姜茶

材料

柠檬70克，生姜30克，红糖适量

做法

1. 洗净去皮的生姜切片；洗净的柠檬切片，待用。
2. 取一个大碗，放入姜片和柠檬片，撒上红糖，拌匀，静置约10分钟。
3. 汤锅置火上，倒入腌好的材料，注入适量清水，用中火煮约3分钟，至材料析出营养成分即可。

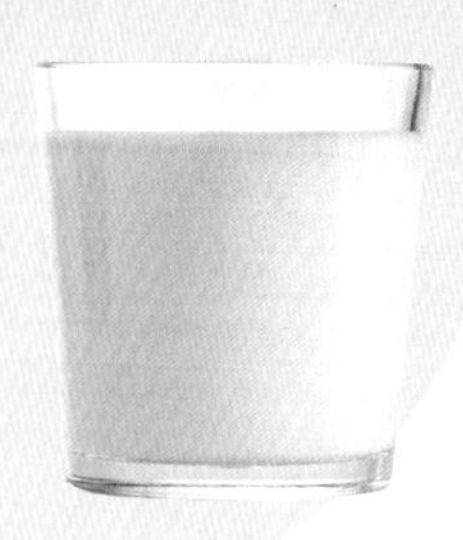

酸奶

酸奶中含有维生素A、维生素B_1、维生素B_2、维生素B_{12}、维生素D以及维生素E等多种维生素，还含有大量的乳酸、乳酸钙，各种活性物质协同作用达到防癌、增强免疫力的功效。

• 性味归经

性平，味酸、甘。归心、肺、胃经。

• 抗癌有效成分

多种维生素、乳酸、乳酸钙。

• 选购贴士

不要选择不凝固或凝块不紧密、脆弱、乳清分离、稀汤状的酸奶。买低糖酸奶或低脂酸奶也可以，注意不要买蛋白质含量>1.0%的，那不是真正的酸奶。

• 食用建议

○ 酸奶既可以单独饮用，也可以加入水果做成冷饮食用。酸奶不宜加热，不宜空腹饮用。

○ 酸奶适宜皮肤干燥之人食用，也可作为美容食品食用，女性长期适量饮用酸牛奶，可使皮肤滋润、细腻、有光泽。

• 防癌指南

○ 补虚益气、防癌益寿：取酸奶200毫升，粳米50克，白糖适量。将粳米淘洗干净，入锅，加适量水煮成稠粥，兑入酸奶和白糖，搅拌均匀即可。

○ 生津、止渴、防癌：取酸奶200毫升，橘汁50毫升，白糖20克。将橘汁、白糖兑入酸奶中，调匀即可。

草莓香蕉奶糊

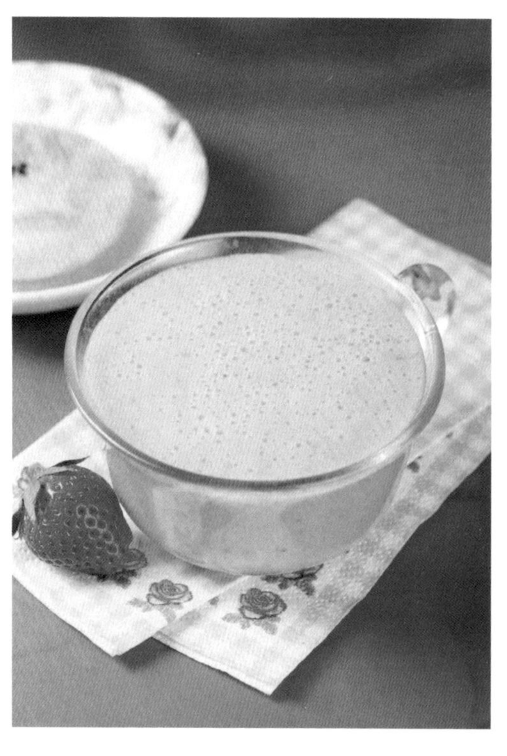

材料

草莓80克，香蕉100克，酸奶100毫升

做法

1.将洗净的香蕉切去头尾，剥去果皮，切成丁。
2.洗好的草莓去蒂，对半切开，备用。
3.取榨汁机，倒入切好的草莓、香蕉，加入酸奶，盖上盖。
4.选择“榨汁”功能，榨取果汁。
5.断电后揭开盖，将榨好的果汁奶糊装入杯中即可。

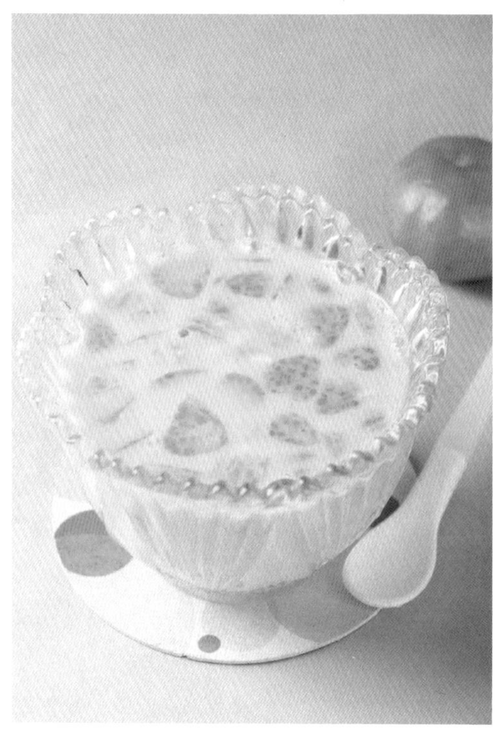

橘子酸奶

材料

橘子肉70克，橘子汁25毫升，酸奶200毫升，蜂蜜适量

做法

1. 处理好的橘子肉切成小块，备用。
2. 取一个小碗，放入橘子肉，倒入酸奶。
3. 加入橘子汁，淋入蜂蜜，搅拌片刻使味道均匀。
4. 另取一个玻璃杯，倒入拌好的橘子酸奶即可。

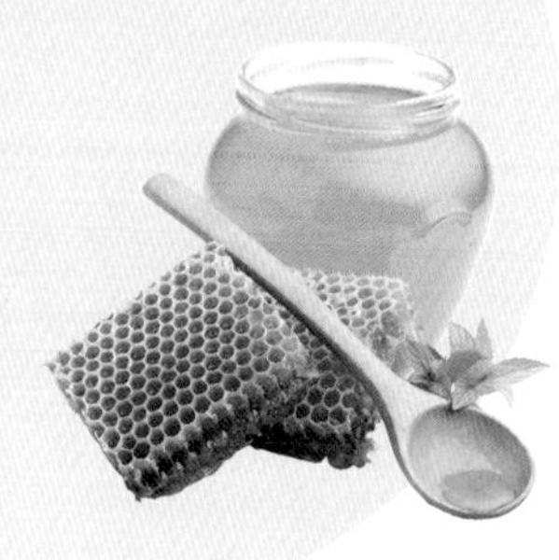

蜂蜜

有研究证明，蜂蜜能够在一定程度上防止肿瘤转移，并且使肿瘤生长减缓。蜂蜜中的B族维生素已被证实有防癌作用，可以降低化学致癌物的致癌作用。因此，平时多吃些蜂蜜对预防癌症有一定的作用。

• 性味归经

性平，味甘。归脾、肺、大肠经。

• 抗癌有效成分

B族维生素。

• 选购贴士

选购蜂蜜以色浅、光亮透明、黏稠适度者为佳，且有浓厚的天然花蜜的香气，尝之清爽、细腻、味甜，喉感清润，余味轻悠。

• 食用建议

○ 蜂蜜能改善血液的成分，促进心脑血管功能，促进睡眠。失眠的人每天睡觉前口服1汤匙蜂蜜（加入1杯温开水内），可以助眠。

○ 蜂蜜可以单独食用，也可以和水果、酸奶等搭配食用。

• 防癌指南

○ 安神、助眠、防癌：取柑橘100克，香蕉100克，蜂蜜10毫升。香蕉去皮，把果肉切小块；柑橘剥去皮，掰成瓣，备用。取榨汁机，选择搅拌刀座组合，倒入柑橘、香蕉，加入适量白开水，榨取果汁，加入适量蜂蜜，搅拌均匀即可。

蜂蜜蒸百合雪梨

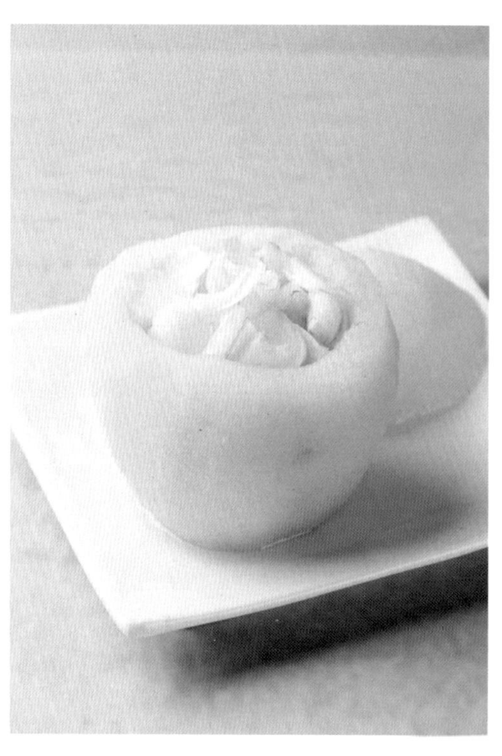

材料

雪梨120克，鲜百合30克，蜂蜜适量

做法

1. 将洗净的雪梨去除果皮，从1/4处用横刀切断，分为雪梨盅与盅盖。
2. 取雪梨盅，掏空中间的果肉与果核；再取盅盖，去除果核，修好形状。
3. 另取一个干净的蒸盘，摆上制作好的雪梨盅与盅盖，再把洗好的百合填入雪梨盅内，均匀地浇上蜂蜜。
4. 盖上盅盖，放在蒸盘上。
5. 蒸锅置于旺火上，烧开后放入蒸盘，用大火蒸约10分钟即可。

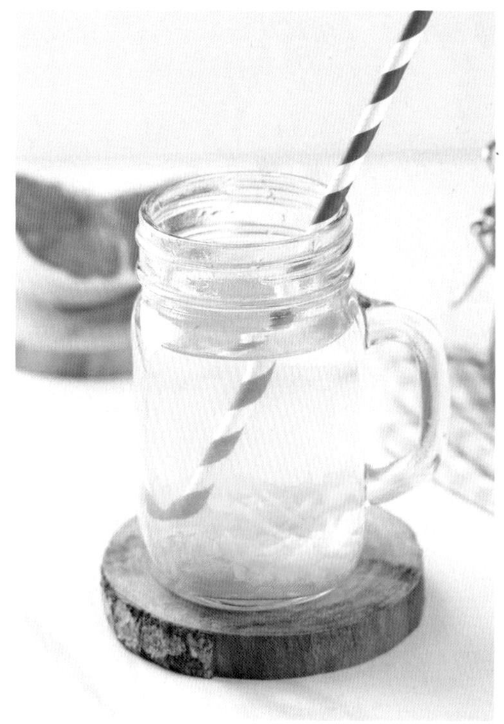

蜂蜜柚子茶

材料

柚子1个，蜂蜜50毫升，冰糖50克，盐适量

做法

1. 剥开柚子，用小刀将柚子的外皮削下来，将柚子皮切成丝。
2. 取柚子果肉，将果肉撕碎。
3. 将柚子皮倒入锅中，加入清水，开大火，加盐煮至透明状捞出。
4. 另起锅，将果肉倒入锅中，清水煮软后捞出；再将柚子皮倒入锅中，加入适量冰糖，加入清水煮至稠状。
5. 将煮好的柚子浆和果肉一同倒入罐子中，加入蜂蜜，密封后冷藏即可。

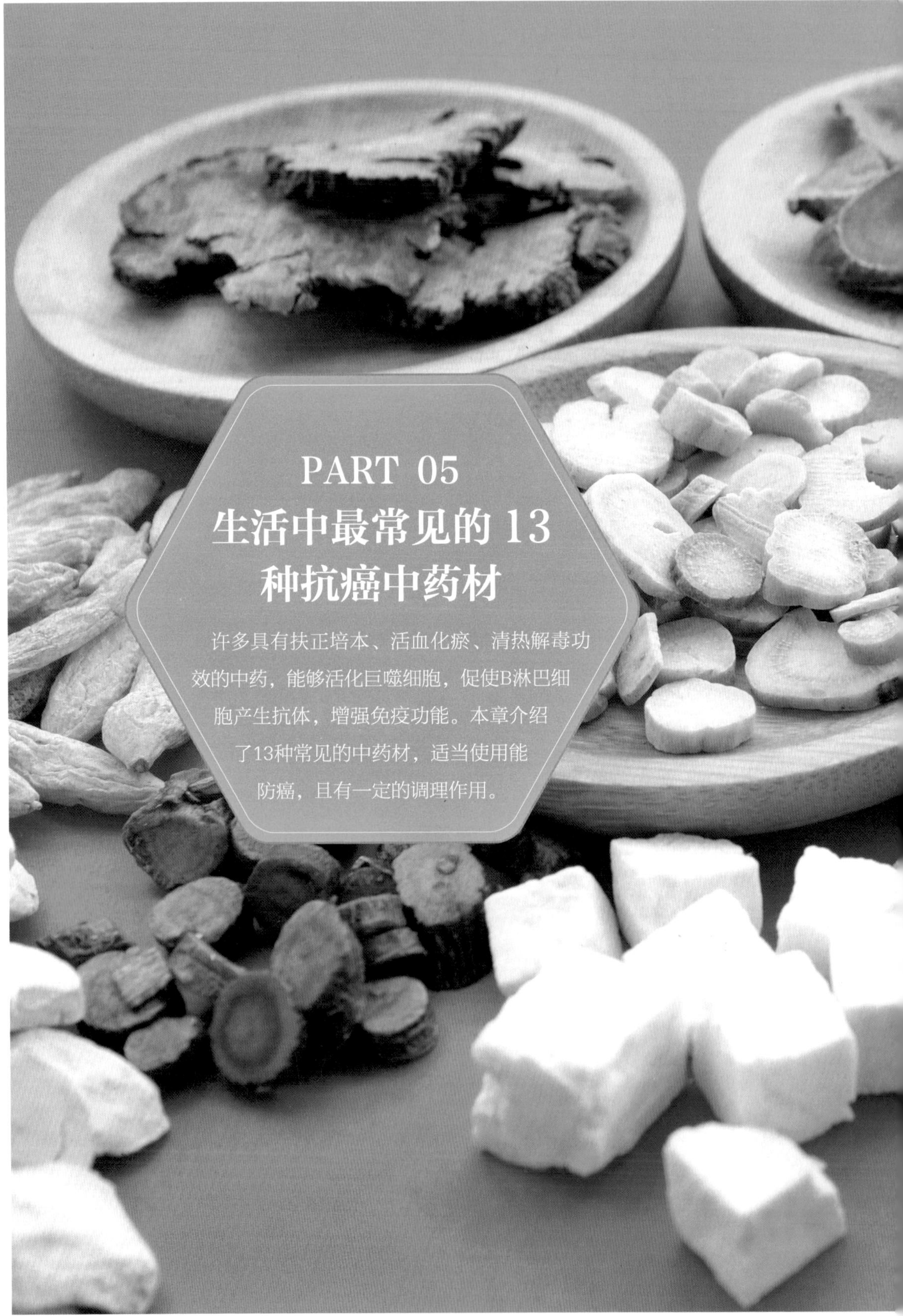

PART 05
生活中最常见的 13 种抗癌中药材

许多具有扶正培本、活血化瘀、清热解毒功效的中药，能够活化巨噬细胞，促使B淋巴细胞产生抗体，增强免疫功能。本章介绍了13种常见的中药材，适当使用能防癌，且有一定的调理作用。

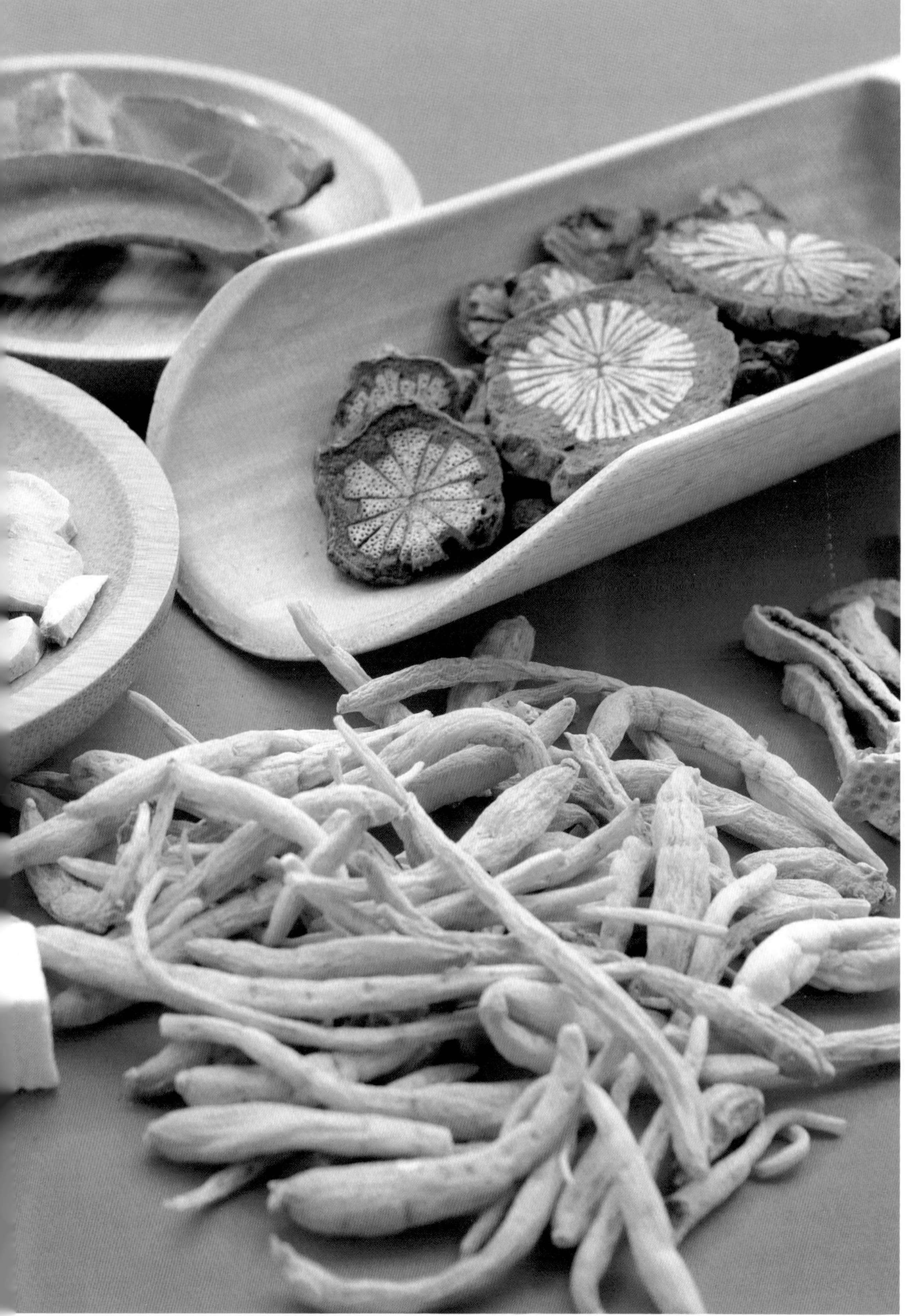

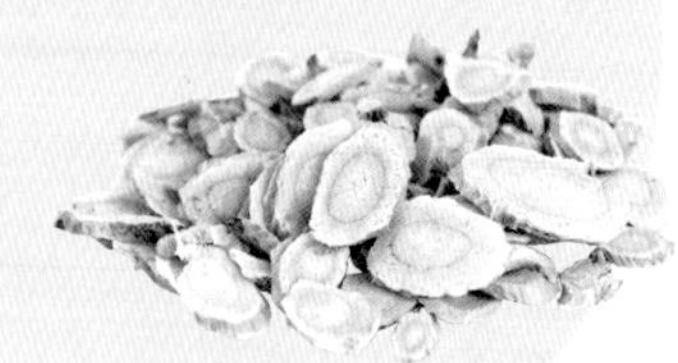

黄芪

防癌第一药

用法用量

水煎服，9～30克。

有效成分

黄芪皂苷、黄芪多糖

防癌说法

现代药理研究发现，黄芪所含的黄芪多糖、黄芪皂苷等成分能增强机体免疫功能，促进抗体生成，同时还可以提高肿瘤细胞内环磷酸苷的含量，抑制肿瘤生长，甚至使肿瘤细胞逆转，兼具增加病毒诱导干扰素的能力，增强细胞对干扰素的敏感性。

功效主治

黄芪具有增强机体免疫功能、保肝、利尿、抗衰老、抗应激、降压和较广泛的抗菌作用，可补气固表、利尿排毒、排脓敛疮、生肌。黄芪可用于慢性衰弱，尤其表现为中气虚弱的病人，常用于中气下陷所致的脱肛、子宫脱垂、内脏下垂、崩漏带下等病症，还可用于表虚自汗及消渴。

药材品鉴

黄芪以条粗长、皱纹少、质坚而绵、断面黄白色、粉性足、味甜者为佳。但表实邪盛、气滞湿阻、食积停滞、痈疽初起或溃后热毒尚盛等实证，以及阴虚阳亢者，均须禁服。

防癌指南

补气养血、补脑强身，用于肿瘤患者及体质虚弱者：黄芪30克，猴头菇150克，鸡肉200克，小白菜心100克，清汤750克，生姜15克，葱白20克。

补血安神、补中益气，用于肿瘤患者及体质虚弱者：黄芪15克，红枣25克，桂圆肉30克，枸杞8克，冰糖30克。砂锅中注入适量清水烧开，倒入准备好的黄芪、红枣、桂圆肉、枸杞，烧开后用小火煮20分钟，至药材析出营养成分。放入备好的冰糖，搅拌匀，略煮片刻，至冰糖溶化即可。

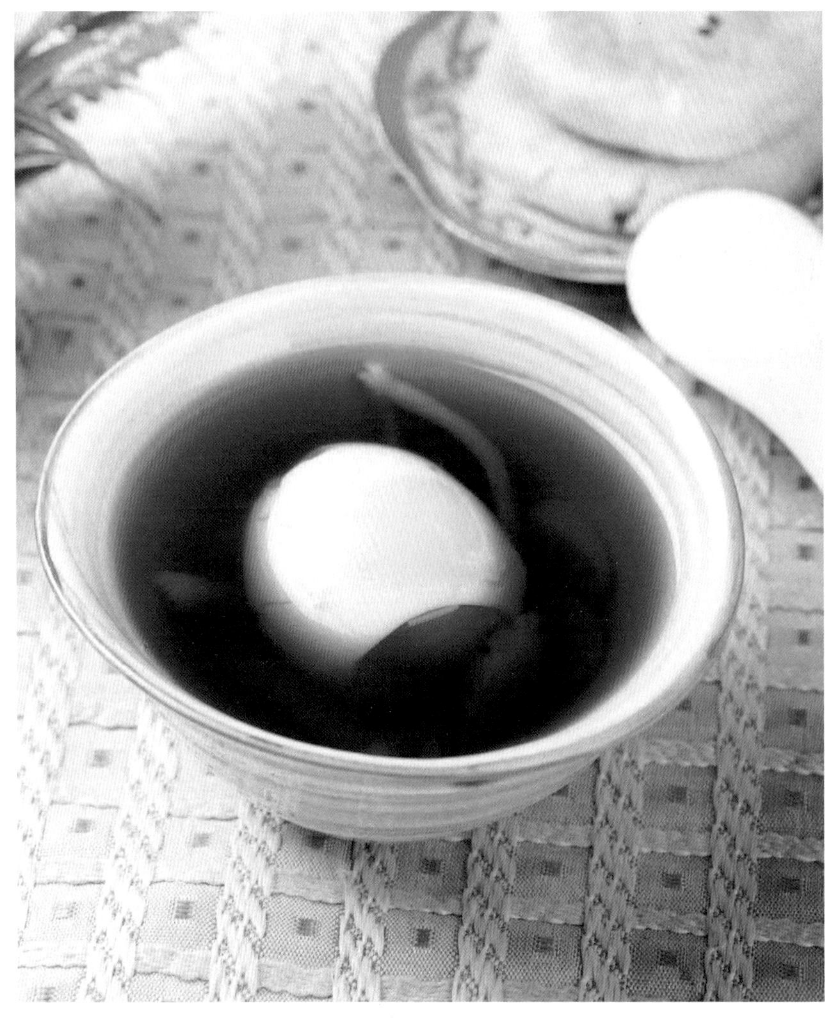

党参黄芪蛋

材料

党参、黄芪各15克，熟鸡蛋2个，红糖20克

做法

1.砂锅中注入适量清水，倒入备好的党参、黄芪。

2.盖上盖，用小火煮15分钟至药材析出有效成分。

3.揭开盖，放入熟鸡蛋，倒入红糖拌匀，再盖上盖，续煮5分钟至红糖溶化。

4.关火后把煮好的汤料盛出，装入碗中即可。

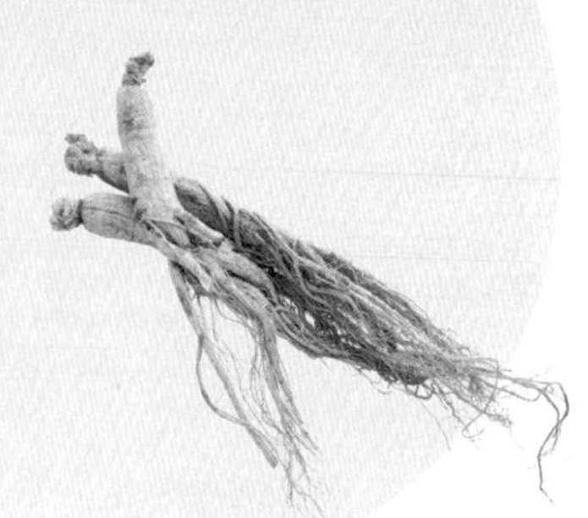

人参

预防癌症的补气要药

• 用法用量

3～9克，另煎，兑入汤剂服用；调理虚脱可用15～30克。

有效成分

人参皂苷、人参多糖

• 防癌说法

临床证明，人参皂苷和人参多糖能改善胃癌、肺癌的自觉症状，且能延长患者的生命。与其他治疗药物或放疗并用，不仅可以提高疗效，还能减少化疗和放疗的不良反应。临床显示，口服人参制剂后，血液中的白细胞、红细胞、血红蛋白含量增加。人参能促进骨髓造血，对辅助治疗再生障碍性贫血及粒细胞减少症有显著效果，并可减轻放射线引起的造血系统损害，可作为癌症辅助药剂。

• 功效主治

人参中含有的人参皂苷能够促进脂质代谢，降低胆固醇，有效防止脂肪肝并发症的发生。人参皂苷和人参多糖具有增强机体免疫力、抑制肿瘤细胞活性、降低血糖的作用，能够有效防止肝病患者病情的恶化。人参还有抗病毒、促进受损的肝脏组织修复等作用。人参不宜与茶叶、咖啡、白萝卜一起食用。

• 药材品鉴

红参类以体长、色棕红或棕黄半透明、皮纹细密有光泽、无黄皮、无破疤者为佳。山参是各种人参中品质最佳的一类。

• 防癌指南

补中益气、补肝益肾，适用于肝癌患者：人参片5克，熟地黄25克，枸杞90克，冰糖100克，白酒2.5升。枸杞与熟地黄同放入纱布袋中，封好袋口，放入白酒中密封浸泡，每日搅拌1次，浸泡15天，纱布过滤，取药酒备用。冰糖入锅，加水适量煮沸，见微黄时趁热去渣，凉后放入药酒中，搅匀静置一段时间后，取上清酒液即可饮用。

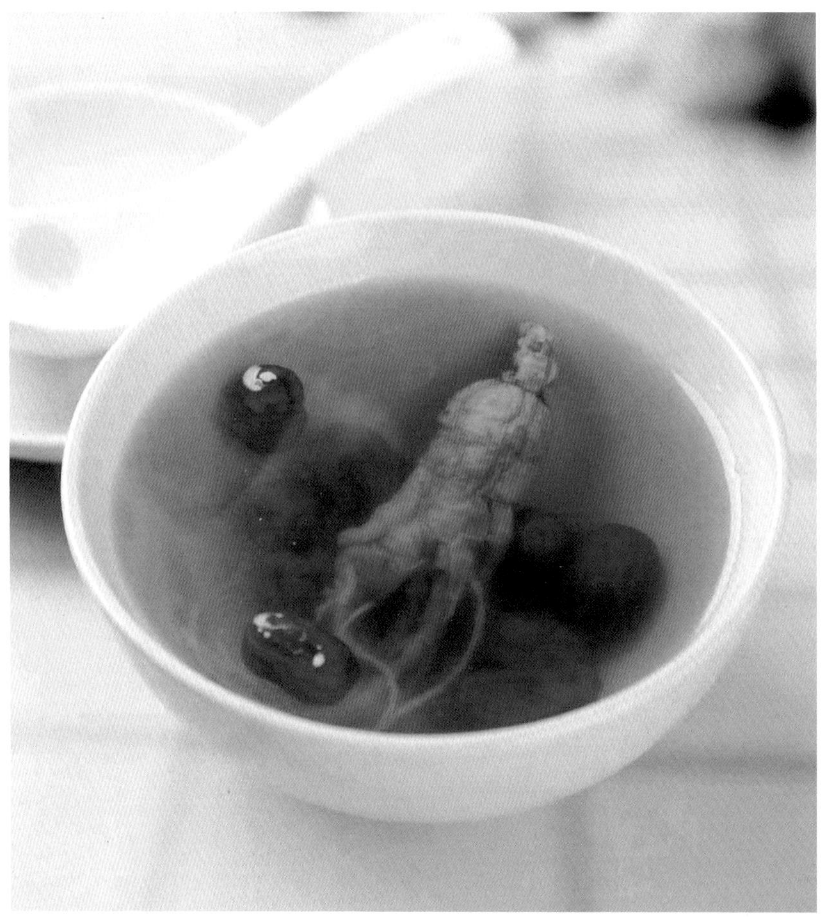

人参红枣汤

材料

人参10克，红枣15克

做法

1.砂锅中注入适量清水烧热，倒入洗好的红枣、人参，拌匀。

2.盖上盖，煮开后用小火煮30分钟至药材析出有效成分。

3.揭盖，关火后盛出煮好的药汤，装入碗中，趁热饮用即可。

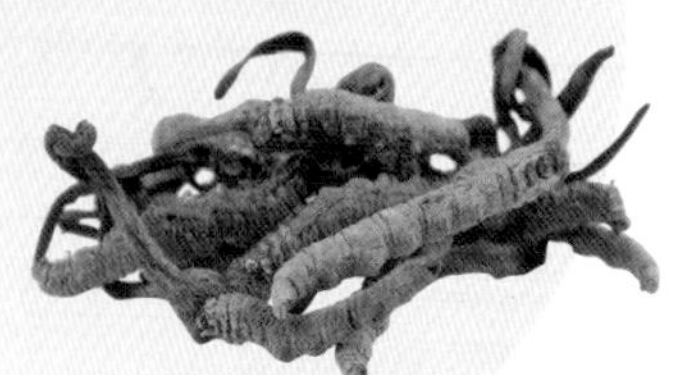

冬虫夏草

十分有效的防癌中药

• 用法用量

通常煎煮成药汤服用，一般用量3～15克。

有 效 成 分

冬虫夏草素、甲壳质

• 防癌说法

冬虫夏草素是防癌的活性物质，对人体的内分泌系统和神经系统有较好的调节作用。其富含的甲壳质能封锁癌细胞进入血管的途径，从而抑制癌细胞转移。

• 功效主治

冬虫夏草具有补虚损、益精气、止咳嗽、补肺肾之功效，主治肺肾两虚、精气不足、阳痿遗精、咳嗽气短、自汗盗汗、腰膝酸软、劳嗽痰血、病后虚弱等症，适用于肺气虚和肺肾两虚、肺结核等所致的咯血或痰中带血、咳嗽、气短、盗汗等，对肾虚阳痿、腰膝酸疼等亦有良好的疗效，是老年体弱者的滋补佳品。

• 药材品鉴

以完整、虫体丰满肥大、类白色、气微腥、味微苦者为好。各地所产商品中以西藏及青海虫草为优，川虫草次之。应置于通风干燥处（最好冷藏）保存，注意防蛀。

• 防癌指南

适宜肺癌患者食用：冬虫夏草5～10枚，老公鸭1只，黄酒少许。将鸭子处理干净，去除肚杂，入沸水中汆去血水，加入黄酒，下入冬虫夏草一同煮烂食用，可增强体质。或每天用冬虫夏草4枚，煎汤后空腹服用。

补肺肾、止血化痰，用于肺癌引起的虚劳咳嗽、咽干痰少、咯血：冬虫夏草6克，白及10克，粳米50克，冰糖适量。二药研细末，粳米加水煮成稀粥，米近熟时加入药末及冰糖，煮至米熟粥稠。

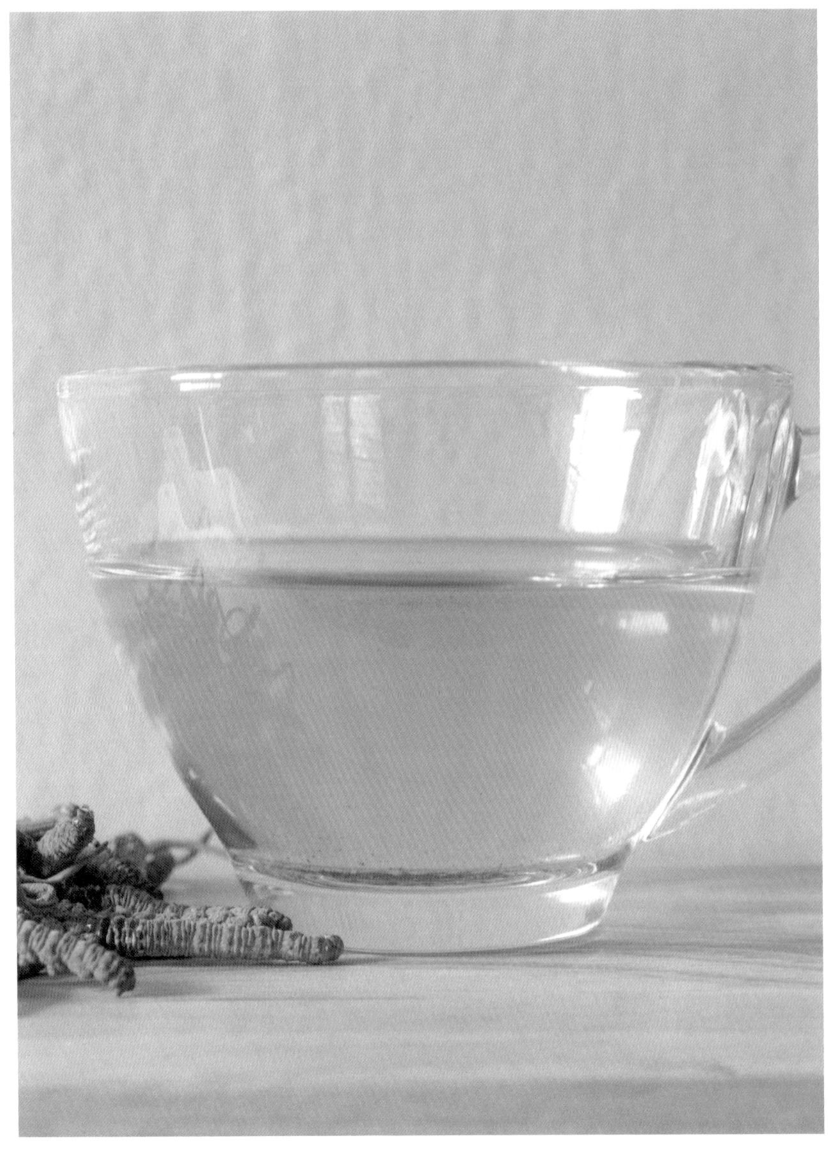

冬虫夏草茶

材料

冬虫夏草3克，红茶3克

做法

用冬虫夏草的煎煮液150毫升泡红茶饮用，冲饮至味淡。

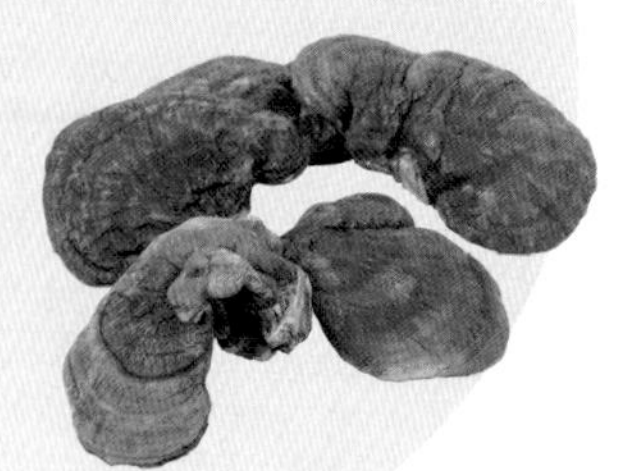

灵芝

被誉为防癌“仙草”

• 用法用量

煎服，6~12克；研末吞服，5~3克。

有效成分

灵芝多糖

• 防癌说法

灵芝中所含的灵芝多糖具有广谱抑制肿瘤的作用，是临床治疗肿瘤的良好辅助药物。实验表明，灵芝多糖对黄曲霉素致肝癌作用有显著的抑制效果。同时，灵芝多糖无论腹腔给药还是口服给药，在一定剂量下都能抑制肿瘤生长。其防癌机理以拮抗肿瘤免疫抑制作用，多方面有效地促进非特异性抗肿瘤免疫反应为主，对正常机体的免疫反应也有一定促进作用。灵芝多糖还有活化巨噬细胞的功能，使巨噬细胞体积增大，吞噬杀菌功能增强。

• 功效主治

灵芝有抗衰老作用，能增强机体的免疫功能；有镇静作用；有祛痰、止咳、平喘作用；有强心作用，能增加心肌血流量，增加冠脉血流量，降低心肌耗氧量，增强耐缺氧能力；能降低血脂，调节血压，保护肝脏。

• 药材品鉴

以菌盖半圆形、赤褐如漆、环棱纹、边缘内卷等特点来选购。置于干燥处贮存，需防霉、防蛀。

• 防癌指南

适用于肺癌患者：灵芝15克，核桃仁15克，甜杏仁12克，冰糖适量。剪碎灵芝，加水煎煮2次，每次1小时，取汁。把核桃仁、甜杏仁、冰糖放入碗内，倒入灵芝煎液，用文火炖熟即可。

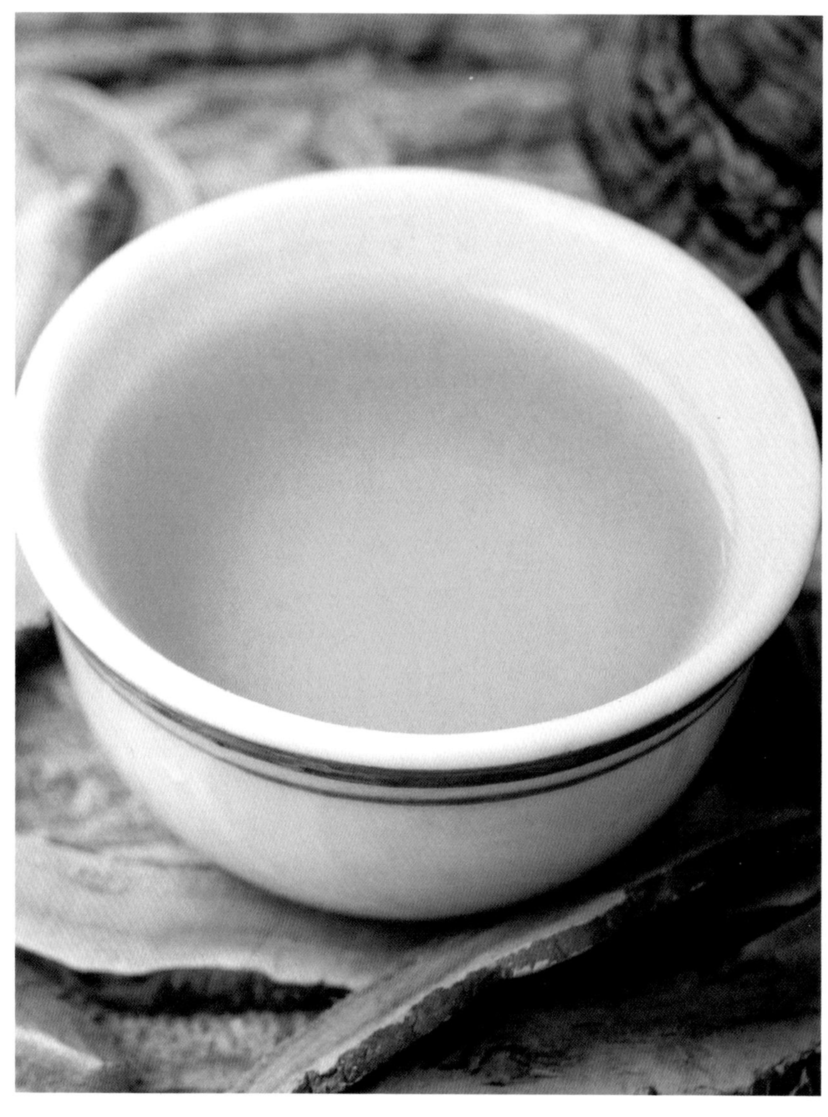

灵芝三七山楂饮

材料

灵芝20克，三七5克，山楂汁200毫升

做法

1.将灵芝切片，与三七一同煎煮40分钟。

2.取汁弃渣，与山楂汁混合即可，每日1剂，早晚饮用。

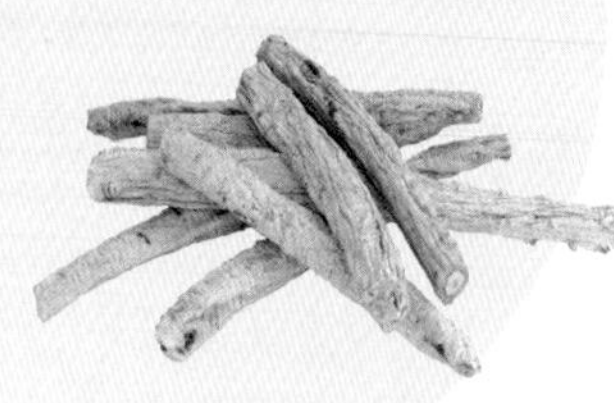

党参

补中益气的防癌药

• 用法用量

煎服（另煎汁合服），9~30克。

有效成分

多糖类、多种微量元素、氨基酸、皂苷

• 防癌说法

中医认为癌症是正气不足、气滞痰凝、血瘀日久而致。党参具有补中益气、健脾益肺的功能，能有效减轻癌症患者脾肺虚弱、气短心悸、食少便溏、虚喘咳嗽、内热消渴的症状。

• 功效主治

党参具有补脾肺之气、补血、生津的功效。党参可补中益气、和胃调中，应用极为广泛，它可以提高肝脏谷胱甘肽过氧化物酶和SOD活性，减少微量元素硒的丢失，对酒精性肝损伤具有很好的预防作用。

• 药材品鉴

各种党参中以野生台参为最优。西党以根条肥大、粗实、皮紧、横纹多、味甜者为佳；东党以根条肥大、外皮黄色、皮紧肉实、皱纹多者为佳；潞党以独支不分叉、色白、肥壮粗长者为佳。应置于通风干燥处贮存，注意防蛀。

• 防癌指南

适用于肝胃阴虚型结肠癌患者：党参30克（切细，用纱布包好），海参约200克（浸泡好的剂量），海带50克，猪脊骨连髓带肉500克（斩细），加水适量，武火煮沸，文火再煮3小时，加盐调味，去党参渣药包，饮汤食肉。

用于胃癌伴恶心呕吐、大便溏泻、四肢厥冷等：党参12克，吴茱萸6克，生姜5克，白术12克，良姜10克，砂仁6克，茯苓15克，甘草3克，干姜3克。水煎服，每天1剂。

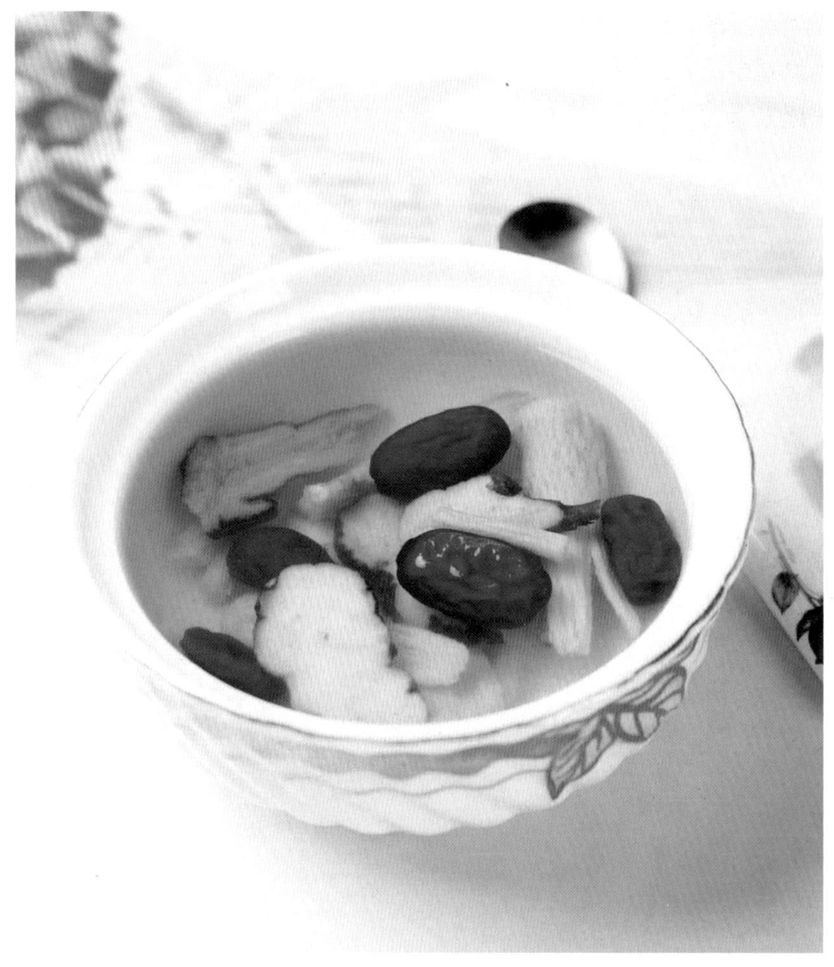

党参白术茶

材料

白术15克，黄芪15克，党参15克，红枣20克

做法

1.砂锅中注入适量清水烧开，放入洗净的白术、黄芪、党参、红枣，搅拌均匀。

2.盖上盖，煮约30分钟至药材析出有效成分。

3.揭盖，再略煮片刻。

4.关火后盛出煮好的药茶，装入碗中即可。

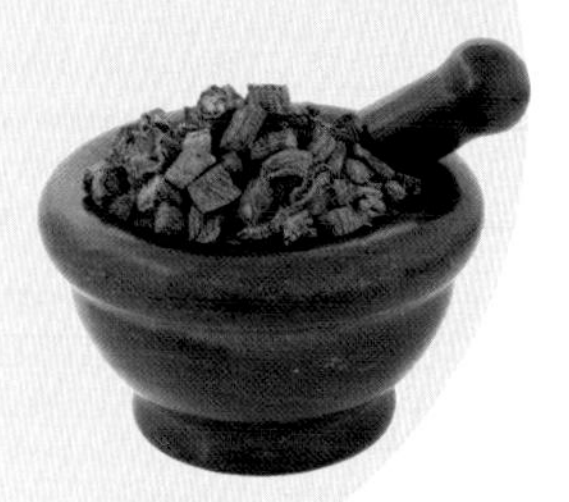

丹参

保肝护心的常用防癌药

• 用法用量

有效成分

丹参酮

煎服，9～15克。

• 防癌说法

丹参能有效推迟和减轻缺血后再灌注引起的不可逆肝损伤。实验表明，丹参能使体外培养的成纤维细胞发生显著的形态学改变，并能抑制细胞的核分裂和增殖，对免疫性肝细胞损伤的肝纤维化有保护作用，对早期和晚期肝癌切除术后的肝内和远处转移复发有防治作用。

• 功效主治

丹参具有活血祛瘀、安神宁心、排脓、止痛的功效，主治心绞痛、月经不调、痛经、经闭、血崩带下、瘀血腹痛、骨节疼痛、惊悸不眠、恶疮肿毒等。

• 药材品鉴

挑选以条粗、内紫黑色、有菊花状白点者为佳。贮存应置于干燥处。

• 防癌指南

活血化瘀、疏肝健脾，适用于肝癌患者：丹参、山楂各15克，檀香9克，炙甘草3克，蜂蜜30毫升。加水煎，去渣取汁，加蜂蜜，再煎几沸，每日2次。

养心安神、治阴柔肝，适用于肝癌患者：柏子仁、酸枣仁、天冬、麦冬、当归、五味子、生地黄、党参、玄参、丹参、远志、茯苓、桔梗各适量。水煎服，每日1剂，分2次服。

疏肝解郁、活血化瘀，适用于肝癌患者：柴胡、茵陈、板蓝根、当归、丹参、莪术、党参、炒白术、黄芪、女贞子、五味子、茯苓各适量。加水煎服，每日1剂。

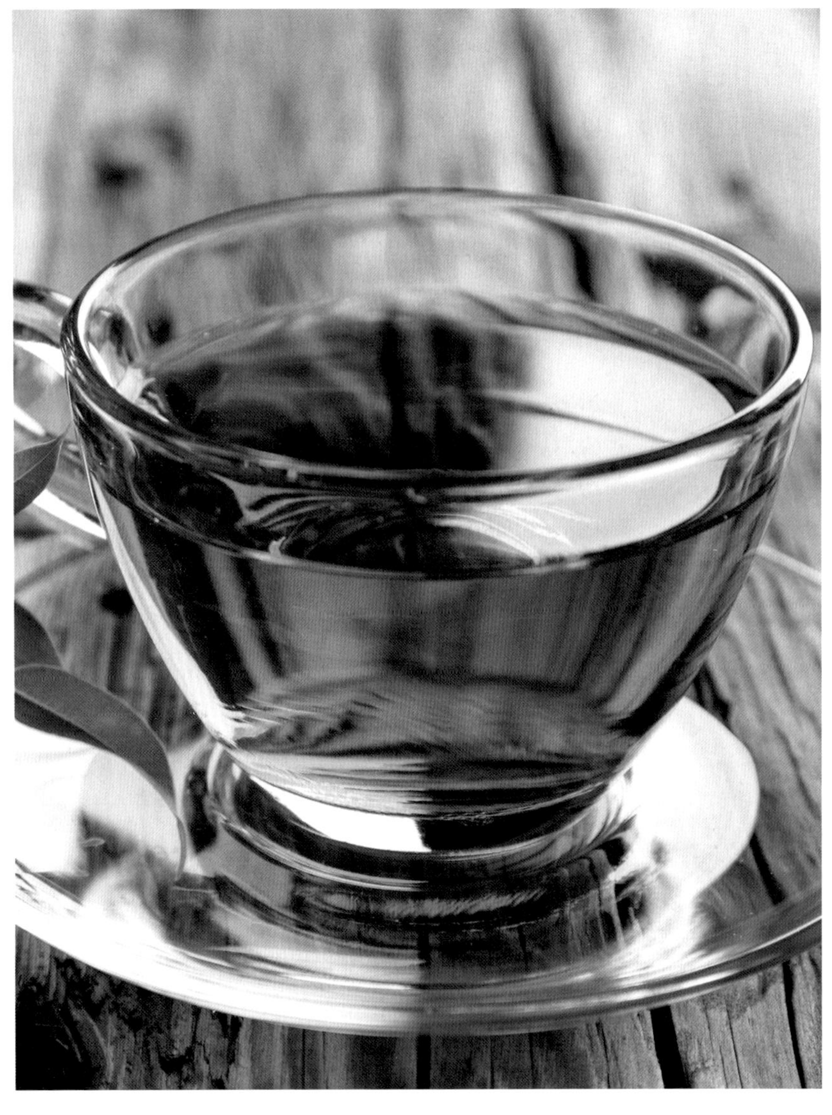

丹参枣仁茶

材料

酸枣仁5克，丹参3克，花茶1克

做法

1.将酸枣仁、丹参分别洗净。

2.放入砂锅，添适量清水煎煮，滤取药汁直接饮用或冲泡花茶饮用。

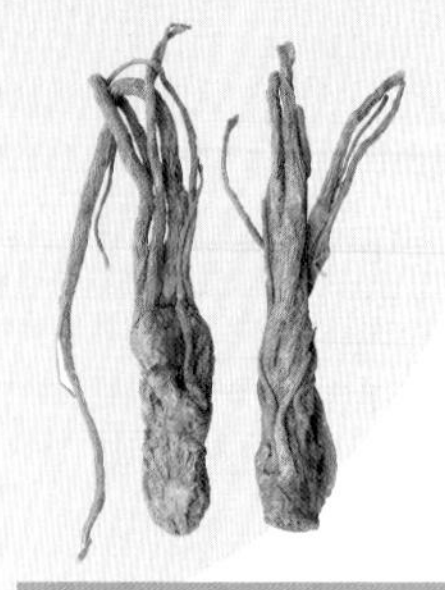

当归

调经止痛，防癌圣药

• 用法用量

煎服，6～12克。

有 效 成 分

当归多糖

• 防癌说法

将当归的五种多糖样品进行小鼠体内抗肿瘤药物筛选，实验表明，各多糖样品对大鼠移植性肿瘤均有一定程度的抑制作用，其肿瘤生长抑制率可达39%，副作用较少，且可长期用药。

• 功效主治

当归具有补血调经、活血止痛、润肠通便的功效。当归能增加肝组织的耗氧量，有保护肝脏、防止肝糖原降低的作用。当归可使胆汁中固体物质重量及胆酸排出量增加，能保护细胞ATP酶、葡萄糖-6-磷酸酶、5-核苷酸酶和琥珀酸脱氢酶的活性，从而保护肝细胞，恢复肝功能。

• 药材品鉴

以主根大、身长、支根少、断面黄白色、气味浓厚者为佳。置阴凉干燥处保存，注意防潮、防蛀。

• 防癌指南

适用于结直肠癌术后气血两虚患者：黄芪30克，当归15克，猴头菇150克，嫩鸡肉250克，调料适量。将黄芪、当归洗净，切片，装入纱布袋中，扎紧口；猴头菇以温水泡胀后洗净，切成小片；鸡肉切成小方块，煸炒。将鸡肉和泡发猴头菇的水及少量清水同入砂锅，加入黄芪当归药袋以及葱段、姜片、料酒，文火煨炖1小时，取出药袋，加进猴头菇片、精盐、味精，再煮片刻即可。

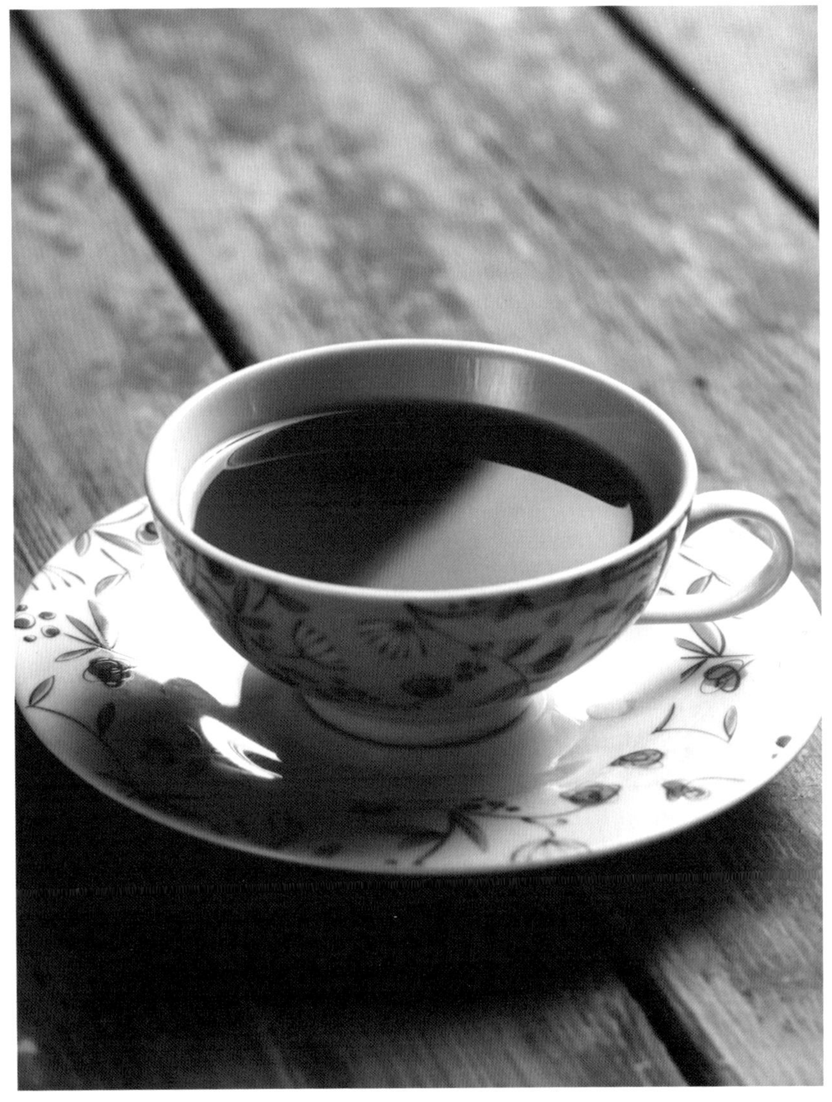

延胡索当归茶

材料

延胡索5克，当归3克，花茶3克

做法

1.将延胡索、当归洗净，和花茶一同放入杯中。

2.加沸水冲泡5~10分钟后饮用，可反复冲饮至味淡。

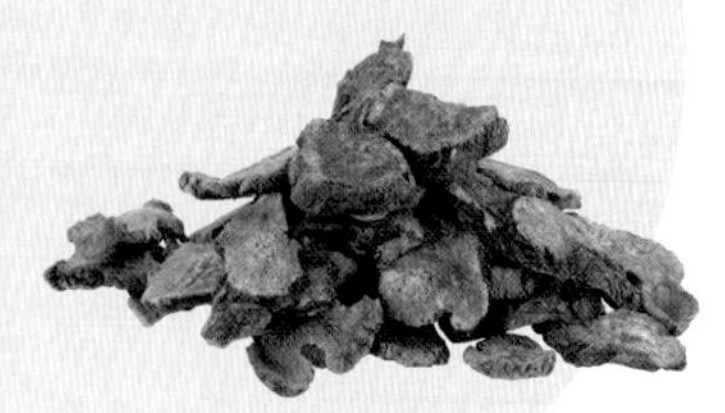

白术

软坚散结的防癌佳品

• 用法用量

煎服，6～12克。

有效成分

挥发油

• 防癌说法

白术有软坚散结之功效，能消症积，化瘀滞，可用于辅助治疗肝硬化、肝癌。研究证明，其挥发油具有防癌的药理作用。

• 功效主治

白术具有健脾益气、燥湿、止汗、安胎的功效，临床研究表明，白术对肝硬化腹水也有一定疗效。此外，白术还有利尿、降血糖、抗菌、保肝、抗肿瘤、抑制代谢活化酶及强壮身体机能等药理作用。

• 药材品鉴

以体大、表面灰黄色、断面黄白色、有云头、质坚实者为佳。宜置于阴凉、干燥处保存，注意防蛀。

• 防癌指南

益气活血、化瘀行滞，适用于肝癌患者：白术20克，当归、山慈姑各30克，昆布、海藻各12克，半枝莲30克，白花蛇舌草25克，三棱10克，太子参30克。水煎服，每日1剂，日服3次。

用于晚期胃癌患者，或配合化疗，防止血细胞下降：黄芪30克、太子参30克、鸡血藤30克、白术10克、茯苓10克、枸杞15克、女贞子15克、菟丝子15克。水煎服，每日1剂。

用于胃癌气血不足者：人参10克、黄芪30克、当归12克、白芍15克、白术15克、熟地20克、莪术15克、石见穿30克。水煎服，每日1剂。

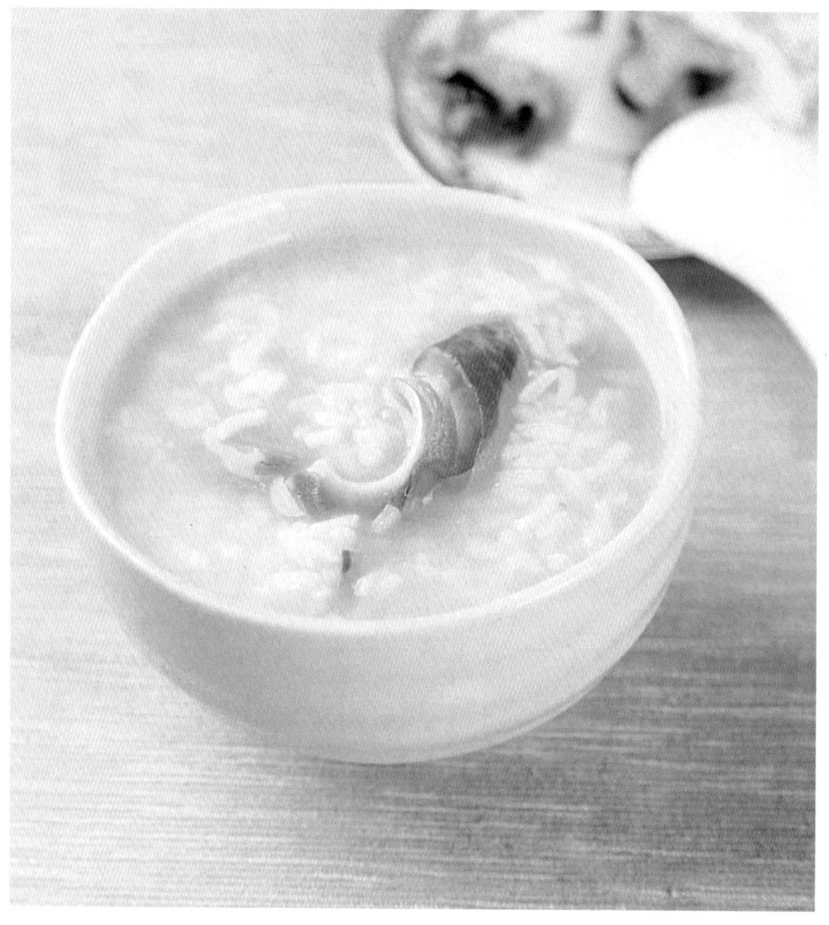

白术猪肚粥

材料

水发大米95克，熟猪肚70克，白术、姜片各少许，盐2克

做法

1.将熟猪肚用斜刀切片备用。

2.锅中注水烧热，放入备好的白术、姜片，倒入切好的猪肚。

3.盖上盖，煮开后用小火煮15分钟。

4.揭盖，捞出姜片、白术，倒入洗净的大米拌匀。

5.盖上盖，用中小火续煮30分钟至熟。

6.揭盖，加入盐，拌匀调味，关火后盛出煮好的粥即可。

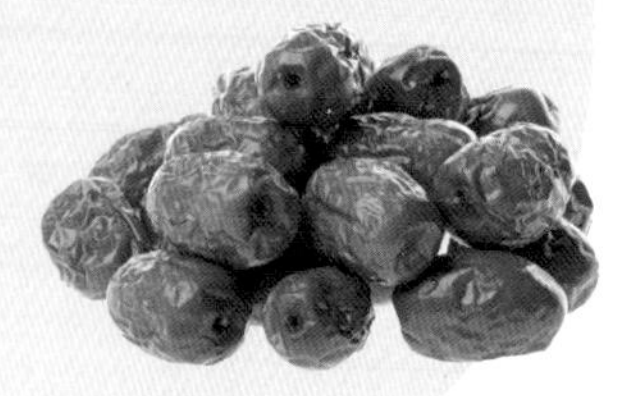

红枣

能防癌的综合维生素

• 用法用量

生食或煎服，10～30克。

有效成分

三萜类化合物、二磷酸腺苷

• 防癌说法

药理研究发现，红枣能促进白细胞的生成，降低血清胆固醇，提高血清白蛋白，保护肝脏。红枣中还含有抑制癌细胞，甚至可使癌细胞向正常细胞转化的物质，即三萜类化合物和二磷酸腺苷，所以常食红枣的人很少患癌症。

• 功效主治

红枣中富含钙和铁，对防治骨质疏松和贫血有重要作用。对中老年人常患的骨质疏松症，以及女性贫血，红枣都有十分理想的食疗作用。此外，红枣还具有抗过敏、除腥臭怪味、宁心安神、益智健脑、增强食欲、养肝、镇静降压、抗菌等作用。经常食用鲜枣的人很少患胆结石，这是因为鲜枣中含有丰富的维生素C，可使体内多余的胆固醇转变为胆汁酸。

• 药材品鉴

好的红枣皮色紫红，颗粒大而均匀，果形短壮圆整，皱纹少、痕迹浅，皮薄核小，肉质厚而实。如果皱纹多、痕迹深、果形凹瘪，则肉质差，为未成熟的鲜枣制成的干品。红枣宜置于干燥处保存。

• 防癌指南

补益身体，适用于癌症已治愈而需补益气血者：取红枣500克，放入大口瓶中，加入适量高粱酒，再加入适量的白砂糖或冰糖，储存1个月左右，即可饮用。能饮酒者，可每日饮用20毫升左右。

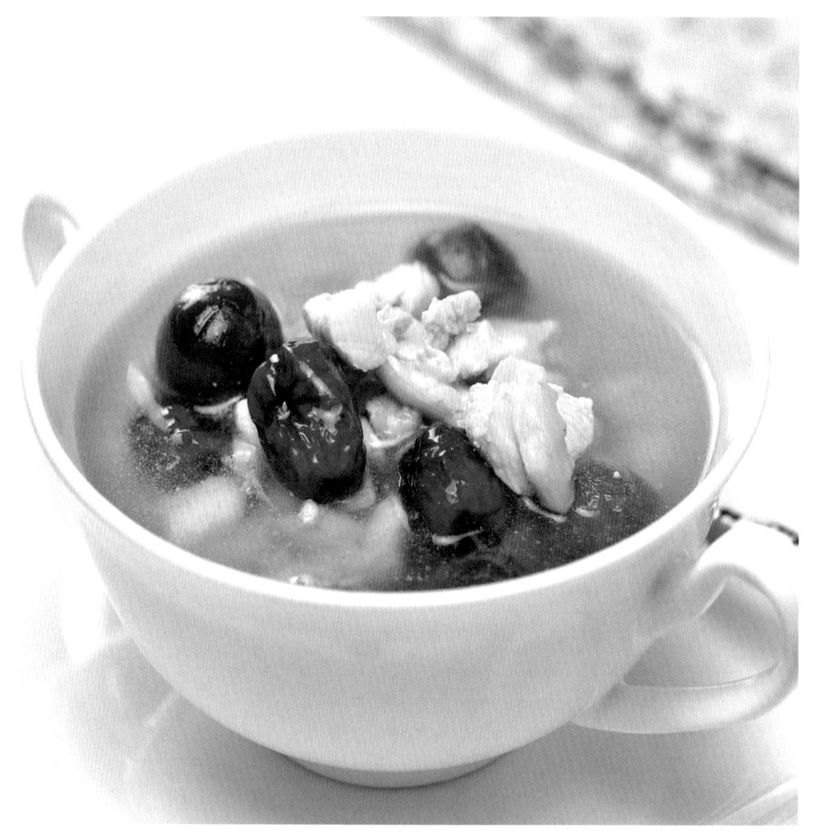

红枣桂圆鸡汤

材料

鸡肉400克，桂圆20颗，红枣20枚，冰糖5克，盐4克，料酒10毫升，米酒10毫升

做法

1.把洗净的土鸡肉切开，再斩成小块，放入盘中待用。

2.锅中注水烧开，倒入鸡块，再淋入料酒，拌煮约1分钟，氽去血渍，放在盘中，备用。

3.砂锅中注入900毫升清水，用大火烧开。

4.放入洗净的桂圆肉、红枣，倒入氽过水的鸡块，加入冰糖，淋入米酒。

5.盖上盖子，煮沸后用小火煮约40分钟至食材熟透。

6.取下盖子，调入盐，拌匀，续煮一会儿至食材入味即可。

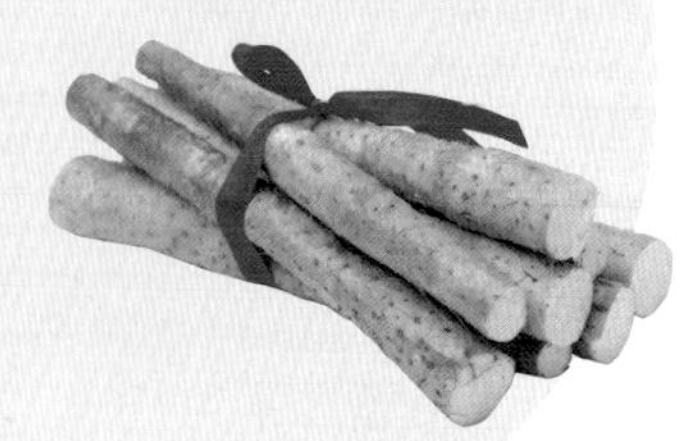

山药

最佳补脾、防癌良药

• 用法用量

入汤，10～30克；入菜，60～120克。

有效成分

山药多糖

• 防癌说法

山药中富含的山药多糖能清除多种自由基，提高人体内抗氧化酶活性，减少氧化产物含量，对黑色素瘤细胞和肺癌细胞有明显的抑制作用。

• 功效主治

山药是虚弱、疲劳或病愈者恢复体力的最佳食品，不但可以防癌，对于癌症患者治疗后的调理也极具作用，经常食用能提高免疫力、预防高血压、降低胆固醇、利尿、润滑关节。山药具有健脾补肺、益胃补肾、固肾益精、聪耳明目、助五脏、强筋骨、长志安神、延年益寿的功效，可用于改善脾胃虚弱、饮食减少、便溏腹泻、妇女脾虚带下、肺虚久咳咽干、肾虚遗精等症状。

• 药材品鉴

山药要挑选完整肥厚、表皮光滑无伤痕、颜色均匀有光泽、不干枯、无根须者，以条粗、质坚实、粉性足、色洁白、煮之不散、口嚼不黏牙者为最佳。尚未切开的山药，可存放在阴凉通风处。如果切开了，则盖上湿布保湿，放入冰箱冷藏室保鲜较为妥当。

• 防癌指南

益气健脾、防癌：玉米90克，山药60克，冰糖30克，石莲粉适量。将山药切成细丝，将玉米、山药入锅并加入适量水，同煮30分钟，再放入石莲粉、冰糖，煮成胶状稀粥。

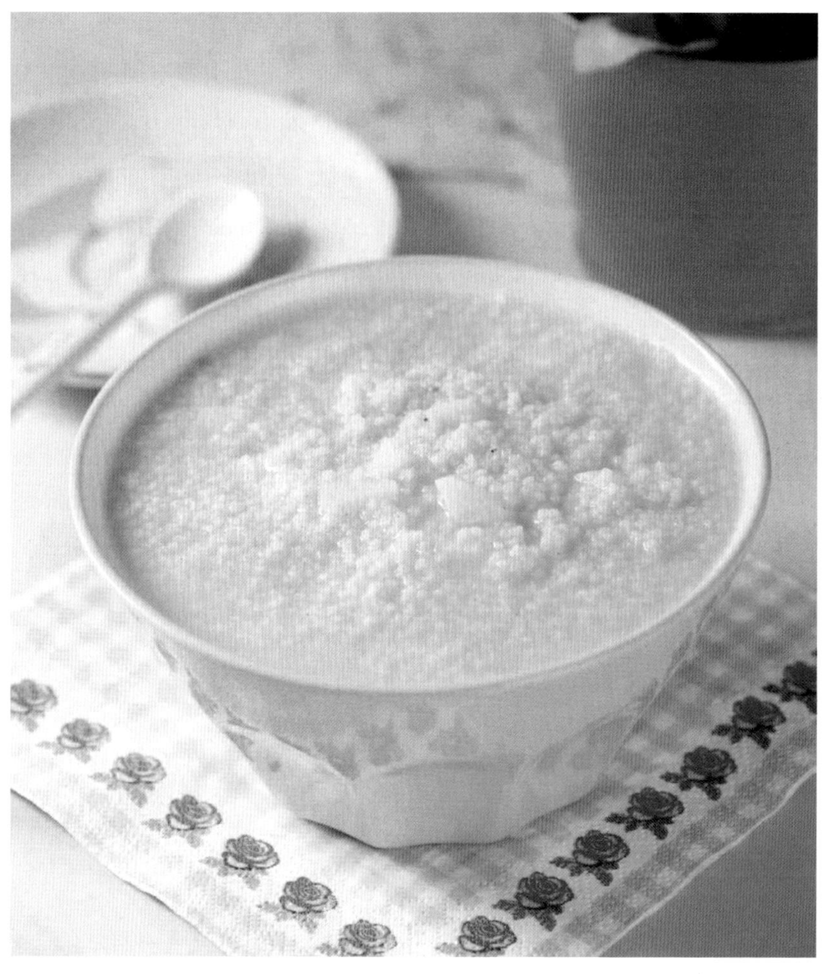

小米山药甜粥

材料

水发小米230克，山药110克，白糖15克

做法

1.将洗净去皮的山药切成条，再切成丁，备用。

2.锅中注水烧开，倒入洗净的小米，拌匀。

3.大火煮开后转小火煮40分钟至小米熟软，倒入切好的山药，拌匀。

4.煮开后用小火煮20分钟至全部食材熟透，加入适量白糖拌匀。

5.关火后盛出煮好的粥即可。

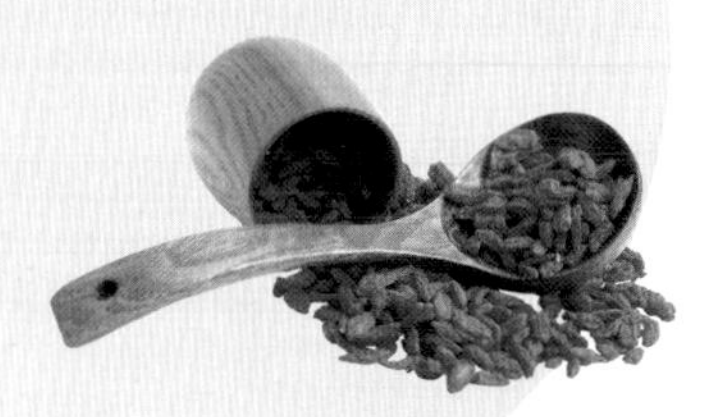

枸杞

滋肾润肺的防癌补品

• 用法用量

煎服，5~10克。

有效成分

胡萝卜素、多种维生素、多种微量元素

• 防癌说法

枸杞对癌细胞的生成和扩散有明显的抑制作用。当代实验和临床应用的结果表明，枸杞叶代茶常饮，能显著提高和改善老人、体弱多病者和肿瘤病人的免疫功能及各项生理功能，具有强壮机体和延缓衰老的作用；对配合化疗的癌症患者有减轻毒副作用、防止白细胞减少、调节免疫功能等疗效。

• 功效主治

枸杞具有滋补肝肾、益精明目的功效。枸杞在肝脏功能正常的情况下，对肝脏的功能有促进作用；在肝脏受损的情况下，对肝脏有保护作用；在肝脏再生的过程中，对其再生有促进作用，是养肝保肝良药。

• 药材品鉴

以粒大、肉厚、种子少、色红、质柔软者为佳。选购枸杞时要特别注意，如果枸杞的红色太过鲜亮，可能曾被硫黄薰过，品质已受到影响，吃起来也会有酸味，不建议购买。宜置阴凉干燥处保存，注意防闷热、防潮、防蛀。

• 防癌指南

补中益气、防癌：枸杞、黄芪各25克，甲鱼250克，盐适量。枸杞洗净，黄芪切片，用纱布包好，甲鱼洗净切细。锅置火上，加水适量，放入甲鱼、枸杞、黄芪，大火烧开，小火炖熟，加盐即可。

补虚劳、益气血、健脾胃、养肝肾、防癌：鸡蛋2个，煮熟后去壳，与枸杞30克、红枣6枚同煮30分钟，即可食用。每日1次。

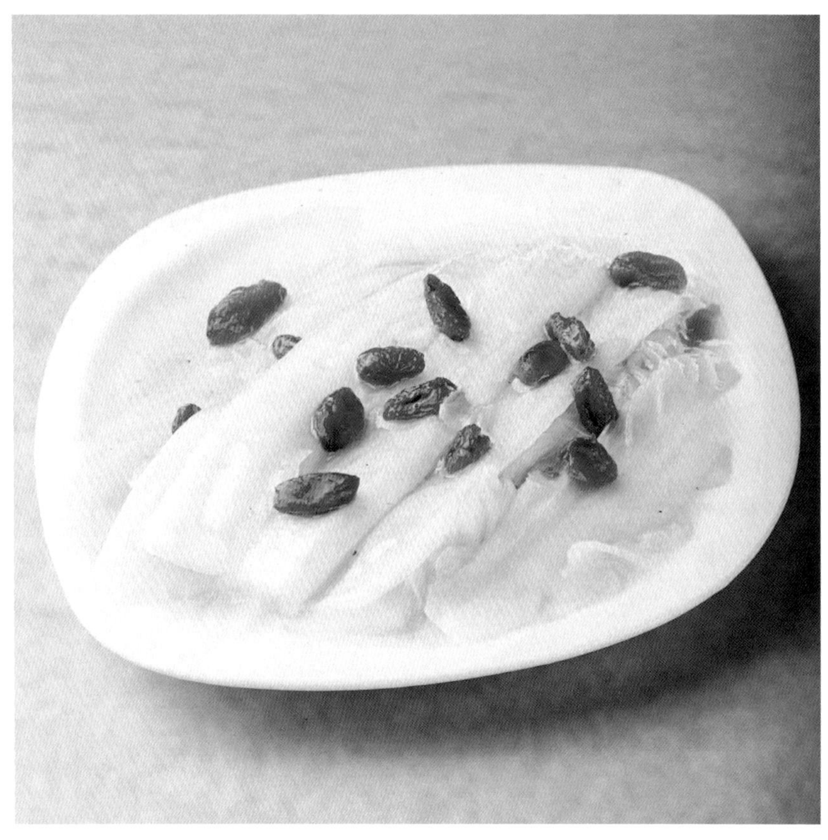

枸杞白菜

材料

大白菜200克，枸杞3克，盐2克，水淀粉、食用油各适量

做法

1.把洗净的大白菜的菜叶和菜梗切分开。

2.将菜梗切成条，菜叶切成条，备用。

3.锅中倒入适量清水烧开，加入少许食用油，倒入大白菜，煮约4分钟至熟。

4.将煮好的大白菜捞出，装入盘中，备用。

5.另起锅，锅中倒入少许清水，加入食用油、盐，煮沸。

6.倒入洗净的枸杞，煮约1分钟。

7.倒入水淀粉，用锅勺搅拌均匀。

8.关火，将汤汁盛出，浇在大白菜上即可。

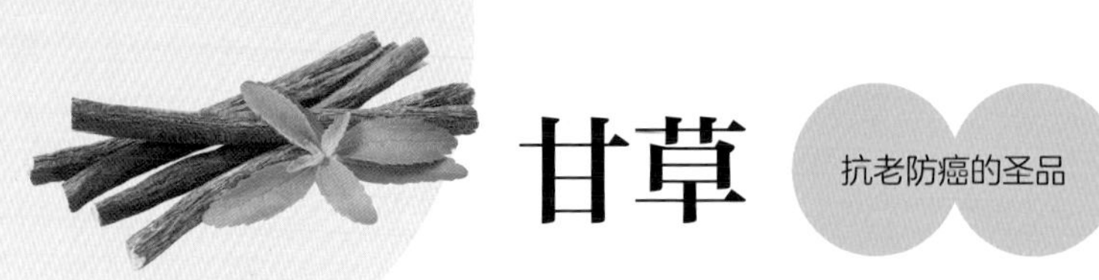

甘草

抗老防癌的圣品

• 用法用量

煎服，1.5 ~ 9.0克。

有效成分

甘草酸

• 防癌说法

甘草所含的甘草酸具有抑制致癌物诱发肿瘤生长的作用。甘草酸衍生物甘草酸钠对子宫癌、直肠癌及膀胱癌具有一定的调养功效，且无一般抗癌药的严重副作用。

• 功效主治

甘草具有补脾益气、清热解毒、祛痰止咳、缓急止痛、调和诸药的功效，常用于脾胃虚弱、倦怠乏力、心悸气短、咳嗽痰多、脘腹及四肢挛急疼痛、痈肿疮毒等的辅助治疗，还可缓解其他药材之毒性、烈性。

• 药材品鉴

甘草以外皮细紧、色红棕、质地坚实、体重、断面黄白色、粉性足、味道甜者为佳。优质药材呈圆柱形，长25 ~ 100厘米，直径0.6 ~ 3.5厘米。带皮的甘草呈红棕色、棕色或灰棕色，具显著的沟纹、皱纹及稀疏的细根痕，两端切成平齐，质坚而重，断面呈纤维性，黄白色，有粉性，有一明显的环纹和菊花心，有裂隙，微具特别的香气，味甜而特殊。

• 防癌指南

补中益气、润肺止咳，适用于肺癌患者：蜜枣10枚，生甘草6克。共放入砂锅内，加水2碗，煮至1碗（约300毫升），去渣饮服，每日2次。

益气养血、清心安神，常饮可防癌：生甘草10克，红枣10枚（去核），小麦50克。共放入砂锅内，加水煮至小麦开花，去甘草渣即可食用。

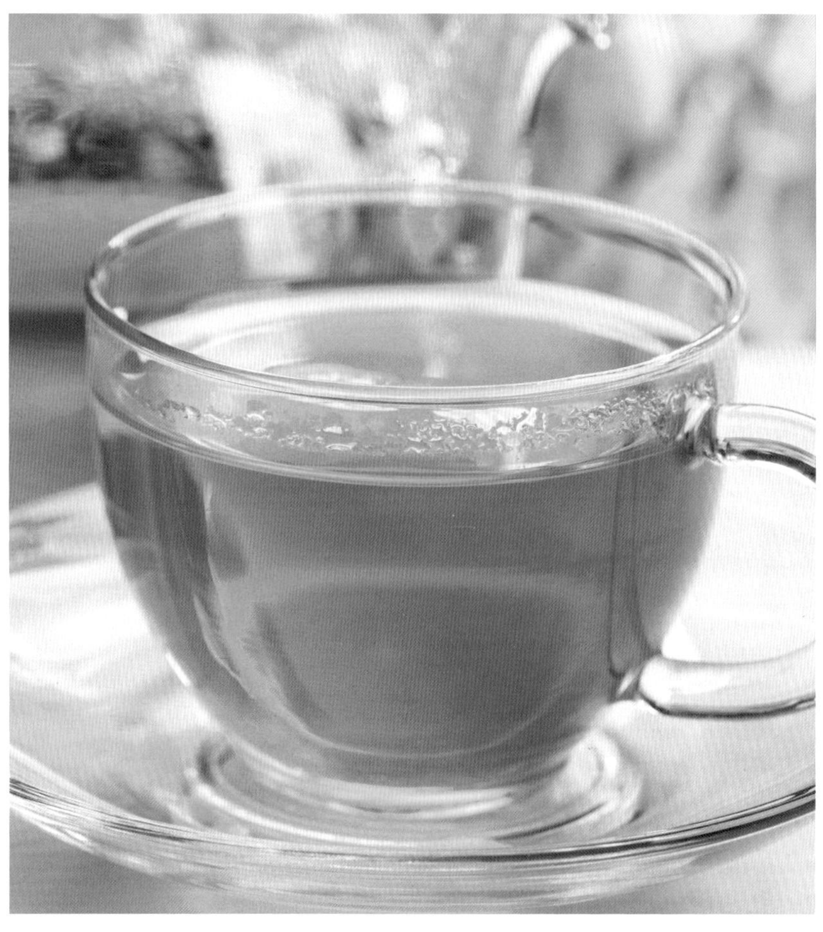

莲子心甘草茶

材料

莲子心2克，生甘草3克

做法

1.将莲子心、甘草分别洗净。

2.用开水冲泡饮用，每日1杯。

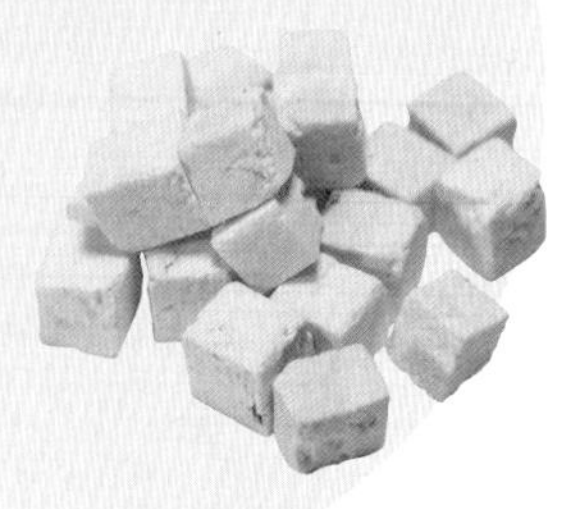

茯苓

利水渗湿的防癌药材

• 用法用量

煎服，9 ~ 15克。

有效成分

茯苓多糖

• 防癌说法

茯苓能增强机体免疫功能，茯苓中所富含的茯苓多糖有明显的抗肿瘤及保肝脏作用，临床常用于辅助治疗食管癌、胃癌、肝癌、鼻咽癌、舌癌、乳腺癌、膀胱癌、肺癌以及溃疡性黑色素瘤等。

• 功效主治

茯苓可利水渗湿、健脾化痰、宁心安神、败毒防癌，药性平和，利湿而不伤正气。茯苓可调理小便不利、水肿胀满、痰饮咳逆、呕逆、恶阻、泄泻、遗精、淋浊、惊悸、健忘等症。

• 药材品鉴

以体重坚实、外皮呈褐色而略带光泽、皱纹深、断面白色细腻、黏牙力强者为佳。茯苓均已切成薄片或方块，色白细腻而有粉滑感，质松脆，易折断，有时边缘呈黄棕色。

• 防癌指南

适用于胃癌：茯苓、龙葵、半枝莲各15克，红参、白术、黄芪各9克，诃子肉6克，干姜、丁香、炙甘草各3克。水煎服，每日1剂。能使面浮足肿、腹胀便溏等症状逐渐消除，饮食好转。

适用于食管癌：茯苓45克，赭石、清半夏、石竹根各30克，苏梗、橄榄各18克，枳壳15克，橘红、生姜各9克，硼砂3克。水煎2次，早、晚分服，每日1剂。持续服用，能使症状减轻、进食顺利。

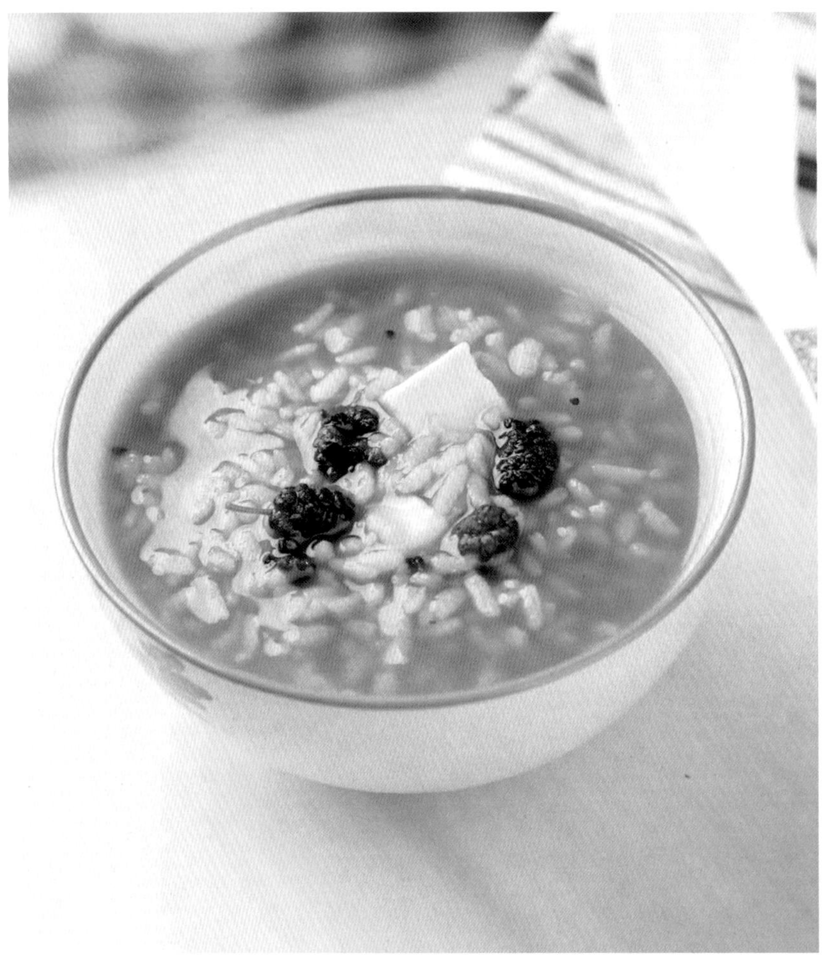

桑葚茯苓粥

材料

水发大米160克，茯苓40克，桑葚干少许，白糖适量

做法

1.砂锅中注入适量清水烧热，倒入备好的茯苓。

2.撒上洗净的桑葚干，放入洗好的大米。

3.盖盖，大火烧开后改小火煮约50分钟，至米粒变软。

4.揭盖，加入白糖，搅拌匀，略煮一会儿，至糖分溶化。

5.关火后盛出煮好的茯苓粥，装在小碗中即可。

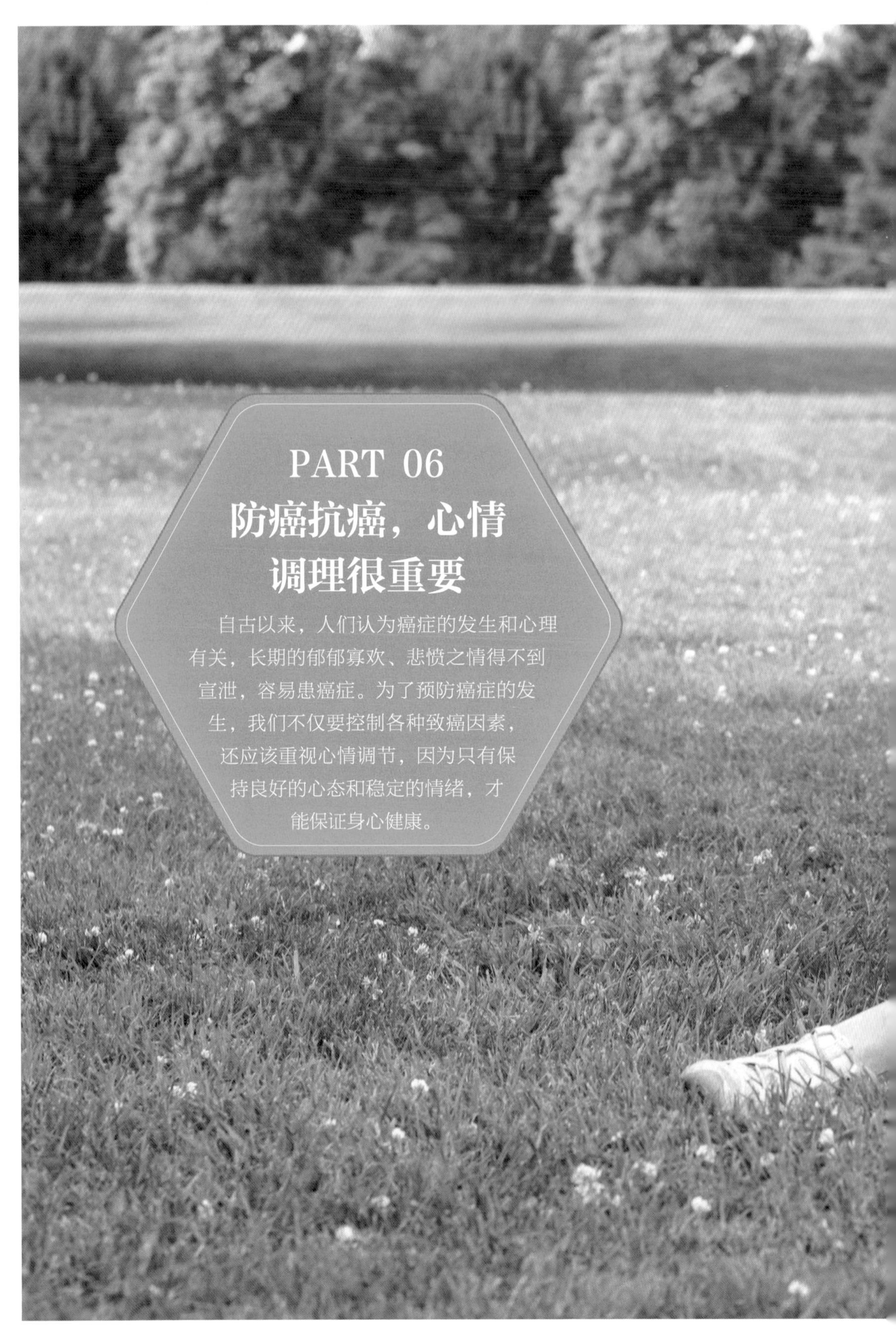

PART 06
防癌抗癌，心情调理很重要

自古以来，人们认为癌症的发生和心理有关，长期的郁郁寡欢、悲愤之情得不到宣泄，容易患癌症。为了预防癌症的发生，我们不仅要控制各种致癌因素，还应该重视心情调节，因为只有保持良好的心态和稳定的情绪，才能保证身心健康。

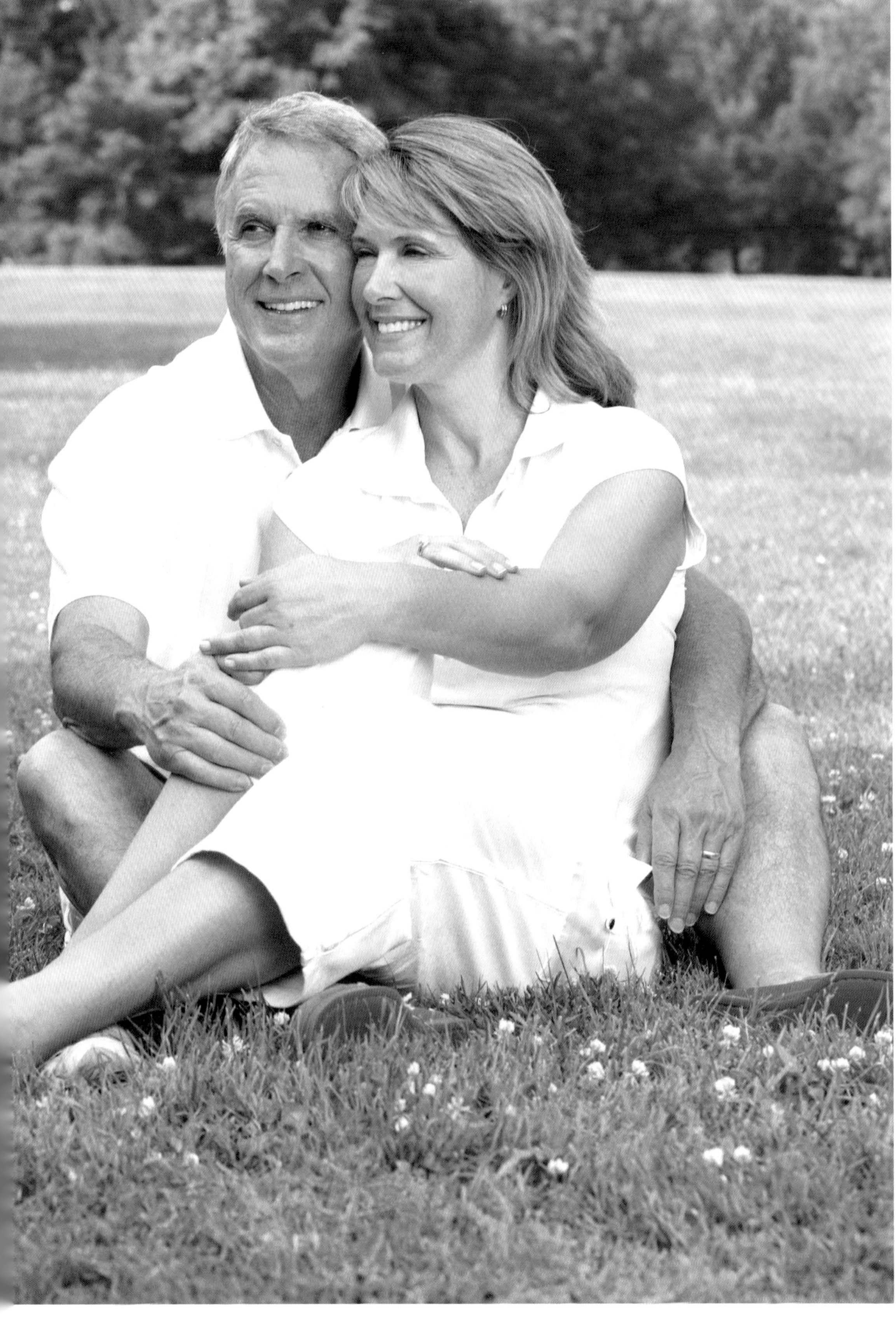

一、经常保持心情愉悦的人患癌风险更低

1.不良情绪是健康的“隐形杀手”

调查显示，近三成的癌症患者既无患恶性肿瘤的家族史，也没有不良的生活习惯，但生活中存在抑郁、消极、内向等不良心理因素。现代医学认为，不良的心理因素与癌症的发生、发展有着密切的关系。长期忧虑或抑郁的情绪会干扰人体的神经、内分泌系统，导致人体内的激素失衡、免疫力降低。当体内细胞所处环境失衡时，正常的功能便会丢失，并不断变异，从而产生癌细胞。精神抑郁还会减少体内抗体的产生，阻碍淋巴细胞对癌细胞的识别和消灭，使癌细胞逃离免疫系统的防御并过度增殖，从而形成癌症。

【压力过大不利于抗癌】

压力会诱发消极情绪，继而引发情绪疾病，并且降低身体的免疫力。动物实验显示，压力使癌细胞的扩散增加30倍。长期处于巨大压力下的女性被认为更容易患上卵巢癌。压力也会促进吸烟、酗酒、暴饮暴食等高风险致癌习惯的形成。

当你觉得自己被负面情绪包围的时候，应当及时寻找好友、家人或心理医生倾诉，他们或许能帮你走出困境。在沟通的过程中，压力得到释放，缓解了紧张的情绪，促使身体各系统有序运行，降低了正常细胞突变的概率。相反，承受压力时交感神经会让压力激素和皮质醇等分泌突增，使心跳加速，血管收缩，血压和血糖也会升高，继而诱发炎症环境，影响机体健康。

2.笑一笑，增强免疫细胞活力

俗话说“笑一笑，十年少”，笑能使人心情舒畅、精神振奋，使人忘记忧愁、摆脱烦恼、消除疲劳，有助于疾病的治疗。现代医学专家发现，癌症患者有规律地笑，可使病情得到缓解。对于手术后的恶性肿瘤患者，乐观的情绪可以延缓甚至抑制肿瘤的生长，减少放疗、化疗的副作用，从而提高患者的生存质量，延长患者的

生命。

对于癌症患者而言，怎样才能调动情绪是一个需要解决的问题。从治疗方法上讲， 这涉及了心理上的愉快情绪疗法。愉快情绪疗法是指采用能引起愉快的情绪、消除受压抑等不良情绪的一种心理治疗技术和措施。实施愉快情绪疗法可以通过引人发笑的手段，也可采用其他能使人产生高兴、快乐、欢悦、自豪等积极情绪的措施。在实施过程中，要充分重视患者的认知作用，因为这种认知作用可以控制和调节其情绪的表现。癌症患者因为心情压抑，要想直接做到开怀大笑十分困难，这时，可运用可控制的微笑使自己振奋起来。在做的时候一定要认真，不可三心二意，开始时是轻度的微笑，然后渐渐扩大成露齿而笑，最后笑出声来。为了便于癌症患者更好地实施愉快情绪疗法，使情绪愉快，以促进痊愈和康复，这里有5点小建议。

（1）学会用微笑来引发自己的愉快心情。运用这种微笑最直接的方式是对着镜子先做微笑的表情，只要你笑起来，就会笑下去，直到大笑一阵。每天定时进行数次，每次10分钟左右。

（2）多和快乐的人在一起。现代研究证实，人的情绪有一定的“传播性”，癌症患者常和快乐的人在一起，不仅会受到欢乐的感染，还可以学会用积极乐观的方式来认识和解决问题，并养成快乐的习惯。

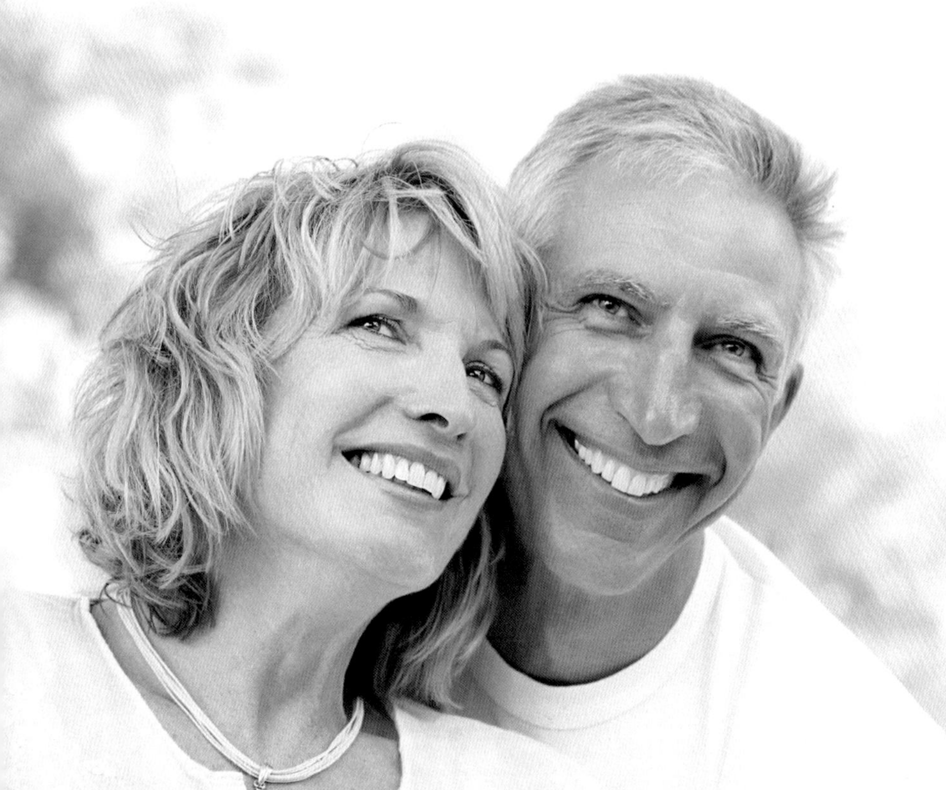

（3）要善于去寻找和发现快乐。生活告诉人们，快乐不能靠别人的施舍，而要靠自己去主动获取。对癌症患者来说，“自得其乐”是极为重要的。只要你留心了，那真是处处有欢乐的事引发你笑。

（4）每天听广播或看电视时，选一些滑稽、幽默的节目，如相声、小品等。演员们的生动表演，不仅感染力强，且诙谐风趣，经常会引得观众捧腹大笑。遇到这样的好节目，你可以把它们录下来，经常听听看看，每天有规律地笑几次。

（5）可借用他人的幽默，并加以创新，再讲给其他人听。如把自己喜爱的幽默小品、笑话、漫画等收藏起来，也可将日常生活中的一些趣闻逸事记录下来，空闲的时候自己改编一下，再讲给别人听，以创造和分享快乐。在运用和改编的过程中，你自然而然地提高了机体的抗病能力。

3.建立信心，用信念击退癌症

当患者知道自己得了癌症时，会产生一系列复杂的心理反应，这不奇怪，关键在于是恐惧、绝望，还是抗争、自信。现代医学、心理学专家们发现，希望、信心属于一种很有效力的心理素质，它能使人保持开朗乐观的情绪和积极向上的精神，从而增强大脑的皮质功能和整个神经系统的兴奋性，进而通过自主神经的递质系统、内分泌系统等中介分泌皮质激素和脑啡肽类物质，提高人体的免疫力和抗病能力，同时充分调动机体的巨大活力，通过调整、代替、补偿，使体内各种组织、细胞的功能恢复正常，各器官间功能重新趋于协调。而且，癌症患者只要对未来充满希望，并抱有必胜的信心，就能够“动员”自身体内足够的力量来抵抗癌细胞，因为身体本身就可能“征服”癌症。

癌症患者要多多运用“ 信心疗法”为自己建立起抗癌的信心，要抱着“既来之，则安之”的积极态度。一个人一旦被确诊癌症，心情必然十分沉重。在这个痛苦的事实面前，很多人往往陷入不知所措的境地。这时应尽快恢复镇定和自信，在思想上要乐观。只有在精神上不被癌症所压倒，心理上保持平静，方能坚定信心，顽强地去战胜疾病。患者的自信，加上治疗方案的正确实施，以及医生和家属的积极配合，往往可大大增加战胜癌症的可能性。

患者可经常阅读一些癌症患者同癌魔作斗争而康复的事例，从中激发自己同癌症作斗争的必胜信念。同时，患者还可将自己同癌症进行斗争的成功经验和良好反应记录下来，或者讲给亲人、朋友听，或者经常与同室病友或“癌友”交流信息，交换经验，不断总结，坚信有矛必有盾、一物降一物的自然法则，确信癌症并非不治之症。只有坚定信心，才能变被动为主动，从而为科学、精心的治疗创造必要条件。

此外，癌症患者还可通过一定的自我暗示，通过想象，树立与疾病作斗争的信心和勇气，在思想上确立一种必胜的信念，以增加体内免疫细胞的数量，使体内的免疫机能得到改善，从而达到有效地抑制疾病的目的。

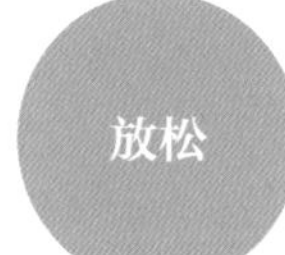

要使全身肌肉处于放松的状态，让每一块肌肉都松弛下来，不要处于一种僵硬状态，因为肌肉紧张时，人的注意力就会被分散。

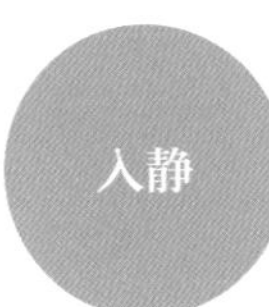

此时大脑不要思考任何问题，使大脑放松下来，做到真正入静。要做到入静，刚开始可能有点困难， 患者可放松身体各个部位，闭目，舌抵上腭，由头至脚，循序渐进地放松身体各部位关节和肌肉。为了测试自己是否真的放松了肌肉，可先轻轻地握拳头，以感受肌肉的松弛程度，如此反复，至感觉到真正的放松即可。

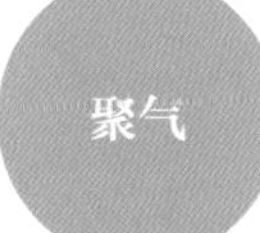

用意念去想象人地充满着激活万物的“生命之气”，“生命之气”，慢慢地在头的上方集合，汇聚成一道“激光束”。

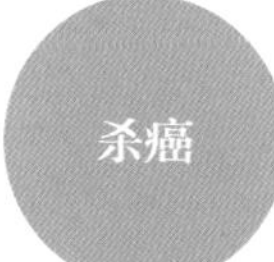

通过意念和想象，让这道“激光束”从头顶的百会穴射下，然后通过想象，让这道“激光束”进入导致自己产生疾病的病源所在，“激光束”通过病源时由大脑发出指令，杀死癌细胞。

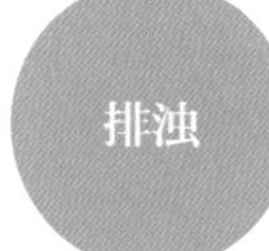

当“激光束”流过病源，杀死癌细胞后，通过意念与想象，使其成为一股“浊流”，然后通过意念和想象，使这股“浊流”流向脚下，从涌泉穴排出。

二、多做这些事，抗癌保健康

1.多听音乐，改善不良精神状态

音乐不仅能陶冶性情，还能治病。在我国，音乐治疗具有悠久的历史，古人的音乐疗法是根据宫、商、角、徵、羽5种民族音乐调式的特性与五脏五行的关系来选择曲目，进行治疗的，因为各不同音阶会对与之相应的脏腑产生影响。比如《黄帝内经》就提出了“五音疗疾”的理论，即宫通脾、商通肺、角通肝、徵通心、羽通肾。音乐治疗是无毒副作用的自然疗法，通过音乐与人体产生共振，来刺激细胞分子的重建，达到细胞再生、调节新陈代谢功能的作用，并以此激活、唤醒人体的自我治愈能力。

随着现代医学的发展，音乐疗法慢慢得到重视。研究者发现，由于乐曲的旋律、速度、音调等不同，当其作用于人的感觉器官时，可产生镇静安定、轻松愉快、活跃兴奋等不同的作用，从而调节情绪。快节奏的音乐具有提神及提高注意力的作用，节奏较慢的音乐给人以安全感、舒适感，有助于舒缓神经，让人变得平静与放松。

大脑听觉中枢与痛觉中枢同在大脑颞叶，音乐刺激听觉中枢对疼痛有交互抑制作用。音乐还能促进垂体分泌脑啡呔，而脑啡呔能抑制疼痛，所以音乐具有镇痛作用。有研究证实，患者进行手术时聆听音乐可使麻醉药的剂量减少一半，术后的恢复期也会缩短。

研究发现，每分钟有60拍左右的音乐能让脑部呈现α波的模式，可帮助恢复内心的平静。与大自然有关的声音，如雨声、海浪声、风声等有助于稳定内环境，达到镇痛、降压、催眠等效果。请注意，单曲循环会减弱歌曲本身的降压效果，可试着切换不同旋律的音乐以发挥最大的疗效。

近年来，音乐在改善大脑功能、协调大脑左右半球，从而促进人的智力发展等方面的作用也备受重视，因此被应用于儿童教育和特殊教育，如运用在儿童的早期智力开发、改善智力障碍儿童的能力等方面。

2.户外旅游，心情惬意精神爽

经医学临床验证，负氧离子对癌细胞的生成有防止和抑制作用。人体蛋白分子的电子被自由基抢夺时容易形成致癌的畸变分子，畸变分子不断复制繁殖，便形成大量癌细胞。而负氧离子却能够补充蛋白分子失去的电子，阻断其畸变的恶性循环过程，进而能够防止和抑制癌细胞的形成。人体内环境的稳定得到维持，正常的细胞代谢有序，癌症发生的可能性就会降低。当今城市人口密集、交通拥堵，人们长期处在负氧离子浓度严重降低、正离子浓度显著增加的不良空气环境中，机体免疫力自然下降，癌症便会找上门来。徒步登山、海边露营、栈道漫步，这些外出旅游的方式能让我们置身在负氧离子浓度较高的良好环境中，不仅能让我们呼吸到清新的空气，还能让我们接触到各种新鲜有趣的事物。另外，外出旅游时运动量比平常要大，运动能加快人体的血液循环，而且血液中分泌出的具有抗癌作用的干扰素比平常要多，有利于防癌抗癌。研究表明，旅游还对调节人的情绪、消除烦恼、降低血压、改善失眠、增强免疫力具有积极意义。

【户外呼吸疗法】

一般的呼吸浅而短，而深呼吸（腹式呼吸）更注重呼吸的深沉与缓慢（深而长）。呼吸时，嘴巴紧闭，由鼻孔慢慢吸气，吸气过程中会感觉到自己的胸腔上提，腹部渐渐鼓起；然后再继续吸气，填满整个肺部，整个吸气过程可以维持5~10秒；接着屏住呼吸2~3秒，然后再慢慢地呼气，接着再循环。深呼吸不仅可以调节心态，而且能够调节心率，对降低血压也很有帮助。深呼吸时可调整自律神经，舒缓压力，也可使全身血流速度加快，肌肉从紧绷变得松弛。

3.调动全身参与的强身运动——游泳

科学运动是防癌抗癌的得力助手。一些人会坚持每周至少运动5天，每天30分钟，这样机体可以产生保护细胞的蛋白质，修复机体损伤。但有些人会认为将一周的运动量集中在一天完成更省事。其实这种一下子用力过猛的运动方式并不可取。如果一周里只有在周日才突然大量运动，并超过60分钟，反而会让细胞脱氧核糖核酸（DNA）受到氧化伤害，无益于增进健康。

与其他运动相比，游泳对人体关节伤害较小，是较为温和的有氧运动。需要提醒的是，游泳要在合格场所及有救生员或家人陪同的地方开展，避免意外的发生。下水前要先在岸上做好准备活动，热身时间约15分钟，可采用高抬腿、蹲下起立等四肢运动，以免游泳过程中发生抽筋现象。

【游泳的益处】

（1）游泳是一项很好的增加肺活量的运动，水流对身体的按摩可改善皮肤状态及血管功能，对预防肺癌、胃癌和肠癌都极为有效。

（2）游泳时需要全身参与，能消耗大量的热量，体内脂肪也得到燃烧，还能强化腰腹力量，使臀部变紧实，有助塑造健美体态，并避免因肥胖导致的一系列疾病。

（3）经常游泳能改善体温调节功能。我们会发现身边那些乐于冬泳的人，在抵御寒冷、适应环境等方面比普通人要强，这在增强机体免疫力方面也颇有裨益，能有效防御病毒的侵害。

4.瑜伽可促进淋巴循环，强化免疫系统功能

瑜伽源于古印度文化，有着悠久的历史，它是使身体、心灵和精神达到和谐统一的运动方式。调身的体位法、调息的呼吸法、调心的冥想法，让瑜伽蕴含着神奇的健康魔力，锻炼者通过各种呼吸方式和姿势疏通经络、调节气血，促进部分腺体的激素分泌，使机体各脏器运转协调。

一项针对乳腺癌患者的调查研究显示，如果患者能每周进行2次约90分钟的瑜伽锻炼，并坚持6周，患者的身体功能可得到提高，压力与疲劳得到缓解，睡眠质量也会提高，整个人显得更有活力。为什么瑜伽有这样神奇的增强体质的作用呢？因为瑜伽的许多体式（伸展、扭动和倒立等）和呼吸法都具有增强心肺功能、促进血液及淋巴循环的功效。一个健康人体内，约有100亿个淋巴细胞在活动，淋巴细胞又分为T淋巴细胞和B淋巴细胞，T淋巴细胞的主要功能是吞噬外来侵袭物，B淋巴细胞最重要的功能是生产各种各样的抗体，以便抵御外来的入侵物。因此，瑜伽运动能提升机体的新陈代谢能力及免疫力。

此外，瑜伽在调节神经系统方面也有着出色的表现。由于现代人普遍处于快节奏的生活中，身心长期处于紧张状态，抵抗力便会减弱，疾病自然有机可乘。瑜伽练习者可以将身体调整到相对放松的状态，使心情变得愉悦，有利于减轻忧郁、焦虑和其他精神官能症，并让大脑释放出快乐激素内啡肽，从而提升机体免疫系统功能。